(Tipps und Tricks)

Reihenherausgeber:
Hansjürgen Piechota, Michael Waldner, Stephan Roth

Springer
Berlin
Heidelberg
New York
Hongkong
London
Mailand
Paris
Tokio

Christian H. Siebert, Christian Breuer, Stefan Krüger, Oliver Miltner

Tipps und Tricks für den Sportmediziner

Problemlösungen von A bis Z

Mit 114 Abbildungen und 53 Tabellen

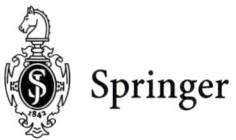

Springer

Priv.-Doz. Dr. med.
CHRISTIAN H. SIEBERT
Annastift
Fachkrankenhaus Klinik I
Anna-von Borries-Str. 1–7
30625 Hannover

Dr. med. CHRISTIAN BREUER
Medizinische Klinik I
Universitätsklinik Aachen
Pauwelsstr. 30
52074 Aachen

Dr. med. STEFAN KRÜGER
Lukaskrankenhaus
Medizinische Klinik I
Preußenstr. 84
41464 Neuss

Dr. med. OLIVER MILTNER
Orthopädische Klinik
Universitätsklinik Aachen
Pauwelsstr. 30
52074 Aachen

ISBN 3-540-44245-6 Springer-Verlag Berlin Heidelberg New York

Bibliografische Information Der Deutschen Bibliothek
Die Deutsche Bibliothek verzeichnet diese Publikation in der Deutschen Nationalbibliografie;
detaillierte bibliografische Daten sind im Internet über <http://dnb.ddb.de> abrufbar.

Springer-Verlag ist ein Unternehmen von Springer Science+Business Media

springer.de

© Springer-Verlag Berlin Heidelberg New York 2004
Printed in Germany

Planung: Dr. Thomas Mager, Heidelberg
Redaktion: Dr. Sylvia Blago, Heidelberg
Herstellung: PRO EDIT GmbH, Heidelberg
Umschlaggestaltung: deblik, Berlin
Satz: K + V Fotosatz GmbH, Beerfelden

Gedruckt auf säurefreiem Papier   14/3150Di-5 4 3 2 1 0

Geleitwort

Die gesellschaftliche Bedeutung des Sports hat in den letzten Jahrzehnten sowohl in den Medien als auch für den einzelnen Bürger zugenommen. In Deutschland treiben über 20 000 000 Bürger Sport. Einer vergleichsweise geringen Zahl von Hochleistungssportlern steht eine große Masse von Freizeitsportlern gegenüber, die das Sporttreiben zur individuellen Selbstbestätigung, aus Spaß an der körperlichen Bewegung oder zielgerichtet zur Vorbeugung von Krankheiten, als Sporttherapie nach Unfällen und Operationen sowie im Rahmen der Rehabilitation nach Erkrankungen einsetzen.

Die Sportmedizin als großes Querschnittsfach mit großer Bedeutung insbesondere für die Prävention und die Volksgesundheit war bisher nicht Bestandteil der Approbationsordnung für Mediziner. Auch eine Facharztausbildung für Sportmediziner gibt es in Deutschland nicht. Viele Allgemeinmediziner, Orthopäden und Internisten werden in ihrem Praxisalltag jedoch ständig mit Fragen zur Sportmedizin von ihren Patienten sowie aktiven Sportlern konfrontiert. Sie müssen sich ihr Wissen größtenteils aus der Fachliteratur aneignen.

Die Autoren von „Tipps und Tricks für den Sportmediziner" ergänzen das bisherige Lehrbuchwissen über die Sportmedizin in idealer Weise. Sie haben typische, aus dem Alltag des „Sportmediziners" bekannte Probleme herausgegriffen und Lösungsmöglichkeiten aufgezeigt. Von der sinnvollen Zusammenstellung des Arztkoffers über Hinweise zum Sporttreiben im Alter, bei Erkrankungen, unter Hitzebedingungen oder nach dem Einbau von Endoprothesen bis zu Hinweisen zu Gesundheitsvorsorgeuntersuchungen und zur Schulsportfähigkeit finden sich Alltagshilfen zu allen relevanten Fragestellungen, die sich aus der sportmedizinischen Beratung, Betreuung und Behandlung von Patienten und Sportlern ergeben können. Diese vielen kleinen Ratschläge, die im üblichen Lehrbuch häufig nicht zu finden sind, kennzeichnen den besonderen Wert dieses Taschenbuches.

Die Autoren sind ausgewiesene Mediziner und Sportler, die sich in der Gesellschaft für Orthopädische-Traumatologische Sportmedizin (GOTS), der Deutschen Gesellschaft für Sportmedizin und Prävention sowie in der Sektion Sportorthopädie-Sporttraumatologie der Deutschen Gesellschaft für Orthopädie und Orthopädische Chirurgie engagieren.

„Tipps und Tricks für den Sportmediziner" ist nicht nur für Ärzte aller Disziplinen interessant, es ist auch für Sporttherapeuten, Physiotherapeuten, Trainer und interessierte Sportler von großem Wert!

Bielefeld und München im November 2003

PD Dr. M. Engelhardt   Dr. M. Krüger-Franke
Präsident der GOTS   Vorstand der GOTS

Hinweise zur Benutzung

Was *soll* das Buch leisten?

Das Buch soll spezielle, praxisrelevante sportmedizinische Problemlösungen im Sinne von *„Tipps & Tricks"* vermitteln, die oft unbekannt oder in Vergessenheit geraten sind. Diese sollen die bekannten diagnostischen und therapeutischen *Standards ergänzen* und *Alternativen aufzeigen*. Fast alle „Tipps & Tricks" wurden in anerkannten Fachzeitschriften publiziert und damit auf ihren *Wert und ihre Praxistauglichkeit geprüft*.

Die Vermittlung und Anwendbarkeit dieses Spezialwissens wird durch eine *klare thematische, inhaltliche und graphische Gliederung* erleichtert. *Knapp gefasste Texte* sowie zahlreiche *Illustrationen* fördern das Verständnis. Die *alphabetische Aufführung* der „Tipps & Tricks" *nach Stichworttiteln*, ein detaillierter *Index* und *Querverweise* helfen beim Auffinden der gewünschten Information. Ausführliche *Quellenangaben* ermöglichen Interessierten das Nachlesen in den relevanten Originalarbeiten. *Herstellerangaben* mit einem Adressenverzeichnis im Anhang erleichtern den Bezug von Spezialartikeln.

Das Buch soll Berufsanfängern und Assistenzärzten, aber auch Physiotherapeuten, eine Ergänzung zu dem vom jeweiligen Ausbilder vermittelten Standardwissen sein und so die *Ausbildung* unterstützen. Es soll der *Weiterbildung* von berufserfahrenen Kollegen und Fachärzten dienen, die keine ausreichende Möglichkeiten haben, das Spektrum ihrer diagnostischen und therapeutischen Kenntnisse durch entsprechendes Literaturstudium, durch Fortbildungen oder Hospitationen zu erweitern. Es soll außerdem in Klinik und Praxis als schnelle Nachschlagemöglichkeit zu erprobten und alltagsrelevanten *Problemlösungen* beitragen.

Was *soll* das Buch *nicht* leisten?

Das Buch soll weder ein *differentialdiagnostisches Lehrbuch* sein, noch will es in Konkurrenz zu anderen *Standardwerken* treten. Es ist auch keine *Operationslehre* im klassischen Sinne.

Was *kann* das Buch *nicht* leisten?

Das Buch beinhaltet die nach subjektiven Kriterien der Autoren zusammengestellten und überarbeiteten „Tipps & Tricks" für Sportmediziner. Damit umfasst es das gesamte weite Spektrum aller diagnostischen und therapeutischen sowie operativen und konservativen Möglichkeiten, die unser Fach so vielseitig, interessant und unverzichtbar machen. Dennoch kann diese Sammlung *keinen Anspruch auf Vollständigkeit* erheben. Niemand weiß, wie viel wichtige und möglicherweise noch viel hilfreichere „Tipps & Tricks" im *Erfahrungsschatz* und in den Köpfen *unserer in Klinik und Praxis tätigen Kollegen* schlummern! Deswegen ist es den Autoren ein besonderes Anliegen, die praxiserfahrenen Leser dieses Buches auf diesem Wege aufzufordern:

Bitte, teilen Sie sich mit!

Gestalten sie eine nächste Ausgabe dieses Buches mit, indem sie es durch Ihre *persönlichen Erfahrungen und Fertigkeiten* bereichern. Nutzen Sie dieses Podium und bewahren Sie Kollegen und vor allem Patienten vor frustranen Behandlungsversuchen und selbsterfahrener Verzweiflung, indem Sie uns Ihre *eigenen „Tipps & Tricks"* mitteilen! Wir würden uns sehr freuen, wenn Sie diesem Aufruf folgen könnten.

Korrespondenzadresse: Priv.-Doz. Dr. med. Christian H. Siebert
Annastift
Fachkrankenhaus Klinik I
Anna-von Borries-Str. 1–7
30625 Hannover
Tel.: 0511/53 54 310
Fax: 0511/53 54 688
E-Mail: chsiebert@annastift.de

Abkürzungsverzeichnis

A./Aa.	Arteria/Arteriae
ABDM	Ambulantes Blutdruckmonitoring (24-Std-Messung)
ABK	Akute Bergkrankheit
AC	Acromioclavicular
AED	Anspannen-Entspannen-Dehnen
AEDA	Anspannen-Entspannen-Dehnen-antagonistisches Anspannen
Amp	Ampulle
ANP	atriales natriuretisches Petpid
ASS	Azetylsalizylsäure
BB	Blutbild
BGA	Blutgasanalyse
BMI	Body Mass Index
BSG	Blutsenkung
CCT	Craniale Computertomographie
COPD	chronic obstructive pulmonary disease
CK	Kreatininkinase
COX	Cyclooxygenase
CRP	C-reaktives Protein
CT	Computertomographie
cun	Fingermaßeinheit
DCM	Dilatative Kardiomyopathie
Diff.	Differential
DIP	Distal Interphalangeal
DOMS	Delayed muscle soreness
EA-IgG	early antigens
EBNA IgG	Epstein-Barr kernassoziierte Antigene
EBV	Epstein-Barr-Virus
EBV-VCA IgG	viruscapsidantigen Antigens
EBV-VCA IgM	viruscapsidantigen Antigens
EF	Ejektionsfraktion
EKG	Elektrokardiogramm
ESWT	Extrakorporale Stoßwellentherapie
FEV1	Atemstoß, Sekundenkapazität
FST	Fingerschutztechnik
GCS	Glasgow Coma Scale
GSV	Gravity sag view

HBO-Therapie	Hyperbare Sauerstofftherapie
HCM	hypertrophe Kardiomyopathie
HF	Herzfrequenz
HKB	hinteres Kreuzband
HLÖ	Höhenlungenödem
HMV	Herzminutenvolumen
HWS	Halswirbelsäule
i.v.	Intravenös
IGHL	inferiores glenohumerales Ligament
K-Draht	Kirschner-Draht
KG	Körpergewicht
KHK	Koronare Herz Krankheit
Kons.	Konservativ
LA	Lokalanaesthetikum
Lig./Ligg.	Ligamentum/Ligamenta
Lsg.	Lösung
LVH	linksventrikuläre Hypertrophie
M./Mm.	Musculus/Musculi
Ma	Magen-Meridian
ME	Materialentfernung
Memb.	Membrana
Min.	Minuten
MKP	Mitralklappenprolaps
MRT	Magnet-Resonanz-Tomographie
N./Nn.	Nervus/Nervi
NSA	Nichtsteroidale Antiphlogistika
NSAR	Nichtsteroidale Antirheumatika
OP	Operation
OSG	Oberes Sprunggelenk
pCO_2	Partialdruck für Kohlendioxid
PCR	Polymerase Kettenreaktion
PIP	proximal Interphalangeal
pO_2	Partialdruck für Sauerstoff
Proc.	Processus
RR	Blutdruck nach Riva-Rocci
RV	Rechtsventrikulär
SC	Sternoclavicular
SHT	Schädel-Hirn-Trauma
SIAS	Spina iliaca anterior superior

SIG	Sakroiliacalgelenk
SJ	Sanjiaomeridian
SM	Schrittmacher
Sono	Sonographie
TENS	Transkutane elektrische Nervenstimulation
TEP	Totalendoprothese
Tgl.	Täglich
TTS	Tarsal Tunnel Syndrom
V./Vv.	Vena/Venae
VC	Vitalkapazität
VCO_2	Kohlendioxidabgabe
VKB	vorderes Kreuzband
VO_2	Sauerstoffaufnahme
VO_2-AT	Sauerstoffaufnahme an der anaeroben Schwelle
W	Wiederholungen
WHO	World Health Organization
Wo.	Wochen
WPW-Syndrom	Wolff-Parkinson-White Syndrom
WS	Wirbelsäule

Reihenherausgeber

Priv.-Doz. Dr. med. Hansjürgen Piechota
Klinik und Poliklinik für Urologie
Westfälische Wilhelms-Universität Münster
Albert-Schweitzer-Str. 33
48129 Münster

Prof. Dr. med. Stephan Roth
Klinik für Urologie und Kinderurologie
Klinikum Wuppertal GmbH
Heusnerstr. 40
42283 Wuppertal

Dr. med. Michael Waldner
Klinik für Urologie und Kinderurologie
Klinikum Wuppertal GmbH
Heusnerstr. 40
42283 Wuppertal

Autorenverzeichnis

Dr. med. Christian Breuer
Medizinische Klinik I
Universitätsklinikum Aachen
Pauwelsstr. 30
52074 Aachen

Dr. med. Klaus Birnbaum
Orthopädische Klinik
Universitätsklinikum Aachen
Pauwelsstr. 30
52074 Aachen

J. Förster
Lehranstalt für Physiotherapie
Universitätsklinikum Aachen
Pauwelsstr. 30
52074 Aachen

Priv.-Doz. Dr. med. Karl-Dieter Heller
Orthopädische Klinik
Kliniken Herzogin-Elisabeth-Heim
Leipziger Str. 34
38124 Braunschweig

Dr. med. Bruno C. Heinz
Klinik und Poliklinik für Unfallchirurgie
Sigmund-Freud-Str. 25
53127 Bonn

Priv.-Doz. Dr. med. Heinz M. Loick
Abt. für Anästhesie u. operative Intensivmedizin
Marien-Hospital Euskirchen
Gottfried-Disse-Str. 40
53879 Euskirchen

Dr. med. Stefan Krüger
Lukaskrankenhaus
Medizinische Klinik I
Preußenstr. 84
41464 Neuss

Dr. med. Oliver Miltner
Orthopädische Klinik
Universitätsklinikum Aachen
Pauwelsstr. 30
52074 Aachen

Prof. (em.) Dr. med. Eckard Nessel
Klinik und Poliklinik für Hals-Nasen-Ohrenheilkunde
Universitätsklinikum Münster
Kardinal-von-Galen-Ring 10
48129 Münster

Dr. med. Matthias Nieschalk
Klinik und Poliklinik für Hals-Nasen-Ohrenheilkunde
Universitätsklinikum Münster
Kardinal-von-Galen-Ring 10
48129 Münster

Priv.-Doz. Dr. med. Hansjürgen Piechota
Klinik und Poliklinik für Urologie
Westfälische Wilhelms-Universität Münster
Albert-Schweitzer-Str. 33
48129 Münster

Priv.-Doz. Dr. med. Frank Schmäl
Klinik und Poliklinik für Hals-Nasen-Ohrenheilkunde
Universitätsklinikum Münster
Kardinal-von-Galen-Ring 10
48129 Münster

Prof. Dr. med. Wolfgang Stoll
Klinik und Poliklinik für Hals-Nasen-Ohrenheilkunde
Universitätsklinikum Münster
Kardinal-von-Galen-Ring 10
48129 Münster

Prof. Dr. med. Stephan Roth
Klinik für Urologie und Kinderurologie
Klinikum Wuppertal GmbH
Heusnerstr. 40
42283 Wuppertal

R. Sieven
Cockerillstr. 100
52222 Stolberg

Priv.-Doz. Dr. med. Christian H. Siebert
Annastift
Fachkrankenhaus Klinik I
Anna-von Borries-Str. 1–7
30625 Hannover

Dr. med. Michael Waldner
Klinik für Urologie und Kinderurologie
Klinikum Wuppertal GmbH
Heusnerstr. 40
42283 Wuppertal

Inhaltsverzeichnis

Abtraining, Anleitung

A

Ziel

Geplante Trainingsreduktion bei Beendigung der aktiven Sportler-
laufbahn.

Problem

Langjähriges intensives Training führt zu diversen Formen der
Adaptation insbesondere des kardiovaskulären und humoralen Systems. Die bekannteste Form der Anpassung stellt das sogenannte
Sportherz dar. Diese Erweiterung und Hypertrophie des Herzen bil-
det sich auch im Verlauf von Jahren zumeist nur relativ langsam und
unvollständig zurück. Die plötzliche Beendigung eines jahrelangen
Trainings auf Höchstleistungsniveau kann binnen weniger Tage bis
Wochen zu subjektiv unangenehmen funktionellen Beschwerden
führen, die oftmals von Symptomen einer organischen Erkrankung
nur schwer abzugrenzen sind. Es handelt sich um thorakal betonte
Beschwerden mit Oppressionsgefühl bis hin zu pektanginaähnlichen
Schmerzen, Palpitationen, orthostatischen Beschwerden und
Schwindel. Ferner sind vegetative Beschwerden mit Schlafstörungen,
Unruhe und leichter Reizbarkeit vorzufinden.

Lösung und Alternativen

Soweit die Beendigung des Trainings nicht durch Erkrankungen oder
Verletzungen erzwungen wird, sollte die Intensität stufenweise reduziert werden. Eine Reduktion der täglichen Trainingsumfänge kann
zunächst die Dauer der einzelnen Einheiten und die Intensität betreffen, sollte aber auch im Verlauf der folgenden Wochen die Anzahl der
Trainingseinheiten erfassen (Tab. 1).
Es eignen sich alle Sportarten, die den Grund des Trainingsabbruches
berücksichtigen und eine entsprechende Ausdauerbelastung zulassen.
Ein möglichst schonender Übergang ist anzustreben.

Weiterführende Tipps

→ Sportlerherz, Abklärung.

Tabelle 1. Beispiel für ein systematisches Abtraining für einen Hochleistungs-sportler; geeignete Sportarten sind: Laufen, Radfahren, Schwimmen

Woche	Montag	Dienstag	Mittwoch	Donnerstag	Freitag	Samstag	Sonntag
1	90 min	90 min	90 min	90 min	90 min	90 min	90 min
2	90 min	90 min	90 min	90 min	90 min	90 min	90 min
3	60 min	60 min	60 min	60 min	60 min	60 min	60 min
4	60 min	60 min	60 min	60 min	60 min	60 min	60 min
5	60 min	60 min	Pause	60 min	60 min	Pause	60 min
6	60 min	Pause	60 min	60 min	Pause	60 min	60 min
7	Pause	60 min	60 min	Pause	60 min	60 min	Pause
8	60 min	60 min	Pause	60 min	60 min	Pause	60 min
9	60 min	Pause	60 min	Pause	60 min	Pause	60 min
10	Pause	60 min	Pause	60 min	Pause	60 min	Pause
11	30 min	Pause	30 min	Pause	30 min	Pause	30 min
12	Pause	30 min	Pause	30 min	Pause	30 min	Pause

Literatur

Urhausen A, Kindermann W (1999) Akutes Entlastungssyndrom und Abtraining. Deut Zeitschr Sportmedizin 50:243–244

Achillessehnennaht, perkutane

A

Ziel

Darstellung einer möglichst einfachen, effektiven, gewebsschonenden sowie minimal-invasiven Technik zur Versorgung von frischen Achillessehnenrupturen.

Problem

Trotz des Aufkommens der konservativen Behandlung der Achillessehnenruptur bevorzugen viele aufgrund der hohen Rupturrate weiterhin eine operative Versorgung dieser Verletzung. Gerade für die ambulante Versorgung wäre ein minimal-invasives Verfahren wünschenswert.

Lösung und Alternativen

Der Eingriff erfolgt in Bauchlage unter Verwendung einer Blutsperre. Direkt über der Rupturstelle wird eine ca. 1 cm lange Inzision, möglichst im Hautfaltenverlauf angelegt. Das Hämatom sollte nach Möglichkeit belassen werden. 10–12 cm über der Rupturstelle wird am medialen und lateralen Rand der Sehne jeweils eine 3 mm große Stichinzision eingebracht. Das Vorgehen wird knapp oberhalb des Calcaneus medial und lateral des Sehnenansatzes wiederholt. Eine Verletzung des N. suralis im Bereich der lateralen, proximalen Inzision kann durch ein stumpfes Spreizen vermieden werden.

Von medial nach lateral kann dann proximal mit einer Ahle (Aesculap) eine 1,2 mm PDS-Kordel (Ethicon) durchgezogen werden (Abb. 1a). Beachte: Der Knoten kommt zum Schutz des N. suralis medial zu liegen. Durch die Inzision an der Rupturstelle wird dann die Ahle nach lateral proximal vorgeschoben und das Fadenende in die Läsion gezogen (Abb. 1b). Die Kordel wird dann von der von lateral distal erneut eingebrachten Ahle ansatznah ausgeleitet. Die Ahle wird nun von medial distal nach lateral distal eingeführt, um die Kordel quer durch den Sehnenansatz zu führen. Kordelaustritt und -wiedereintritt sollten immer etwas voneinander entfernt oder versetzt sein (Abb. 1c, d).

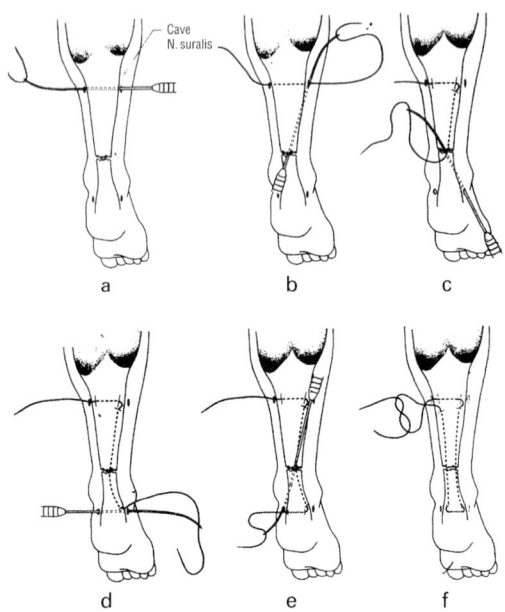

a   b   c

d   e   f

Abb. 1 a–f. Schrittweise Darstellung der OP-Technik

Der nächste Schritt besteht darin, die Ahle von der Ruptur nach medial distal zu schieben, um wieder das Kordelende aufzunehmen und
weiterzuleiten (Abb. 1 e). Abschließend wird in gleicher Technik das
Ende über die proximal mediale Inzision ausgeleitet und ein Knoten
vorgelegt (Abb. 1 f). Nun wird der Fuß mehrfach durchbewegt, um ein
„Eingraben der Kordel in die Sehne" zu erreichen. Nach Vervollstän-
digung des ersten einfachen Knotens sollten die Spannungsverhältnisse durch mehrfaches Dorsalflektieren kontrolliert werden. Zum
Schluss wird über die zentrale Inzision in Höhe der Ruptur mit einem
Arthroskopietasthaken oder einem kleinen zwei Zinkerhaken die Sehne nach proximal und distal ausgekämmt, um so den ursprünglichen
Faserverlauf nachzuahmen. Zu diesem Zeitpunkt könnte auch Fibrin-
kleber zum Einsatz kommen. Das Paratendineum wird nun in Einzel-
knopftechnik verschlossen und die insgesamt 5 Hautinzisionen werden nahttechnisch oder mit Klammerpflaster verschlossen. Somit
wird der Eingriff minimal-invasiv, ambulant durchführbar und kos-

A

tensenkend. Kombiniert mit einer modernen, frühfunktionellen Nachbehandlung können so auch die Ausfallzeiten reduziert werden. Die operative Versorgung in der altbewährten offenen Technik stellt wohl am Ehesten die übliche Alternative dar, wobei auch ein konservatives Vorgehen in Einzelfällen seine Befürworter hat.

Weiterführende Tipps

→ Achillodynie, therapieresistente, Knochenglättung.

Quelle

C.H. Siebert, B. Heinz: Tipps & Tricks für den Traumatologen, Springer-Verlag 2000

Literatur

Pässler HH (1998) Die perkutane Achillessehnennaht. Sportorthop Sporttraumatol 14:93–95

Achillodynie, therapieresistente, Knochenglättung

Ziel

Darstellung einer operativen Therapie bei chronischer, therapieresistenter Achillodynie im Sinne eines „Kalkaneus-Kantensyndromes".

Problem

Die schmerzhafte Achillessehne ist ein Problem, welches Sportler aller Altersgruppen und Leistungsniveaus belasten kann. Athleten, die wiederholt eine ausgeprägte und kraftvolle Dorsalextension und Plantarflexion im Sprunggelenk benötigen, sind hier prädestiniert. Bei der forcierten Dorsalextension im OSG kann es zu einer Irritation der Sehne in Höhe der Prominenz des Fersenbeines kommen. Eine pathologische, knöcherne Vergrößerung dieser dorsalen Prominenz im Sinne einer Haglund'schen Exostose ist dafür nicht erforderlich. Es kommt bei Belastung zu einer Impingement-artigen Beschwerdesymptomatik.

In den Fällen, bei denen die konservative Behandlung mit krankengymnastischer und physikalischer Therapie, Muskeldehnung, ggf. vorübergehender Absatzerhöhung nicht zum gewünschten Erfolg führt, können weitere Therapiemaßnahmen vonnöten sein. Die NMR-Untersuchung kann bei der Diagnosefindung hilfreich sein. Der Ausschluss von Sehnensequestern bei bestehender chronischer Bursitis subachilleae kann richtungsweisend sein. Bei Kindern sei differenzialdiagnostisch die Apophysitis calcanei mit ihrem eher kaudaleren Druckschmerz noch erwähnt.

In Anbetracht der Vielzahl an Pathologien, die zu einer chronischen Achillodynie führen können, stellt die mechanische Irritation der Sehne durch das Fersenbein selbst eine Seltenheit dar. Die Aufmerksamkeit des Sportmediziners soll durch diesen Tipp für diese Problematik geschärft werden.

Lösung und Alternativen

Der klinische Befund entspricht einer lokalen Schwellung und Druckschmerzhaftigkeit der Achillessehne in Nähe deren Insertion am Fersenbein. Pathologien im Sehnenverlauf oder muskulotendinösen Über-

A

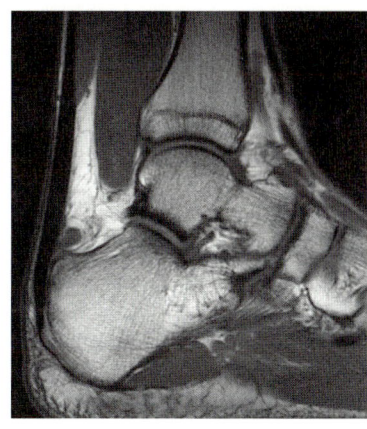

Abb. 1. Typische kernspintomographische Darstellung mit Weichteilveränderungen über der Kalkaneus-Kante

gang schließen das Kalkaneus-Kantensyndrom eher aus. Konventionelle Röntgenaufnahmen ergeben häufig keinen pathologischen Befund. Die Kernspintomographie kann dagegen die veränderten subachillären Weichteile mit Flüssigkeitsansammlung nachweisen (Abb. 1). Wenn die Aufnahmen in maximaler Dorsalextension im oberen Sprunggelenk durchgeführt worden sind, ist gelegentlich ein Eindringen des Knochens in die Sehnensubstanz nachzuweisen. Dennoch sollte bevor die Indikation zur Operation gestellt wird, ein ausgiebiger konservativer Therapieversuch erfolgt sein. Sollten sich nach einem Minimum von sechs Monaten die Beschwerden als therapieresistent erweisen, kann die operative Versorgung in Erwägung gezogen werden.

Unter entsprechender Narkose wird der Patient in Bauchlage unter Verwendung einer Blutleere gelagert. Eine perioperative Antibiotika-Prophylaxe wird empfohlen. Es kommt ein lateraler Zugang zwischen der Kante der Achillessehne und Außenknöchel unter Schonung des ventral liegenden N. suralis zum Einsatz (Abb. 2). Es werden der ventrale Aspekt der Sehne und die kraniale Fersenbeinfläche freigelegt. Der posteriore Aspekt der Sehne und des Paratenons sollte bei diesem Vorgehen nicht zusätzlich angegangen werden. Es werden die Bursa subachilleae, das Fettpolster und eventuell vorhandenes degeneratives Narbengewebe entfernt. Die eigentliche Insertion der Achillessehne wird verschont. Nach Freilegung der Knochenkante wird diese, ähnlich wie bei Abtragung einer Haglund'schen Exostose, mit einem Osteotomiemeißel von lateralseitig abgeschlagen. Die Resektionsebene

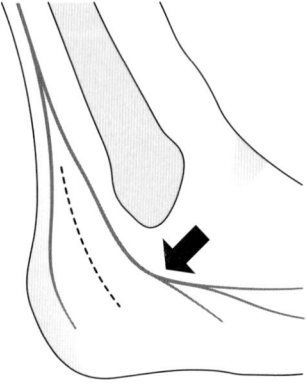

Abb. 2. Graphische Darstellung des lateralen Aspektes des Fußes. Inzision (gestrichelt) und N. suralis (Pfeil) sind eingezeichnet

verläuft 45° zur Längsachse der Sehne und endet am medialen Rand des Kalkaneus (Abb. 3). Verbleibende knöcherne Rauigkeiten werden mit einer Feile beseitigt. Falls Verkalkungen in der Sehne nachgewiesen wurden, können diese über eine Längsinzision von anterior schonend ausgeschält werden. Auch Sehnenstichelungen können in Erwägung gezogen werden. Die spongiöse Knochenfläche kann mit Knochenwachs versiegelt werden. Zum Abschluss kann die Blutleere geöffnet werden und eine Blutstillung erneut erfolgen. Es folgt der schichtweise durchgeführte Wundverschluss und Verbandanlage. Eine Schie-

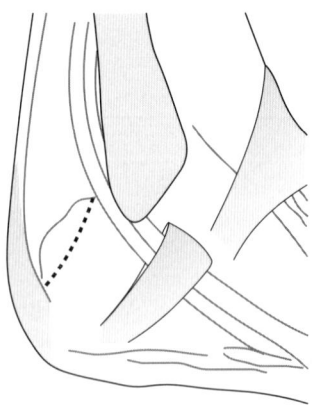

Abb. 3. Resektionsebene im Bereich der dorsalen Kalkaneusoberkante im Verhältnis zum Sehnenverlauf

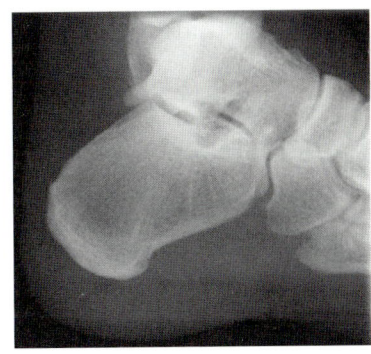

Abb. 4. Postoperative Röntgenkontrolle
mit abgerundeter Kalkaneus-Kante

nenruhigstellung ist nicht zwingend erforderlich. Die postoperative
Röntgenkontrolle zeigt die abgerundete Kalkaneus-Kante (Abb. 4).
Postoperativ sollte der Fuß für 2 Wochen in 10° Plantarflexion durch
einen Gips oder eine Orthese ruhiggestellt werden. Für diesen Zeitraum werden 10 kg Teilbelastung (unter Thrombose-Prophylaxe) empfohlen. Lastaufbau und Freigabe der Bewegungsausmaße erfolgt bis
Ende der 6. postoperativen Woche. Rückkehr zum Leistungssport wird
frühestens nach 6 Monaten gestattet. Das ehemalige Leistungsniveau
wird dann aber meist erreicht. Als typische Komplikation ist eine
Gefühlsstörung im Bereich der Narbe zu nennen.
Die Kombination aus hypertrophierter Bursa und verdicktem Parate-
non kann an der Kalkaneus-Kante zur Entstehung von schmerzhaften,
Impingement-artigen Druckbelastungen am Sehnenansatz führen.
Durch die Resektion des Knochens wird der Raum vergrößert und
die mechanische Irritation beseitigt. Eine entsprechende Patientense-
lektion ist für den Erfolg des Eingriffes ausschlaggebend.

Weiterführende Tipps

→ Achillessehnennaht, perkutane; → Peronealsehnenluxation, Weich-
teil-technische Versorgung; → Einlagen, Fußball; → Fersenschmerz,
plantarer, Therapieoption ESWT; → Tarsal-Tunnel-Syndrom, Abklärung.

Literatur

Yodlowski ML, Scheller AD, Minos L (2002) Surgical treatment of Achilles ten-
dinitis by decompression of the retrocalcaneal tuberosity. Am J Sports Med
30:318–321

Akupunktur und Rehabilitation

Ziel

Durch die Anwendung der Akupunktur im Rahmen der Rehabilitation kann die Störung der neuromuskulären Funktion schneller behoben werden.

Problem

Aufgrund gestörter Propriozeption und gehemmter Rekrutierungsfähigkeit neuromuskulärer Strukturen kommt es in der Rehabilitation nach Verletzungen des Bewegungsapparates zu langandauernden Phasen des Muskelaufbaus. Bilaterale Muskeldefizite und eine vermindert rekrutierbare Muskulatur sind häufig festzustellen. Diese Kraftdefizite bedingen sich durch die gestörte Fähigkeit des Organismus zur Aktivierung vorhandener neuromuskulärer Strukturen.

Lösung und Alternativen

Die motorisch tonisierende und schmerzhemmende Wirkung von Akupunktur ist seit Jahrtausenden bekannt. Die Wirkung der Akupunktur reduziert spontan die hemmenden Einflüsse auf das neuromuskuläre System und bewirkt eine deutliche Erhöhung der elektrischen Aktivität und Medianfrequenz der betroffenen Muskulatur. Höhere Kraftwerte und bessere Trainierbarkeit sind die Folge.

Am Beispiel des Einsatzes der Akupunktur in der Rehabilitation nach vorderer Kreuzbandplastik soll dies verdeutlicht werden.

Ma 32 und Ma 36 sind tonisierende Punkte, welche zuerst manuell tonisierend stimuliert werden und anschließend mit tonisierender-elektrischer Stimulation behandelt werden. Hierzu werden 40×0,25 mm Nadeln (asia med) verwendet.

Der Ma 32 wird als Tonisierungspunkt für den M. quadrizeps, speziell den M. vastus lateralis eingesetzt. Er liegt 6 Cun (=Fingermaßeinheit) oberhalb der lateralen Begrenzung der Patella und wird ca. 1,5–2 Cun tief senkrecht gestochen (Abb. 1).

Der Ma 36 wird zur allgemeinen Tonisierung der Muskulatur und zur Analgesie von Kniegelenksschmerzen eingesetzt. Er liegt 3 Cun unter-

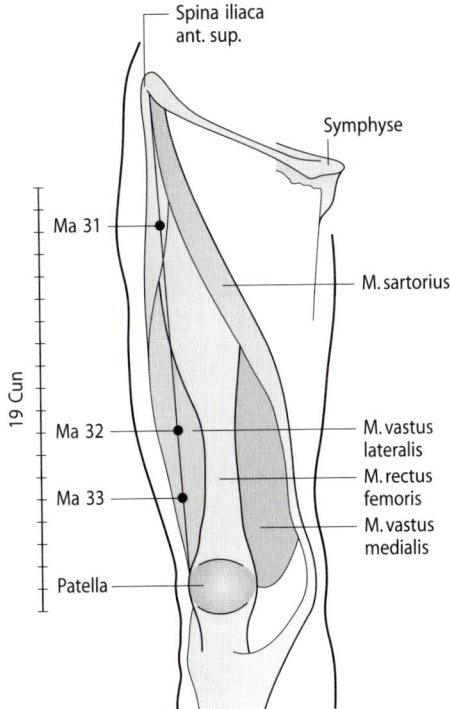

Abb. 1. Lokalisation des
Ma 32

halb der Vertiefung (Fat spot) lateral des Lig. patellae, ein Querfinger
lateral der Tibiavorderkante und wird 1,5 Cun tief senkrecht gestochen (Abb. 2).
Diese Behandlung wird vor der Rehabilitationseinheit durchgeführt.
Die Dauer der Behandlung beträgt 20–30 min. In der Regel sollte dies
bei ca. 15 Rehabilitationseinheiten begleitend eingesetzt werden.

Weiterführende Tipps

→ Schulteroperationen, Nachbehandlung (Tipps & Tricks für den Orthopäden); → Thoraxprellung, Akupunktur; → Tennisellbogen, Therapie.

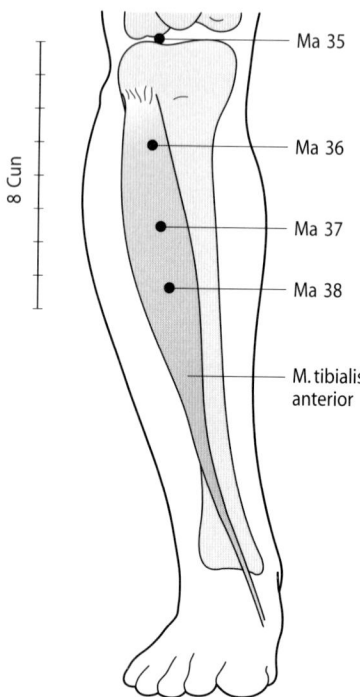

8 Cun

Ma 35

Ma 36

Ma 37

Ma 38

M. tibialis
anterior

Abb. 2. Lokalisation des Ma 36

Literatur

Ludwig M (2001) Verbesserung der Trainierbarkeit der Quadrizepsmuskulatur nach vorderer Kreuzbandplastik durch Akupunktur. Deut Zeitschr Sportmed 52:100–103

Molsberger A, Böwing G, Haake M, Meier U, Winkler J, Molsberger F (2002) Akupunktur bei Erkrankungen des Bewegungsapparates. Orthopäde 31:536–543

Ansatztendinosen, Injektionstherapie rund ums Knie

A

Ziel

Bei den Tendinosen hat die Injektionstherapie einen bedeutenden Stellenwert. Ziel ist es die Injektionstechnik bei verschiedenen Tendinosen rund ums Knie darzustellen.

Problem

Das Kniegelenk und die es umgreifende Muskulatur erfahren bei allen sportlichen Tätigkeiten eine große Belastung. Dies führt gehäuft zu Überlastungen der Muskulatur und besonders zu Insertionstendopathien. Im Bereich des Kniegelenkes sind dies die Quadrizepstendinose, Patellaspitzensyndrom, Patellasehnenansatztendinose, Tendinose des Pes anserinus, Tendinose des M. popliteus und die Bizepssehnentendinose. Diese Insertionstendopathien stellen ein hohes Stör- und Schmerzpotenzial für die Kniegelenksregion dar.

Die Behandlung der Insertionstendinosen kann neben krankengymnastischen und physikalischen Maßnahmen, Schmerzmedikation, Akupunktur, Überprüfung der sportartspezifischen Bewegungsabläufe auch eine lokale Injektionstherapie enthalten. Die Injektionstherapie wird häufig bei den chronischen Insertionstendinosen wichtig.

Lösung und Alternativen

Nach einer sportarzttypischen Anamnese bezüglich Sportart, Belastungshäufigkeit, -niveau etc. erfolgt ein Ausschluss von intraartikulären Ursachen der Kniebeschwerden und einer Dokumentation des Muskelstatus. Nun muss mit dem Sportler das Vorgehen besprochen werden. Bei akuten Geschehen steht sicher zunächst die krankengymnastische und physikalische Therapie im Vordergrund; wohingegen bei den chronischen Beschwerden eine Injektionstherapie unumgänglich werden kann. Der Sportler sollte darauf hingewiesen werden, dass sehr oft 3 Injektionen mit gleichzeitig verordneter Krankengymnastik und physikalischer Therapie notwendig sind. Diese sollten im Abstand von 8–10 Tagen gesetzt werden.

Grundsätzliches zu den Injektionstechniken:
1. Aufklärung notwendig
2. Desinfektion
3. Zweifingerschutztechnik (FST); dies bedeutet das Umgrenzen und Absichern der gewählten Einstichstelle mit leicht gespreiztem 2. und 3. Finger.
   Dadurch erreicht man:
   – Genaue Lokalisation
   – Abgrenzung und Fixierung der Behandlungsstruktur
   – Verletzung von Gefäßen und Nerven wird vermieden
   – Gewebekompression verkürzt den Injektionsweg
4. Durch die direkte Injektion einer fixierten Kombination aus LA und einem Kortikoid (z. B. Supratendin® Kristallsuspension, Celltech GmbH) kann der Zeit- und Sterilitätsverlust bei eigenhändigem Aufziehen vermieden werden
5. Im Bereich des Kniegelenkes werden meist nur 1–2 ml Injektionsmenge benötigt
6. Es sollte eine Kanüle 0,40×0,20 benutzt werden

Im Folgenden werden die regionsspezifischen Injektionstechniken dargestellt:

• Infiltration des Pes anserinus
  – Von distal kommend wird der Pes anserinus mit schräg zur Tibia gerichteter Nadelführung fächerförmig infiltriert (Abb. 1)
• Infiltration der M. quadrizeps/distale und proximale Patellasehne; Insertionspunkte:
  – Querfinger proximal der Patella (Abb. 2)
  – Distal der Patellaspitze
  – An der Tuberositas tibiae

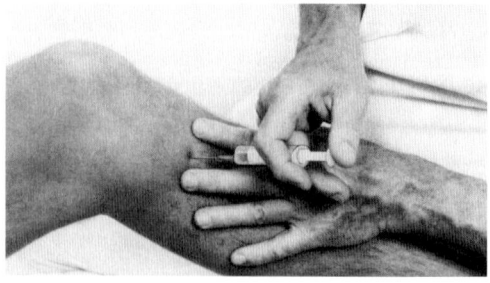

Abb. 1. Infiltration des Pes anserinus

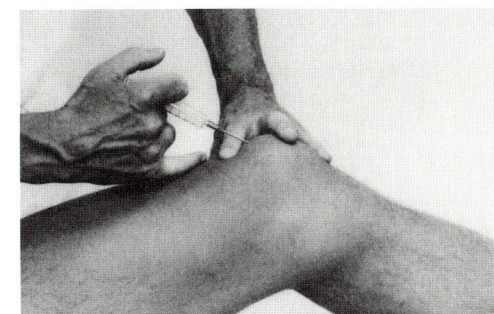

Abb. 2. Infiltration der Quadrizepssehne am oberen Patellarand

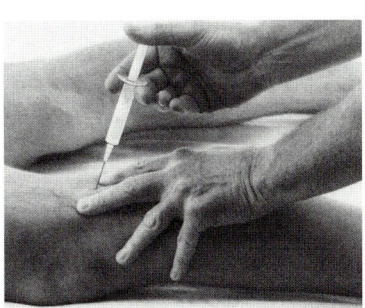

Abb. 3. Infiltration des M. popliteus am Femurcondylus

An allen Punkten kann gerade und direkt in die Schmerzzone eingegangen und dies eng fächerförmig infiltriert werden.

- Infiltration des M. popliteus
  Patient in Bauchlage. Mit 2 FST das Gefäß-Nerven-Bündel abschirmend, sticht man lateral über dem medialen Tibiacondylus und etwas unter der Kniebeugefalte die Nadel senkrecht auf den Femurcondylus gerichtet ein und infiltriert im Bereich des Muskel-Sehnenübergangs (Abb. 3).

Weiterführende Tipps

→ Schulterschmerz, Injektionstherapie; → Zervikalsyndrome, Injektionstherapie (Tipps & Tricks für den Orthopäden); → Injektionsbehandlung, Lendenwirbelsäule; → Injektionstherapie, Becken-/Hüftregion.

Literatur

Hatz HJ (1998) Wirkdauer intraartikulärer Glukokortikoidinjektionen. Bay Int 18:3–6

Tilscher H, Eder M (1996) Infiltrationstherapie. Hippokrates Verlag, Stuttgart

Ziegler R (1999) Lokale Glucokortikoid Injektionstherapie in der Sportmedizin. Sportorthop-Sporttraumatol 15:155–116

Antiphlogistika, nichtsteroidale

A

Ziel

Die klassischen nichtsteroidalen Antiphlogistika (NSA) weisen eine gute analgetische und antiphlogistische Wirksamkeit auf und sind international nahezu überall erhältlich. Probleme können sich insbesondere durch gastrointestinale und renale Nebenwirkungen ergeben. In welchen Fällen ist eine kostenintensivere Medikation mit den neueren sogenannten COX-2-Inhibitoren vorzuziehen?

Problem

Sportliche Aktivitäten bringen leider auch die Gefahr von Verletzungen mit sich. Ergänzend zur primären Versorgung ist eine medikamentöse Therapie zur Behandlung von Schmerz und Entzündungsreaktion oft unverzichtbar. Es sind verschiedene Medikamente mit potenter antientzündlicher und analgetischer Wirkung erhältlich. Die klassischen nichtsteroidalen Antiphlogistika wie Acetylsalizylsäure, Ibuprofen und Diclofenac bringen Nebenwirkungen mit sich, von denen insbesondere gastrointestinale Blutungskomplikatonen lebensbedrohlich sein können.

Lösung und Alternativen

Als Mediatoren der Entzündungsreaktion spielen die sogenannten Prostanoide (Prostaglandine, Prostazyklin und Thromboxan) eine tragende Rolle. Neben der Vermittlung der Entzündungsreaktion werden hierdurch aber auch protektive Effekte wie die Schutzbarriere der Magenschleimhaut, die Steuerung der Nierendurchblutung und glomerulären Filtration der Nieren sowie die Thrombozytenaggregation beeinflusst.

Prostanoide werden durch Abbau zellmembranständiger Phospholipide über Arachidonsäure gebildet. Schlüsselenzym der Synthese ist die Cyclooxygenase (COX), von der bislang zwei Isoenzyme (COX-1 und COX-2) beschrieben sind. Während das Isoenzym COX-1 vornehmlich die Schleimhautschutzfunktion des Magen-Darm-Traktes, die renale Perfusion und Filtration sowie die Thrombozytenaggregation beeinflusst, werden höhere Konzentrationen des Isoenzyms COX-2 in Regionen mit hoher entzündlicher Aktivität vorgefunden, wo sie lokal inflammatorische Effekte vermitteln (Abb. 1).

Zur pharmakologischen Therapie stehen uns diverse Medikamente zur Verfügung, die auf die Cyclooxygenaseaktivität über die beiden Isoenzyme in unterschiedlicher Intensität einwirken. Acetylsalizylsäure, eines der ältesten Präparate und auch in Deutschland in den Apotheken frei erhältlich, inhibiert überwiegend das Isoenzym COX-1. Es wirkt damit zwar gut analgetisch und antipyretisch, hemmt aber auch die Plättchenaggregation (daher therapeutisch als Thrombozytenaggregationshemmer bei kardiovaskulären Erkrankungen eingesetzt) und wirkt zudem ulzerogen in höheren Dosierungen. Weitere unerwünschte Wirkung bei Asthmatikern kann die Auslösung von Asthmaanfällen sein, wenn durch Hemmung der Cyclooxygenase vermehrt Leukotriene gebildet werden, die potente Mediatoren der Asthmareaktion sind (Abb. 1). Indometazin, Piroxicam, Diclofenac und Ibupro-

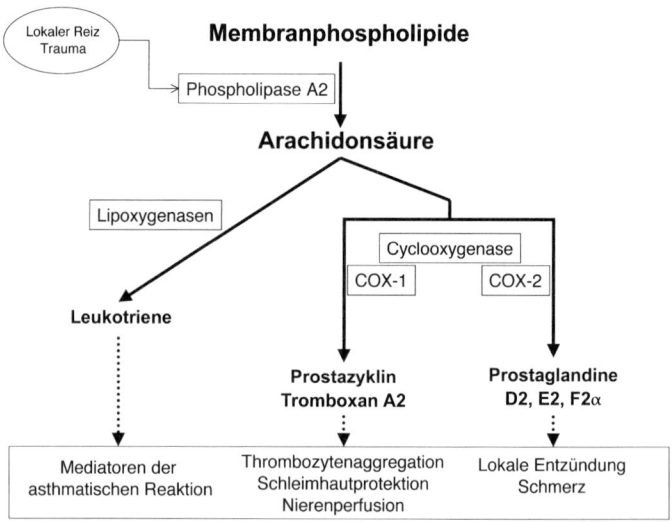

Abb. 1. Die Bedeutung der Cyclooxygenase mit den Isoenzymen COX-1 und COX-2 in der Vermittlung von Entzündung und Schmerz. Die Aktivität der Isoenzyme wird von nichtsteroidalen Antiphlogistika in unterschiedlicher Intensität beeinflusst. Bei Asthmatikern kann die Blockierung des Cyclooxygeneseweges die vermehrte Produktion von Leukotrienen bewirken

fen hemmen ebenfalls relativ unselektiv die gesamte Cyclooxygenaseaktivität. Diese Präparate zeigen zwar eine gute Schmerzlinderung
und Entzündungshemmung, nachteilig ist jedoch die damit verbundene Verschlechterung der Schleimhautschutzbarriere und der Nierendurchblutung als Folge der verminderten Synthese COX-1-abhängiger
protektiver Metabolite.

In neuerer Zeit stehen hochselektive COX-2-Inhibitoren zur Verfügung, von denen u. a. Celecoxib und Rofecoxib in Deutschland zugelassen sind. Weitere Vertreter dieser Klasse stehen in der Entwicklung.
Anwendungsstudien konnten zeigen, dass insbesondere die Rate
schwerer gastrointestinaler Komplikationen deutlich niedriger lag als
bei den klassischen NSA. Prothrombogene Effekte bei Patienten mit
kardiovaskulären Erkrankungen werden diskutiert. Eine bestehende
Therapie mit ASS zur Thrombozytenaggregationshemmung sollte daher in niedriger Dosis fortgeführt werden und scheint die Häufigkeit
von gastrointestinalen Komplikationen nicht zu erhöhen.

In der *praktischen Anwendung* müssen derzeit aus Kostengesichts-
punkten die unselektiven COX-Inhibitoren Diclofenac und Ibuprofen
als Standardpräparate angesehen werden. Bei Vorschädigung des Ma-
gens oder der Nieren ist den nebenwirkungsärmeren hochselektiven

Tabelle 1. Wirkungen und unerwünschte Wirkungen der gängigsten in
Deutschland zugelassenen nichtsteroidalen Antiphlogistika

Wirkung	Überwiegend COX-1-Hemmung	COX-1- und COX-2-Hemmung	Überwiegend COX-2-Hemmung	Hochselektiv COX-2-Hemmung
Pharmaka	Acetylsalizyl-säure Indometazin Piroxicam	Diclofenac Ibuprofen	Meloxicam	Celecoxib Refecoxib
Thrombozyten-aggregations-hemmung	+++	(+)	(+)	∅
Ulzerogenität	+++	++	+	(+)
Nierentoxizität	++	++	++	(+)
Entzündungs-hemmung lokal	+++	+++	+++	+++
Analgesie	+++	+++	+++	+++
Kosten	+	+	++	+++

COX-2-Hemmern der Vorzug zu geben (Tab. 1). Eine vorbestehende protektive ASS-Therapie bei Patienten mit kardialen oder vaskulären Erkrankungen sollte weitergeführt bzw. eingeleitet werden. Die unselektiven NSA (Acetylsalizylsäure, Diclofenac, Ibuprofen u.a.) sollten bei Patienten mit bekanntem Asthma bronchiale nicht oder nur mit größter Vorsicht angewendet werden, da hierdurch Asthmaanfälle ausgelöst werden können.

Weiterführende Tipps

→ Antiphlogistika (Tipps & Tricks für den Orthopäden); → „Cryokinetics", Gelenksschwellung.

Literatur

Fitzgerald GA, Patrono C (2001) The Coxibs, Selective Inhibitors of Cyclooxygenase-2. N Engl J Med 345:433–442

Stichtenoth DO, Frölich JC (2001) Therapie mit präferentiellen und spezifischen COX-2-Inhibitoren. Internist 42:421–426

Arztkoffer, Zusammenstellung

A

Ziel

Dem Mannschaftsarzt die Zusammenstellung seines Arztkoffers insbesondere für Auslandseinsätze zu erleichtern.

Problem

Der beste Mannschaftsarzt kann nur eingeschränkt arbeiten, wenn seine Ausrüstung mangelhaft zusammengestellt ist. Bei Auslandseinsätzen kann man sich nicht immer auf die Versorgung vor Ort verlassen, so dass eine möglichst eigenständige Versorgung anzustreben ist.

Lösung und Alternativen

Der betreuende Arzt muss sich über folgende Punkte Gedanken machen:

1. Welche Sportart wird betreut?
2. Was sind die häufigsten Verletzungen?
3. Auf welchem Niveau befindet sich der betreute Kader?
4. Spielbetreuung oder Trainingslager?
5. Welche besonderen Probleme sind am Einsatzort zu erwarten?

Die Lösungen der Fragen stellen die wichtigsten Voraussetzungen für die Art und den Umfang der Bestückung des Arztkoffers dar.

Die Liste (Equipment/Medikamente) (Tab. 1) stellt eine Grundausstattung dar. Der einzelne Arzt muss auf die speziellen Bedürfnisse der Sportart und seiner Athleten in der Zusammenstellung des Koffers Rechnung tragen.

Nach der Zusammenstellung des Equipment und der Medikamente sollte alles penibel genau in eine Dokumentationsliste eingetragen werden, um allen Kontrollen (Zoll, Doping usw.) gut vorbereitet entgegen treten zu können. Eine aktuelle Version der Dopingrichtlinien vom jeweiligen Verband sollte nicht fehlen.

Tabelle 1. Equipment- und Medikamentenliste

Equipment	Medikamente (nach Wirkstoffen)
Abdecktücher	Aceclophenac 100 mg
Arztausweis	Acetylcystein 600 mg
Bescheinigungen der Athleten	Acetylsalicylsäure 600 mg + Ascorbinsäure
Binden	Algeldrat
Blasenpflaster	Ambroxolhydrochlorid
Blutdruckmanschette	Amoxicillin-trihydrat
Cutanspray	Aspisol Amp
Dopingliste, Tel.: 01802-100800;	Betamethason 21 dihydrophosphat
www.dopinginfo.de	4 mg + 3 mg Betamethason 21 acetat Amp
Fixomull	Bubivacainhydrochlorid-Monohydrat
	2,5 mg + 5 mg
Glucometer	Butylscopolaminumbromid 10/20 mg
Handschuhe (nicht steril/steril)	Calcium 1000 mg
Infusionsbesteck	Cefuroxim 500 mg
Klammerapparat	Cetirizinhydrochlorid
Klammerentferner	Cetylpyridiniumchlorid
Kompressen (nicht steril/steril)	Clotrimazol Creme
Lanzette	Dexpanthenol
Licht	Diazepam
Lochtücher	Diclofenac 50 mg
Messer 11er/12er	Diclofenac Natrium Amp
Nadel (0,9×40, 0,8×30 usw.)	Dimenhydrinat
Nadelhalter (steril)	Dimetocin 3000
Nahtmaterial	Engystol
(Prolene 3.0/2.0 Vicryl)	
Pinzetten	Esberitox Lösung 50 ml
Rasierer	Gripp-Heel (multiple Wirkstoffe)
Rezeptblock	Hexetidin Lösung
Rivanol	Hydergin Tropflösung 50 ml
Ringer Lösung	Ibuprofen 400 mg
Scheren	Loperamid 2 mg
Schreibutensilien	Magnesium
Sicherheitsnadel	Medizinische Kohle
Spritzen (5 ml/10 ml)	Mepivacainhydrochlorid 0,5%
Stack'sche Schiene	Merbromin Lösung
Stauschlauch	Metamizol Natrium Tropfen
Steristrips	Metoclopramid Amp
Stethoskop	Metoclopramid Tropfen

Tabelle 1 (Fortsetzung)

Equipment	Medikamente (nach Wirkstoffen)
Thermometer Urinsticks Viggos	Misoprostol Nitrazepam 5 mg Nitrendipin 5 mg Nitrolingual N Spray Pantozol 40 mg Paracetamol 500 mg Polyvidon-Jod Prednisolon 21 hydrogensuccinat 250 mg Amp Serrapeptase 5 mg Tetrazepam 50 mg Tetryzolinhydrochlorid Tramadolhydrochlorid Traumeel S (multiple Wirkstoffe) Trimethoprin 160 mg + Sulfamethoxazol 800 mg Vit B Komplex Xylometazolinhydrochlorid Tropfen

Weiterführende Tipps

→ Notfälle im Sport, internistische; → Notfallkoffer, internistischer;
→ Doping, Grundlagen.

Literatur

Büttner CM (1998) The team physician's bag. Clin Sports Med 17:365–373

Asthma bronchiale, Sportfähigkeit

Ziel

Abgrenzung eines Asthma bronchiale von anderen Formen der Luftnot sowie Anfallsprophylaxe und therapeutische Sofortmaßnahmen.

Problem

Erkrankungen des bronchopulmonalen Systems treten bei der Bevölkerung in zunehmender Häufigkeit auf. Wohingegen viele dieser Erkrankungen überwiegend ältere Menschen betreffen, leiden auch Kinder, Jugendliche und jüngere Erwachsene an einem Asthma bronchiale.

Typisch hierfür ist die meist in Anfällen auftretende Atemnot. Im Intervall kann völlige Beschwerdefreiheit vorliegen. Bei etwa 30% der erwachsenen Asthmatiker ist ein allergischer Auslöser zu eruieren, ansonsten ist von einem nicht allergischen oder „intrinsischen" Asthma auszugehen.

Die häufigsten allergischen Auslöser sind typische Umweltallergene wie Pollen von Bäumen oder Gräsern, Milben oder aber auch Haustiere (Katzenepithelien sind z.B. extrem potente Allergene). Etwa 60% der exogen allergischen „extrinsischen" Asthmatiker leiden gleichzeitig oder hatten bereits vor Manifestation des Asthmas eine allergische Konjunktivitis oder eine allergische Rhinokonjunktivitis („Heuschnupfen").

Nicht allergische Auslöser stellen unspezifische Reize wie staubige Umgebung, Rauch, Kälte und ähnliche Faktoren dar.

Bei geringer Ausprägung treten u.U. nur Symptome bei Belastung auf. Charakteristisch ist ein weitestgehend beschwerdefreier Belastungsbeginn. Wenige Minuten später wird dann ein thorakales Oppressionsgefühl und ein pfeifendes Ausatemgeräusch bemerkt. Diese Symptomatik tritt typischerweise 5–8 min nach Beginn der Belastung auf, ist etwa 10 min nach Belastungsabbruch maximal ausgeprägt und hält bis zu 60 min an.

Bei guter und stabiler medikamentöser Einstellung eines bekannten Asthma bronchiale sind durch Belastung induzierte schwere Anfälle eher selten.

A

Dennoch lassen sich schwerere Anfälle nicht immer vermeiden. Insbesondere bei einer allergischen Komponente kann in der entsprechenden Pollenflugzeit der Kontakt zu raschen und heftigen Luftnotepisoden führen.

Lösung und Alternativen

Ein Asthma bronchiale als Differenzialdiagnose von Atembeschwerden lässt sich oft schon anhand typischer anamnestischer Hinweise eingrenzen:

Tabelle 1. Asthma bronchiale – Typische Anamnese und Untersuchungbefunde

Anamnese	Untersuchungsbefunde
• Luftnot anfallsartig • Nicht streng belastungsabhängig • Im Intervall oft beschwerdefrei • Im Anfall „Pfeifen" in der Ausatmungsphase • Falls Belastungsluftnot Beginn der Atembeschwerden erst nach 6–8 min • „Heuschnupfen" anamnestisch bekannt • Allergien gegenüber Pollen, Milben oder Haustieren bekannt • Bei geringer Ausprägung oft auchr nur trockener Husten, möglicherweise auch nur als Residuum nach abgeheilten grippalen Infekten	Im Anfall: • Giemende Atmung • Verlängertes Exspirium • Einsatz der Atemhilfsmuskulatur • Auskultatorisch Giemen und • Brummen • Zyanose

Weiterführende Diagnostik

Tabelle 2. Weiterführende Diagnostik bei anfallsartigen Atembeschwerden

Sicherung der Diagnose	Einfachere Alternative
Lungenfunktionsprüfung Unspezifische bronchiale Provokationstestung, falls Ruhelungenfunktion normal Ggf. Belastungstest im Labor (Ergometer- oder Laufbandbelastung mit nachfolgender Lungenfunktionsprüfung)	Lungenfunktionstestung mittels Spirometriegerät und Belastungstest durch Treppensteigen Erneute Spirometrie 10 min nach Belastungsende

Therapievorschlag

Ein manifestes Asthma bronchiale sollte den allgemeinen Richtlinien entsprechend diagnostiziert (Tab. 2) und anhand der üblichen Stufentherapie medikamentös behandelt werden (siehe Literaturhinweise). Abzugrenzen ist ein reines Anstrengungsasthma, das als leichte Asthmaform einzuordnen ist und in der Regel keine oder nur ganz selten spontane Luftnotanfälle hervorruft. Bei der geringen Ausprägung kann eine Anfallsprophylaxe über 10–12 h erreicht werden, indem 2 Hübe eines kurzwirksamen Beta-2-Sympathomimetikums (z.B. Salbutamol) 5–10 min vor Belastungsbeginn inhalativ verabreicht werden. In etwa 80% der Fälle führt diese Maßnahme zum Erfolg, so dass eine uneingeschränkte Belastbarkeit gegeben ist.

Ein reines Anstrengungsasthma sollte daher sportliche Aktivitäten nicht einschränken, solange diese Medikation Beschwerdefreiheit herbeiführt.

Das Auftreten häufigerer Anfälle oder der regelmäßige Bedarf an inhalativer und systemischer Medikation sollte zu einer konsequenten therapeutischen Einstellung führen. In diesen Fällen reicht die alleinige Therapie mit Bronchospasmolytika nicht aus. Eine kausale Therapie der bei einem Asthma vorliegenden chronischen entzündlichen Infiltration der Bronchialschleimhaut ist erforderlich. Derzeit gelten hier als Standardpräparate inhalierbare Glukokortikoide. Zur Stufentherapie des Asthma bronchiale sei auf die entsprechende Literatur verwie-

A

sen. Ist eine derart intensivierte Therapie erforderlich, sollten sportliche Aktivitäten zunächst nur unter ärztlicher Kontrolle zugelassen werden.

Asthmatiker vermögen die Schwere des Anfalles meist selbst gut einzuschätzen. Dennoch lassen sich schwerere Anfälle nicht immer vermeiden. Insbesondere bei einer allergischen Komponente kann in der entsprechenden Pollenzeit der Kontakt zu raschen heftigen Luftnotepisoden führen.

Tabelle 3. Therapie des schweren akuten Asthmaanfalles auf dem Sportplatz

Salbutamol Dosieraerosol 2–4 Hübe à 100 µg
Wenn keine Besserung:
Venösen Zugang schaffen
Nach 10–15 min erneut Salbutamol 2–4 Hübe
Wenn keine Besserung
50–100 mg Prednison i.v.
Theophyllin 200 mg als Kurzinfusion über 30 min
Dann Dauerinfusion, Richtdosis 0,5 mg/kg/h
Kontrolle des Theophyllinserumspiegels nach 12 h + Dosisanpassung

Tritt eine Besserung nicht nach der zweimaligen Gabe von Salbutamol ein oder ist eine Verabreichung von Prednisolon oder Theophyllin i.v. erforderlich, muss eine engmaschige klinische Kontrolle durch einen Arzt über 24 h bzw. Klinikeinweisung erfolgen!

Die intravenöse Therapie mit Theophyllin vor Ort ist sicherlich nicht unproblematisch. Die in der Literatur beschriebenen Todesfälle lassen sich zumeist mit Dosierungsfehlern in Zusammenhang bringen.

Bei Leistungssportlern muss an die Dopingrichtlinien gedacht werden, wenn diese Medikamente eingesetzt werden!

Weiterführende Tipps

→ Notfälle im Sport, internistische; → Notfallkoffer, internistischer; → Vorsorgeuntersuchung, Freizeitsport; → Doping, Grundlagen.

Literatur

Guidelines for the Management and Diagnosis of Asthma, Expert Panel Report 2, NIH Publication No. 97-4051: http://www.nhlbi.nih.gov/guidelines/asthma/asthgdln.pdf

Netzer N, Schüll K, Lehmann M, Steinacker JM (1999) Therapie des Belastungsasthma. Deut Zeitschr Sportmedizin 50:199–200

Nolte D (1998) Asthma: das Krankheitsbild, der Asthmapatient, die Therapie. 7. Aufl. Urban & Fischer

Aufwärmen

A

Ziel

Vermeidung von Verletzungen (insbesondere im myotendinogenen Bereich) durch ein suffizientes und effizientes Aufwärmen.

Problem

Verletzungen im Bereich der Muskulatur und der Sehnen gehören nach Knochen- und Gelenksverletzungen zu den häufigsten in der Sportmedizin. Sie treten vornehmlich am Anfang der Trainingseinheit bzw. des Wettkampfes auf. Zurückzuführen ist dies teilweise auf ein fehlendes, mangelhaftes oder fehlerhaftes Aufwärmen.

Lösung und Alternativen

Das Aufwärmen sollte ein integraler Bestandteil jeder Trainingseinheit und jedes Wettkampfes sein. Ziel des sog. Warming Up ist es, die folgende Aktivität so vorzubereiten, dass diese mit einem Minimum an Verletzungsrisiko durchgeführt werden kann. Die Dauer eines sinnvollen Aufwärmens richtet sich nach Intensität der Belastung, sollte jedoch mindestens 20–30 min betragen.

Normalerweise beinhaltet das Aufwärmen einen allgemeinen, einen speziellen und einen individuellen Teil.

Jede dieser drei Phasen sollte sportartspezifisch sein, d.h. sich an den folgenden Anforderungen der entsprechenden Sportart und der jeweiligen Einheit orientieren.

Die drei Phasen des Aufwärmens im Einzelnen:

1. Das allgemeine Aufwärmen:
   Mindestens ein Drittel der gesamten Muskulatur sollte hierbei einbezogen werden. Die Intensität ist so zu steuern, dass einerseits eine ausreichende Wirkung auf das Herz-Kreislauf- und das Bewegungssystem erreicht wird, ohne andererseits eine Ermüdung zu bewirken. Die Herzfrequenz sollte zwischen 100 und 130 Schlägen pro Minute liegen.

2. Das spezielle Aufwärmen:
   Gezielte Vorbereitung der während der Aktivität belasteten aktiven und passiven Strukturen wird gefordert. Dies wird am besten durch die Durchführung von sportarttypischen Bewegungsabläufen

erreicht. Innerhalb dieses Teilbereiches des Aufwärmens wird die Geschwindigkeit, das Bewegungsausmaß, die Kraft und die Komplexität der durchgeführten Übungen langsam gesteigert. In diesem Rahmen kommt das Sportgerät (z. B. Ball) erstmalig zum Einsatz.

3. Das individuelle Aufwärmen:
   Zum Abschluss des Aufwärmens wird die Aufmerksamkeit auf den Sportler bzw. auf dessen Schwachstellen (Problemzonen) gerichtet. Hier werden alle Faktoren berücksichtigt, welche die Belastungsfähigkeit einschränken und Verletzungen und/oder Schädigungen Vorschub leisten können.

Ein spezielles Problem der Mannschaftssportarten liegt im Bereich der Einwechslung eines Spielers in den laufenden Wettkampf. Ausgehend von der Annahme, dass einerseits alle Spieler die Vorwettkampfphase absolviert haben, und andererseits die Effekte des Aufwärmens nach ca. 40 min nicht mehr nachweisbar sind, sollte theoretisch eine neue, identische Vorbereitung jedem Wettkampfeinsatz vorausgehen. Bei einer planbaren Einwechslung bleibt dementsprechend das Aufwärmen unverändert.

Bei einer „notfallmäßigen" Einwechslung sind die Voraussetzungen verändert. Da die Zeit hier drängt, muss die Aufwärmphase angepasst werden. Die einzelnen Phasen sollten jedoch beibehalten werden. Nur der Zeitfaktor sollte angepasst werden.

Häufige Fehler

- Zu kurzes oder zu intensives Aufwärmen
- Nach dem Aufwärmen die durchgeschwitzte Kleidung nicht durch trockene ersetzen.

Beispiel für ein standardisiertes Aufwärmen beim Fußball

Dauer insgesamt: 25 min

1. Das allgemeine Aufwärmen:
   Dauer: 15 min
   Übungsbeispiele:
   Lockeres Einlaufen auf dem Platz, ohne Ball
   Richtungswechsel ohne Ball
   Verschiedene, im Spiel geforderte Laufübungen (Hopserlauf, Skippings, etc.)
   Lockeres Laufen mit Ball

Richtungswechsel mit Ball
Leichte Sprungübungen

2. Das spezielle Aufwärmen:
Dauer: 5 min
Übungsbeispiele:
Zügiges Laufen mit Antritten
Aktive dynamische Bewegungsübungen der Hüft-, Knie- und Sprunggelenke (breite Grätsche, etc.)
Dribblings mit Ball
Passübungen auf kleiner Distanz mit Anspielstationen und Tempowechsel, dann auf größerer Distanz
Schussübungen
Kopfballübungen

3. Das individuelle Aufwärmen:
Dauer: 5 min
Übungsbeispiele:
Aktive endgradige Bewegungsübungen (AEB, „Dehnung") folgender Muskelgruppen im Stand:
Wadenmuskel
Vorderer, hinterer und innerer Oberschenkelmuskel

Weiterführende Tipps
→ Muskelverletzung, Versorgung; → Leistungsdiagnostik, Funktionslabor; → Akupunktur und Rehabilitation.

Literatur
Haaker R (1998) Sportverletzungen – was tun? Prophylaxe und sportphysiotherapeutische Behandlung. Springer Verlag, 2. Aufl.

Außenbandapparat, Rekonstruktion mit Peronaeus-brevis-Sehne

Ziel

Wiederherstellung möglichst anatomiegerechter Verhältnisse im Bereich des Außenbandapparates des OSG ohne Einschränkung der Gelenkfunktion.

Problem

Für die Rekonstruktion des lateralen Bandapparates im Bereich des Sprunggelenkes werden in der Literatur zahlreiche Verfahren beschrieben. Viele dieser Techniken führen aber auch zu einer Einschränkung der subtalaren Beweglichkeit. Die funktions- und anatomiegerechte Wiederherstellung der Bandstrukturen unter Verwendung von körpereigenem, ortsständigem Gewebe gilt generell als wünschenswert.

Lösung und Alternativen

Bei einer chronischen fibularen Bandinstabilität mit rezidivierenden Supinationstraumen und Unsicherheitsgefühl im Sinne einer veralteten Bandruptur des oberen Sprunggelenkes besteht weiterhin die Indikation zur Rekonstruktion des Bandapparates. Die Wiedergabe der verschiedenen alternativen Operationstechniken würde den Rahmen dieses Buches sprengen.

Die Peronaeus-brevis-Sehne ist ein beliebtes Transplantat für diese Bandrekonstruktion, wobei sie nach der Watson-Jones-Technik distal gestielt in toto entnommen wird. Bei der hier beschriebenen Technik wird nur die Hälfte der Sehnen verwendet und ein zusätzlicher Bohrkanal im lateralen Aspekt des Fersenbeins angelegt. Durch diese Modifikation ist die Transplantatentnahme wenig traumatisierend und der anatomische Verlauf v.a. des Lig. calcaneofibulare wird eher nachempfunden.

Der Patient wird in Rückenlage unter Verwendung einer Blutsperre und eines Kissens unter dem Gesäß auf der ipsilateralen Seite in Rückenlage abgedeckt. Der Hautschnitt verläuft entlang der Hinterkante der Fibula bis zur Basis von MT V und weist eine Länge von

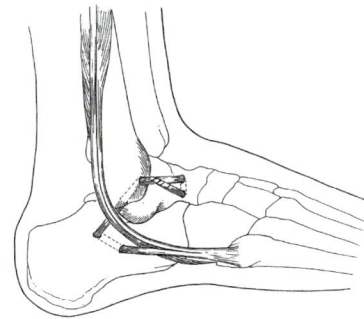

Abb. 1. Graphische Darstellung des
Verlaufes des distal gestielten Sehnentransplantates

10–15 cm auf. Der N. suralis sollte dabei geschont werden. Die Sehnenscheide der Mm. peronei und der laterale Bandapparat werden
dargestellt. Nach Identifikation der Brevis-Sehne wird diese über eine
Strecke von ca. 15 cm freigelegt und die anterioren 2/3 vom Muskel-
bauch freipräpariert. Die Sehne wird dann im Längsverlauf hälftig gespalten und ein distal gestieltes, 15–20 cm langes Sehnentransplantat
isoliert. Die Sehne wird dann mittels Bunnell-Naht oder Mädchenfän-
ger für das Einführen in den Bohrkanal vorbereitet. Mit einem
4,5 mm AO-Bohrer wird dann gemäß des anatomischen Verlaufes des
Lig. talofibulare anterius und Lig. calcaneofibulare ein Bohrkanal im
Bereich des Fersenbeins, des Außenknöchels und des Sprungbeins angelegt (Abb. 1). Mit Hilfe eines scharfen Löffels können die Kanäle erweitert und von den eigentlichen Bandstümpfen befreit werden.
Im nächsten Schritt wird die Gelenkkapsel im Verlauf des Lig. talofi-
bulare anterius eröffnet und das Gelenk inspiziert, ggf. revidiert. Das
Transplantat wird dann durch den Calcaneus unter den Peronaeus-
Sehnen schräg durch den Außenknöchel bis in den vertikal angelegten
Bohrkanal im Talushals geführt. Der Fuß wird in Neutralstellung und
Pronation gehalten und der eigentliche Kapsel-Bandapparat genäht
und/oder gerafft. Dann wird das Transplantat in der beschriebenen
Position gespannt und mit sich selbst vernäht. Abschließend wird das
Sehnenaugmentat mit dem eigentlichen Kapsel-Bandapparat vernäht.
Intraoperativ wird noch das Bewegungsausmaß im Bereich des OSG
und USG kontrolliert. Nach Verschluss der Sehnenscheide kann der
Situs schichtweise geschlossen werden.

Postoperativ wird der Patient im unterschenkellangen Gehgips in betonter Pronation bis Ende der 6. postoperativen Woche ruhiggestellt. Nach Gipsabnahme kann mit der physikalischen Therapie inklusive Propriozeptoren-Training begonnen werden. Zum zusätzlichen Schutz wird eine Sprunggelenksorthese verordnet, ggf. in Kombination mit einer Schuhaußenranderhöhung von 4–5 mm.

Weiterführende Tipps

→ Sehnen-Passer, schonend und preiswert; → OSG-Arthroskopie, Gelenkdistraktion (Tipps & Tricks für den Traumatologen);

→ Sprunggelenksarthroskopie, Fallstricke; → Syndesmosenverletzung, diagnostischer und therapeutischer Stufenplan.

Quelle

C. H. Siebert, B. Heinz: Tipps & Tricks für den Traumatologen, Springer-Verlag 2000

Literatur

Colville MR, Grondel RJ (1995) Anatomic reconstruction of the lateral ankle ligaments using a split peroneus brevis tendon graft. Am J Sports Med 23: 210–213

Bizepssehnenruptur, veraltete distale Rekonstruktion

B

Ziel

Darstellung einer Versorgung von chronischen Sehnenrupturen im Bereich des distalen M. biceps brachii mit Defektüberbrückung durch ein autologes Transplantat.

Problem

Die Ruptur der distalen Sehne des M. biceps brachii am Tuberculum radii stellt eine seltene Verletzung dar. Eine sekundäre oder veraltete Sehnenläsion kann beim Sportler durch den Kraftverlust bei Flexion und Supination im Ellenbogen von bis zu 30% imponieren. Während es für die akute distale Bizepssehnenruptur eine Reihe von Operationstechniken gibt, stellt die chronische oder veraltete Verletzung (> 3 Monate) ein besonderes Problem dar. Die Retraktion der muskulotendinösen Einheit und Vernarbung der Ausrissregion am proximalen Radius verhindern die verspätete primäre Rekonstruktion. Die Implantation des Sehnenstumpfes in den M. brachialis, aber auch die Interposition von einem Sehnentransplantat aus M. semitendinosus oder Fascia lata wurde in der Vergangenheit als Lösungsversuch beschrieben. Die iatrogene Verletzung im Spenderareal fern von der eigentlichen Pathologie für diese Ersatztechniken ist u. a. aufgrund des operativen Aufwandes und der Komplikationsgefahr bei Leistungssportlern nicht unproblematisch.

Lösung und Alternativen

Um die Verbindung zwischen dem retrahierten Sehnenstumpf des M. biceps brachii und der Tuberositas radii zu rekonstruieren, ist bei veralteten Läsionen die Interposition von möglichst autologem Gewebe erforderlich. Da der betroffene Arm zwangsläufig dem Operationsgebiet entspricht und einem Heilungs- und Rehabilitationprozess im weiteren Verlauf unterliegt, wäre eine „ortsständige" Lösung unter Vermeidung eines weiteren Funktionsdefizites wünschenswert. Eine relevante Erweiterung des Operationsaufwandes könnte so vermieden und eine möglichst schonende Technik ohne Beeinträchtigung einer

weiteren Körperregion eingesetzt werden. Der Einsatz einer gedoppel-
ten Hälfte der ipsilateralen M. flexor carpi radialis Sehne als Interpo-
nat würde diesen genannten Ansprüchen gerecht werden. Der M. flexor carpi radialis entspringt v. a. am medialen/ulnaren Epicondylus
und zieht oberflächlich zur Basis des Metacarpale II. Die Sehne verläuft ulnarseitig von der A. radialis. Diese Spendersehne wird in der
Handchirurgie häufiger eingesetzt.

Über einen queren Zugang in der Ellenbeuge entlang der Hautspalt-
linien unter Schonung des N. cutaneus antebrachii lateralis erfolgt die
Darstellung des Sehnenstumpfes. Die Darstellung kann bei ausgeprägten Verklebungen im Einzelfall problematisch sein; die Sehnenscheide
dient dann als Orientierungshilfe. Der Sehnenstumpf wird angeschlungen und mobilisiert, Vernarbungen werden gelöst und die zu
gewinnende Länge bestimmt. Nun wird die Tuberositas radii präpariert. Die subperiostale Elevation des M. supinator kann zwecks Platz-
gewinn erforderlich sein. Die Tuberositas wird in Supination dargestellt und bis zur blutenden Knochenfläche mittels Fräse oder Mei-
ßel angefrischt. Nun könnten 2 Fadenanker, einer in der Tuberositas
selbst und einer am proximalen Radiusschaft vorgelegt werden. Die
Defektstrecke wird mit dem Ellenbogen in 90° Flexion und 45° Supination bestimmt und das benötigte Sehnentransplantat gehoben.

Die oberflächlich verlaufende Sehne des M. flexor carpi radialis kann
im Bereich des distalen Unterarms sicher getastet und über multiple
Stichinzision gehoben werden. Die Sehne wird proximal dargestellt
und ein Gewebestreifen, der der Hälfte der eigentlichen Sehne entspricht, wird schrittweise entsprechend der benötigten Transplan-
tatlänge gehoben. Das Transplantat wird gedoppelt, mit sich selbst
vernäht und mit kräftigen, resorbierbarem Nahtmaterial am Sehnenstumpf befestigt. Nun wird das distale Ende des Transplantates, im
Sinne des verlängerten Bizeps-Sehnenstumpfes (Abb. 1), mit den Fäden der vorgelegten Anker armiert und an der Tuberositas radii fixiert. Das Bewegungsausmaß des betroffenen Ellenbogens und die
Spannungsverhältnisse werden kontrolliert. Ruhigstellung erfolgt in
90° Beugung und 45° Supination des Ellenbogens. Eine Orthese mit
beschränktem Bewegungsausmaß (entsprechend der intraoperativ
spannungsfrei erzielten Streckung) kann nach Fadenzug eingesetzt
werden. Volle Streckung wird erst nach 8–10 Wochen und Übungen
gegen Widerstand frühestens nach 12 Wochen erlaubt. Freigabe für
sportliche Aktivitäten wird frühestens nach 16 Wochen erteilt. Je nach

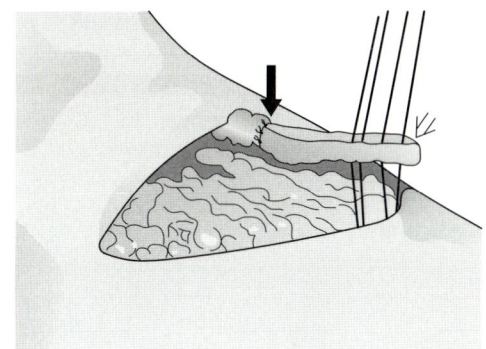

Abb. 1. Verlängerter Sehnenstumpf des M. biceps
brachii (→) durch Trans-
plantat (⇒) vor Refixation

B

intraoperativen Trauma sollte, v. a. in Anbetracht der gefürchteten ra-
dioulnaren Synostosen-Bildung bei diesen Verletzungen, eine begleitende Ossifikationsprophylaxe (z. B. 2×50 mg Indometacin für 10 Tage) in Erwägung gezogen werden.
Da sich Spender- und Empfängerregion an ein- und derselben oberen
Extremität befinden und keine Funktionsdefizite nach Entnahme einer
Hälfte der Flexor carpi radialis Sehne beschrieben werden, stellt das
vorgestellte Vorgehen eine möglichst schonende Lösung für dieses seltene Problem dar.

Weiterführende Tipps

→ Sehnen-Passer, schonend und preiswert; → Processus coronoideus,
Fraktur, Rekonstruktion; → Röntgendiagnostik, Hilfslinien (Tipps &
Tricks für den Traumatologen);
→ Tennisellbogen, Therapie.

Literatur

Levy HJ, Mashoof AA, Morgan D (2000) Repair of chronic ruptures of the distal biceps tendon using flexor carpi radialis tendon graft. Am J Sports Med
28:538–540
Pearl ML, Bessos K, Wong K (1998) Strength deficits related to distal biceps
tendon rupture and repair. Am J Sports Med 26:295–296

Bluthochdruck, Sportfähigkeit

Ziel

Abgrenzung der Indikationen und Kontraindikationen zum Training bei bekanntem Bluthochdruck.

Problem

An einem erhöhten Blutdruck leiden etwa 20% der Bevölkerung der westlichen Industrieländer. Mit etwa 90% der Fälle überwiegt die sogenannte essentielle Hypertonie, bei der keine Grunderkrankung als Ursache vorgefunden werden kann. Seltener liegen Erkrankungen des Nierenparenchyms oder der Nierengefäße, Erkrankungen des endokrinen Systems oder eine Aortenisthmusstenose vor (Abb. 1).

Pathophysiologisch entsteht ein Bluthochdruck immer dann, wenn der Widerstand der Gefäße erhöht und/oder das Herzzeitvolumen gesteigert ist (Belastung!). Bei milden Formen des Bluthochdruckes hat eine kontrollierte körperliche Belastung durchaus günstige Effekte, wohingegen bei fortgeschrittenen Erkrankungsformen intensive Belastungen im Training wegen der Gefahr der Blutdruckentgleisung zu vermeiden sind (Tab. 1).

Als günstiger Effekt findet sich nach regelmäßigem Ausdauertraining eine Senkung des peripheren Gefäßwiderstandes, der sich sowohl auf die gemessenen Werte in Ruhe als auch unter Belastung auswirken kann. Neben der oftmals begrüßenswerten Senkung des Körpergewichtes kommt es zu einer Senkung der Blutfettwerte und zu einer günstigen Beeinflussung der Fraktionen HDL- und LDL-Cholesterin.

Lösung und Alternativen

Die nichtinvasive Blutdruckmessung sollte so erfolgen, dass die angelegte Blutdruckmanschette in Höhe des Herzens liegt. Zumindest einmalig sollte an beiden Armen gemessen werden, um eine Seitendifferenz auszuschließen. Differenzen über 20 mmHg sind als pathologisch anzusehen. Bei Kindern und sehr großen Armumfängen kann es zu fehlerhaften Werten kommen, hier sollten entsprechende Blutdruckmanschetten verwendet werden. Werden erhöhte Werte registriert, sollten die Werte mittels ambulantem Blutdruckmonitoring (ABDM =

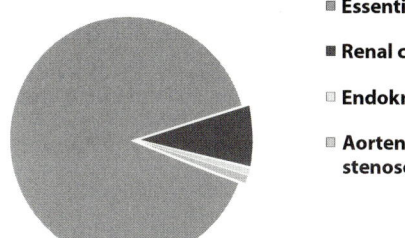

Essentiell >90%

Renal ca. 8%

Endokrin ca. 1%

Aortenisthmus-stenose <1%

B

Abb. 1. Ursachen des Bluthochdruckes

Tabelle 1. Stadien des Bluthochdruckes

Blutdruckwerte [mmHg]	Systolischer Wert	Diastolischer Wert
Normbereich	< 130	< 85
Grenzbereich	bis 139	bis 89
Manifeste Hypertonie		
Stadium I	140–159	90–99
Stadium II	160–179	100–109
Stadium III	≥ 180	≥ 110

Langzeitblutdruckmessung über 24 h) in der gewohnten häuslichen Umgebung objektiviert werden.

Wird die Diagnose eines Bluthochdruckes erstmals bestätigt, muss zunächst eine Ursachenabklärung veranlasst werden. Auch wenn hier nur sehr selten eine zugrundeliegende Erkrankung vorgefunden wird, sollte im Hinblick auf eine mögliche therapeutische Konsequenz hierauf nicht verzichtet werden. Lässt sich keine Ursache eruieren, ist eine stabile medikamentöse Einstellung anzustreben.

Zu bedenken ist, dass die arterielle Hypertonie neben Fettstoffwechselstörungen, Diabetes mellitus, metabolischem Syndrom und inhalativem Zigarrettenrauchen zu den kardiovaskulären Risikofaktoren der ersten Ordnung zählt und damit häufig eine Vergesellschaftung mit derartigen Erkrankungen befürchtet werden muss.

Vor Aufnahme des Trainings ist eine ärztlich kontrollierte *Belastungs-untersuchung* (Belastungs-EKG mit Blutdruckregistrierung) zu emp-fehlen, mit deren Hilfe ein überschießender Blutdruckanstieg ebenso wie kardiovaskuläre Risiken erkannt werden können.

Als *Kontraindikationen* für eine körperliche Belastung sind anzuse-hen:

- Unzureichende medikamentöse Einstellung
  (RR in Ruhe >200/120 mmHg)
- Überschießender Blutdruckanstieg unter Belastung
  (> 240/120 mmHg)
- Klinisch manifeste Zeichen der Herzinsuffizienz
- EKG mit Ischämiezeichen in Ruhe oder unter Belastung
- Thorakale Schmerzen in Ruhe oder unter Belastung
- Bekanntes Aneurysma im Bereich der Aorta.

Bei der *Auswahl der Sportart* ist zu beachten, dass Spitzenbelastungen mit krisenhaftem Blutdruckanstieg vermieden werden müssen. Damit ist von Sportarten mit extremen Belastungsintensitäten, großer isome-trischer Belastung und unkontrollierten thorakalen Druckschwankun-gen abzusehen. Günstig sind wie auch bei anderen Erkrankungen die Sportarten, die ein moderates und gut zu kontrollierendes Ausdauer-training ermöglichen. Von einer Wettkampfteilnahme sollte zumindest dann abgeraten werden, wenn medikamentös keine absolut stabile Einstellung erreicht werden kann (Tab. 2). Voraussetzung ist eine re-gelmäßige Kontrolle der Blutdruckwerte. Einen Vorschlag zur medika-mentösen Therapie der hypertensiven Entgleisung bietet Tabelle 3.

Tabelle 2. Geeignete und ungeeignete Sportarten bei Bluthochdruck

Geeignete Sportarten	Ungeeignete Sportarten
Walking	Kraftübungen (Hantelübungen, Expander)
Radfahren	Gewichtheben
Ergometertraining	Ringen
Skilanglauf	Boxen
Golf	Geräteturnen
Schwimmen	Kampfsportarten
Mannschaftsballsportarten	

Tabelle 3. Therapievorschag zur Behandlung der hypertensiven Entgleisung. Anschließend ärztliche Überwachung und regelmäßige Kontrolle der Blutdruckwerte sicherstellen!

B

Nitrendipin (z. B. Bayotensin akut Phiole®)
1 Phiole oral *oder* Nitroglyzerin (z. B. Nitrolingual®) als Kps. 0,8 mg oder 2 Hübe sublingual
Nach 15–20 min Wiederholung möglich

Wenn keine Besserung:
Urapidil (z. B. Ebrantil®) 25 mg langsam i.v.
Ggf. Wiederholung möglich

Weiterführende Tipps

→ Notfälle im Sport, internistische; → Vorsorgeuntersuchung, Freizeitsportler; → Kaderuntersuchung, internistische.

Literatur

Arbeitsgemeinschaft der Wissenschaftlichen Medizinischen Fachgesellschaften – Leitlinien für Diagnostik und Therapie – Hypertonie http://leitlinien.net

Bursa präpatellaris, minimal invasive Exstirpation

Ziel

Darstellung einer möglichst atraumatischen, minimal invasiven Entfernung einer chronisch veränderten Bursa präpatellaris.

Problem

Bei Sportarten mit wiederholten Anpralltraumen im Bereich der Kniescheibe, wie z. B. Handball und Volleyball kann es zur Ausbildung einer chronischen Schleimbeutelreizung kommen. Aufgrund der rezidivierenden Schwellneigung und dem begleitenden Spannungsgefühl im Bereich des Gelenkes, kann diese Veränderung als schmerzhaft und lästig empfunden werden. Sekundäre Infektionen werden im Zusammenhang mit Hautläsionen beobachtet.

Als Therapiemaßnahme sind Punktion und Aspiration der Flüssigkeit, ggf. kombiniert mit Kortison-Instillation, weitverbreitet. Bei chronisch rezidivierenden Bursitiden oder Infektionen kann eine operative Behandlung erforderlich werden. Die übliche offene Bursektomie ist u. a. aufgrund der Narbenbildung mit z. T. langfristiger Morbidität verbunden. Durch eine minimal invasive Vorgehensweise können die Ausfallzeit und eventuelle narbenbedingte Probleme minimiert werden.

Lösung und Alternativen

Der Schleimbeutel stellt eine präformierte Höhle dar, welche einer arthroskopischen Behandlungsmaßnahme zugänglich ist. Um die Bursa zu exstirpieren, wird neben dem handelsüblichen Arthroskop mit 25–30°-Optik und einem scharfen Trokar ein Shaver mit gebogenem Aufsatz benötigt. Ein bipolarer Elektrokauter kann ebenfalls zum Einsatz kommen. Narkose, Lagerung und Abdeckung können in der hausüblichen Manier erfolgen. Eine Operation in Lokalanästhesie hat sich aufgrund der Blutungsneigung nicht bewährt. Eine Blutsperre sollte zum Einsatz kommen. Die Verwendung von Roller-Pumpe und High-Flow-Arthroskopie-Schäften kann die Sichtverhältnisse verbessern. Der Eingriff erfolgt bei gestrecktem Bein, ggf. in Kombination mit einer Gelenksspiegelung.

B

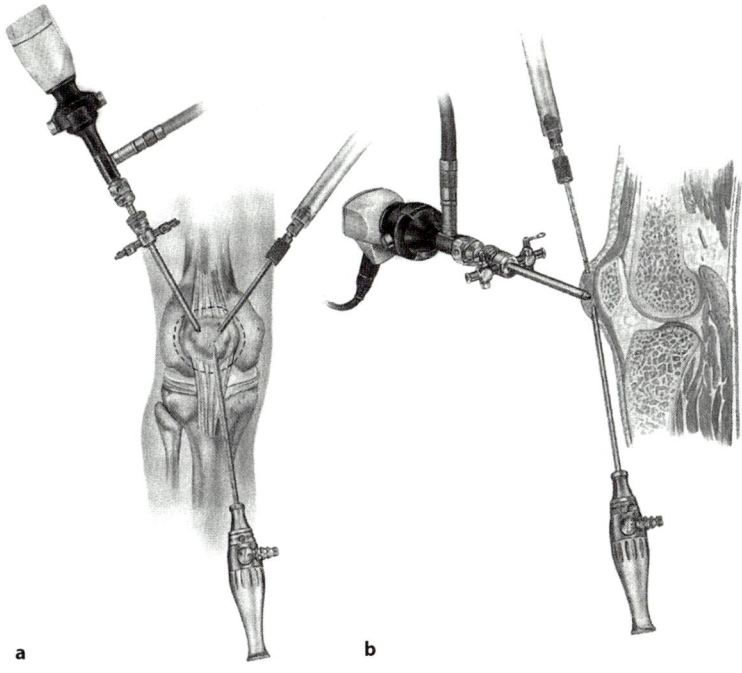

a   b

Abb. 1. Vorgehensweise und mögliche Instrumentenposition bei arthroskopischer Bursektomie am Kniegelenk von vorne (**a**) und seitlich (**b**)

Eine vorherige Prallfüllung des Schleimbeutels per Injektion von sterilem Kochsalz erleichtert das Vorgehen. Als Zugänge kommen die Standardportale für die Kniegelenksspiegelung anteromedial und -lateral, aber auch Portale am kranialen und kaudalen Rand der Bursa in Frage. Um ein frühzeitiges Kollabieren der Bursa durch Austreten von Flüssigkeit zu verhindern, sollte das Portal nicht direkt über dem Schleimbeutel platziert werden, sondern ca. 1 cm entfernt angelegt werden. Der subkutane Tunnel dichtet den Zugang ab. Durch dieses primäre Portal kann der scharfe Arthroskopie-Trokar eingebracht und die Bursa durch die Spüllösung distendiert werden (Abb. 1). Bei Einsatz einer Roller-Pumpe muss der Druck niedrig eingestellt werden, um den Flüssigkeitsaustritt in die Weichteile möglichst gering zu halten. Eine Überdehnung, Perforation oder Ruptur der Bursa muss unbedingt vermieden werden. Falls die Bursa wiederholt kollabiert, kann man den Raum durch intrakutane Mersilene Fäden hochhalten. Ein Wechsel auf das offene Verfahren ist jederzeit möglich. Die Resektion mit einem gekrümmten Shaverblatt oder Elektroresektor wird solange fortgesetzt, bis das Bursaendothel nicht mehr nachweisbar ist. Begonnen wird mit dem oberflächlichen, subkutanen Anteil, gefolgt von dem tiefen, paraossären oder paraligamentären Bursagewebe. Der vorsichtige Portalwechsel vereinfacht die Darstellung des Bursagewebes in der Umgebung des primären Portals. Knöcherne Unebenheiten der Kniescheibe sollten geglättet werden. Durch ein abschließendes Ausleuchten der Höhle mittels Arthroskop können Bursareste identifiziert werden. Im Anschluss wird eine Redon-Drainage eingelegt, ein Kompressionsverband angebracht und das Bein ruhiggestellt. Ein Druckverband wird für bis zu 10 Tage empfohlen. Axiale Belastung der Extremität ist bei eingeschränkter Kniebeugung gestattet.

Die Operationszeit ist länger als beim konventionellen, offenen Vorgehen, aber druckempfindliche Narben und Paraesthesien können vermieden werden. Da der Materialbedarf und Kostenaufwand ebenfalls erhöht ist, kann dieses Verfahren nicht als Routineverfahren eingestuft werden, sollte aber bei entsprechenden Indikationen im Gedächtnis bleiben. Nach erfolgter Kniegelenksspiegelung erscheint die Bursaendoskopie vielversprechend.

Weiterführende Tipps

→ Kniegelenksarthoskopie, Flüssigkeitsfang (Tipps & Tricks für den Orthopäden); → Knieverletzung, Darstellung, radiologische (Tipps & Tricks für den Traumatologen); → Patellare Gelenkfläche, verbesserter Zugang.

Literatur

Blumtritt J (1994) Das Bursoskop. Arthroskopie 7:239
Ogilvie-Harris DJ, Gilbart M (2000) Endoscopic bursal resection. Arthroscopy 16:249–253
Pässler HH (1996) Bursaendoskopie. Arthroskopie 9:22–25

„Cryokinetics", Gelenksschwellung

Ziel

Darstellung eines effektiven, standardisierten Verfahrens zur Schwellungsreduktion in Gelenken.

C

Problem

Gelenksergüsse schränken die Beweglichkeit sowohl post-operativ wie z.B. nach arthroskopischen Eingriffen, wie auch bei rezidivierender Ergussbildung erheblich ein. Sie können auf reflektorischem Wege ebenfalls für die Atrophie der gelenksumgebenden Muskulatur und damit einer funktionellen Instabilität der Gelenke verantwortlich sein.

Lösung und Alternativen

Die Reduktion solcher posttraumatischen oder postoperativen Gelenkergüsse ist in der Behandlung solcher Zustände vorrangig. Eine effektive Methode ist die Kombination von aktiven Gelenksbewegungen und Kältebehandlung. Diese Technik ist in jedem Stadium durchführbar, findet jedoch in der akuten und subakuten Phase ihre Hauptindikation.

Ausführung

Am Beispiel des Kniegelenksergusses lässt sich die Anwendung der Cryokinetics am eindruckvollsten darstellen.

Die Ausgangsstellung ist der Bankkantensitz: Der proximale Gelenkpartner ist fixiert und gegebenenfalls unterlagert, um die Gelenkmessung mittels Goniometer zu standardisieren (Oberschenkel horizontal). Der Patient befindet sich im aufrechten Sitz, mit gekipptem Becken, um einerseits nicht das Bewegungsausmaß durch die Spannung des M. rectus femoris einzuschränken, und andererseits, um die aktive Bewegungserweiterung nicht durch die passive Insuffizienz der ischiocruralen Muskulatur zu hemmen. Das Knie befindet sich in seiner aktuellen, schmerzfrei möglichen Gelenksstellung in Flexion (Abb. 1). Es wird durch den Therapeuten mittels Führungswiderstand unterstützt, aktiv bzw. aktiv-assistiv, in einer Bewegungsserie von al-

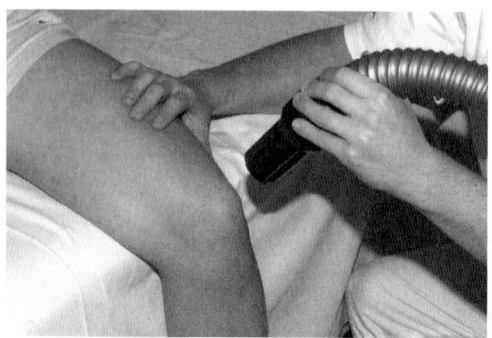

Abb. 1. Ausgangsstellung der Cryokinetics

ternierender Flexion-Extension bewegt. Die Wiederholungszahl variiert zwischen 8 und 24. Die aktiven Bewegungen können in einer (z. B. 1×16 W), zwei (z. B. 2×10 W) bzw. drei (z. B. 3×8 W) Serien durchgeführt werden. In der nun folgenden Ruhephase wird die Kryotherapie appliziert. Entweder mittels eines sogenannten Cryojets der Firma Zimmer (Kaltluft), oder alternativ mittels Eis-Stick. Dies erfolgt während ca. 1,5–3 min, je nach Applikationsart.

An die Kältebehandlung schließt sich wieder eine Bewegungsserie an, usw. Das Bewegungsausmaß soll progressiv und schmerzfrei erweitert werden, gemäß des Ausmaßes der Ergussrückbildung. Die Angaben zur Wiederholungszahl und Dauer der Kältebehandlung sind Erfahrungswerte und sollten befundgemäß angepasst werden. Der Führungswiderstand wird in die Flexionsrichtung gesetzt. Die Extension wird als „Rückkehr aus der Flexion" bezeichnet und geschieht entweder passiv durch den Therapeuten oder unter exzentrischer Kontrolle der Flexoren. Sie muss nicht endgradig sein. Die Gesamtdauer der Behandlung mit Cryokinetics liegt je nach Fall zwischen 10 und 20 min. Dies entspricht, bei einer durchschnittlichen Applikationsdauer von 5 min, 2–4 Durchgängen. Die Behandlung sollte idealerweise mit der Umsetzung des neuen Bewegungsausmaßes in den Alttag, sprich in das Gangbild (Gangschule), enden. Möglich ist zur Optimierung auch die vorherige Applizierung einer Lymphdrainage.

Weiterführende Tipps

→ Periostitis tibiae (Shint-splints), Therapie; → Kryotherapie, Kompressionssystem; → Antiphlogistika, nichtsteroidale.

Dehnen, Technik

Ziel

Beschreibung von verschiedenen Dehntechniken und ihre Anwendung in der Praxis.

Problem

Dehnen im Sport und in der Therapie wird erst seit Beginn der 80er Jahre vermehrt beachtet.
Eine Fülle von verschiedenen Techniken wird beschrieben. Die Differenzierung ist nicht immer eindeutig. Der Praktiker steht vor der Qual der Wahl, welche Technik nun bei „seinem" Sportler zum Einsatz kommen soll.

Lösung und Alternativen

Die zur Verfügung stehenden Techniken lassen sich vornehmlich in drei Kategorien einteilen:

1. Dynamische Techniken
   - Aktive dynamische Dehnung
   - Passiv dynamische Dehnung
2. Passive Techniken
   - Aktive statische Dehnung
   - Passiv statische Dehnung
3. Neurophysiologische Techniken
   - Anspannen – Entspannen – Dehnen (AED)
   - Anspannen – Entspannen – Dehnen – antagonistisches Anspannen (AEDA)

Welche Technik(en) zur Anwendung kommt, hängt jedoch in erster Linie von dem Ziel ab, das erreicht werden soll.

Vor einem Training oder einem Wettkampf, sollten Maßnahmen, die den Muskeltonus senken, vermieden werden. Sie sind eher kontraproduktiv und können im Extremfall sogar Verletzungen oder Schädigungen Vorschub leisten.

Im Rahmen eines Aufwärmprogrammes gehören Dehntechniken in die Phase des speziellen und des individuellen Aufwärmens. Die

Übungen sollten die Muskulatur, die später eingesetzt wird, auf Verlängerung beanspruchen (exzentrische Kontraktionsfähigkeit). Dies sollte vornehmlich aktiv geschehen, um neben den lokalen Faktoren, wie beispielsweise der Durchblutungsverbesserung, zentralnervöse Steuerungsmechanismen einzubeziehen. Die Übungen sollten möglichst sportartspezifisch sein und progressiv ausgeführt werden.

In der Praxis sieht die Durchführung wie folgt aus:

Bei der aktiven dynamischen Dehnung führt der Sportler 5–15× die federnde Bewegung durch. Wohingegen der Sportler bei der passiv dynamischen Dehnung sich durch passiv intermittierendes Dehnen an seine Beweglichkeitsgrenze herantastet.

Diese aktive Dehntechnik ist durch die Kontrolle der exzentrisch arbeitenden agonistischen Muskulatur und ihre langsame Bewegungsausführung völlig ungefährlich und vom Sportler nach kurzer Anleitung selbstständig durchführbar.

Im therapeutischen Bereich haben sich die AED- bzw. AEDA-Technik besonders bewährt. In der Praxis sieht die Durchführung wie folgt aus:

Bei der AED-Technik spannt der Sportler die Muskulatur, die gedehnt werden soll, stark für 2–10 s an. Dadurch wird der Sehnenspindeldehnungsreflex ausgenutzt. Über diese Eigenhemmung kommt es zur Entspannung des Muskels und es kann eine erweiterte Dehnstellung eingenommen werden. Die AEDA-Technik hat noch die zusätzliche Komponente der unterstützenden Anspannung der agonistischen Muskulatur.

Weiterführende Tipps
→ Schulteroperation, Nachbehandlung; → Tennisellbogen, Therapie; → Muskelverletzung, Versorgung.

Literatur
Knebel KP (1989) Funktionsgymnastik. Rororo Sport
Freiwald J, Engelhardt M, Konrad P, Jäger M, Gnewuch A (1999) Dehnen, Neue Forschungsergebnisse und deren praktische Umsetzung. Manuelle Med 37: 3–10
Sölveborn SA (1983) Das Buch vom Stretching, Beweglichkeitstraining durch Dehnen und Strecken. Mosaik Verlag
Weineck J (1994) Optimales Training, Perimed Spitta Verlag

Doping, Grundlagen

Ziel

Kenntnis des Definitionsbegriffes von Doping, der im Sport unerlaubten leistungssteigernden Substanzen und Methoden sowie der
etablierten Kontrollmechanismen und Nachweismöglichkeiten eines Dopings.

Problem

Im Leistungssport erscheint es international immer schwieriger, Spit-
zenleistungen ohne Einnahme leistungssteigernder Substanzen zu
erreichen. Dabei spielen vor allem die lukrativen wirtschaftlichen
und publikumswirksamen Aspekte des sportlichen Erfolges eine große Rolle für den Athleten, so dass die Versuchung zum Doping steigt.
Aber auch im Breitensport ist vor allem beim Kraftsport/Bodybuil-
ding ein weitverbreiteter Konsum von Anabolika zu beobachten,
der auch beim Freizeitsportler oftmals zu körperlichen Schäden
führt.

Lösung und Alternativen

Doping ist entsprechend der Dopingregel der Medizinischen Kommis-
sion des internationalen olympischen Komitees (IOC) pragmatisch
definiert als die Verwendung von Substanzen aus den in der Dopingregel aufgeführten verbotenen Wirkstoffgruppen und der Anwendung
verbotener Methoden. Leider gibt es keine vollständige Liste, in der
alle verbotenen Substanzen detailliert aufgeführt sind. In den einzelnen Substanzgruppen sind jeweils nur einige Beispiele exemplarisch
genannt, wobei dann zusätzlich auf ebenfalls verbotene „verwandte
Verbindungen" hingewiesen wird. Somit sind alle der Substanzgruppe
pharmakologisch verwandten Substanzen auch ohne explizite nament-
liche Nennung verboten (Tab. 1).
Um das Dopingverbot im Leistungssport durchzusetzen und Sanktio-
nen durch den jeweiligen Verband beim Dopingverstoß zu ermöglichen, werden regelmäßige Dopingkontrollen durchgeführt. Man unterscheidet zwischen Wettkampf- und Trainingskontrollen. Die Trainingskontrollen erfolgen ohne Vorankündigung im Inland wie auch

Tabelle 1. Anti-Doping-Regelwerk der Olympischen Bewegung: Liste der verbotenen Wirkstoffe und Methoden zur Leistungsbeeinflussung

I. **Verbotene Wirkstoffgruppen**

A. **Stimulantien**
(z. B. Amphetamine, Cocain, Ephedrin, Coffein in höherer Dosis)

B. **Narkotika** (opioide Analgetika)
(z. B. Morphin, Heroin)

C. **Anabolika**
[z. B. Dehydroepiandrosteron (DHEA), Testosteron, Nandrolon, Stanozolol, β_2-Agonisten (Clenbuterol, Clostebol)]

D. **Diuretika**
(z. B. Furosemid, Hydrochlorothiazid, Spironolacton, Triamteren)

E. **Peptidhormone und Analoge**
(z. B. Erythropoetin EPO, Wachstumshormon HGH, Choriongonadotropin HCG)

F. **Wirkstoffe mit antiöstrogener Wirkung**
(z. B. Aromatasehemmer, Clomiphen, Tamoxifen; nur bei männlichen Sportlern verboten!)

G. **Maskierungsmittel**
[z. B. Diuretika, Epitestosteron, Probenecid, Plasmaexpander (z. B. Hydroxyäthylstärke)]

II **Verbotene Methoden**

A. **Erhöhung des Sauerstofftransfers**
(z. B. Verabreichung von homologem oder heterologem Blut oder Produkten aus roten Blutkörperchen („Blutdoping"); Verabreichung von Produkten, welche die Aufnahme, den Transport oder die Abgabe von Sauerstoff erhöhen)

B. **Pharmakologische, chemische und physikalische Manipulation**
(z. B. Katheterisierung, Austausch oder Veränderung von Urin, Hemmung der Nierenausscheidung, Veränderung von Messergebnissen bei Testosteron- und Epitestosteron-Messungen)

C. **Gendoping**

III. **Wirkstoffgruppen – nur mit gewissen Einschränkungen zugelassen**

A. **Alkohol**

B. **Cannabinoide**

C. **Lokalanästhetika**

D. **Kortikosteroide**

E. **Beta-Blocker**

im ausländischen Trainingslager. Bei einer Kontrolle ist unter Aufsicht der Kontrolleure des IOC eine Urinprobe abzugeben, die in eine A- und eine B-Probe im Verhältnis 2:1 aufgeteilt wird. Beide Proben werden in ein IOC-akkreditiertes Labor gebracht und zunächst die A-Probe analysiert. Fällt diese positiv aus, so wird der Sportverband unterrichtet. Bestätigt die B-Probe das Ergebnis der Analyse der A-Probe, so gilt die Doping-Probe als positiv.

Stimulanzien wirken ähnlich wie adrenerge Substanzen anregend, euphorisierend, steigern die Aktivität des Zentralnervensystems, die Herz- und Atemfrequenz, das Herzminutenvolumen und die Sauerstoffaufnahme und erhöhen den Energieumsatz der Muskulatur. Durch Stimulanzien wird der Sportler risikofreudiger, langsamer müde und zur körperlichen Anstrengung über die physischen Grenzen hinaus verleitet. Dies geht bis hin zu Todesfällen, da das natürliche Erschöpfungsgefühl als Schutzmechanismus versagt.

Narkotika spielen für den Leistungssport eine weniger wichtige Rolle, da sie die körperliche Leistungsfähigkeit nicht steigern. Die opioidhaltigen Analgetika haben ein potenzielles Einsatzgebiet bei Sportarten, bei denen die sportliche Leistungsfähigkeit durch Schmerzen limitiert werden kann. In einigen Disziplinen, z.B. beim Golf, ist der euphorisierende und beruhigende Effekt der Narkotika gefragt. Die Narkotika fallen in der Regel unter das Betäubungsmittelgesetz, da sie zur Abhängigkeit führen können und in hohen Dosen zur Bewusstseinstrübung, Lähmung des Atemzentrums und Tod führen. Nichtopioidhaltige Analgetika wie Acetylsalicylsäure oder Diclofenac sind jedoch erlaubt.

Anders als die Stimulanzien und Narkotika, die vor dem Wettkampf genommen werden, sind die Anabolika (zu denen ja auch die sportmedizinisch therapeutisch eingesetzten Kortikoide gehören) in der Trainingsphase wichtige Dopingmittel, weshalb auch die Trainingskontrollen unentbehrlich sind. Die anabolen androgenen Steroide führen zu einem stärkeren Muskelaufbau und damit einer höheren Leistung, was vor allem in Sportarten mit hoher Kraftkomponente eine Rolle spielt. Anabolika wirken nur in Verbindung mit körperlichem Training und werden als Tabletten eingenommen oder gespritzt.

Diuretika spielen eine Rolle beim Doping zum einen als Mittel zur kurzfristigen Gewichtsreduktion, so dass in einer niedrigeren Gewichtsklasse gestartet werden kann, z.B. beim Ringen oder Boxen. Zum anderen kann durch ein Diuretikum auch eine Verschleierung eines Dopings mit anderen Substanzen versucht werden, da durch die erhöhte Urinausscheidung ein Verdünnungseffekt erreicht wird, so dass die Nachweisgrenze für einen anderen Dopingstoff unterschritten werden kann. Um dieses Problem zu lösen, wird bei der Urinprobe des Athleten eine spezifische Dichte des Urins von mindestens 1005 gefordert. Diuretika wirken blutdrucksenkend. Dadurch können bei sportlicher Belastung Kollapszustände auftreten.

Die Peptidhormone haben beim Doping unterschiedliche Ansätze. Sie werden vor allem seit dem Anabolikaverbot als Ersatzpräparat verwendet, da sie das Muskelwachstum und die Muskelkraft fördern und helfen, schneller wieder fit zu werden. Erythropoetin führt zur einer Steigerung des Hämatokrits und somit zu einer verbesserten Sauerstofftransportkapazität des Blutes. Wachstumshormon ist anabol wirksam und führt zum Muskelwachstum. Bei den Peptidhormonen besteht zur Zeit jedoch noch eine analytische Schwierigkeit in der Unterscheidung von körpereigenen Hormonen und den zum Doping verwendeten gentechnisch hergestellten rekombinanten Hormonen.

Wirkstoffe mit antiöstrogener Wirkung sind bei Männern verboten. Auch Mittel zur Maskierung des Dopings sind untersagt, da es sich dabei um Stoffe handelt, welche die Ausscheidung verbotener Substanzen behindern oder ihre Anwesenheit im Urin oder anderen Proben, die in der Dopingkontrolle benutzt werden, verdecken.

Will man einem Leistungssportler im Rahmen einer akuten oder chronischen Erkrankung ein Medikament verordnen, so sollte man sich sicher sein, dass es nicht unter die Doping-Substanzen fällt (Liste im Internet unter www.sportgericht.de/Doping/Dopingliste/DopinglisteIII.htm). Auch der Sportler sollte immer über das Präparat informiert werden.

Im Freizeitsport sind vor allem die Anabolika als Dopingmittel im Einsatz, insbesondere in Fitnessstudios findet sich hier ein reger Gebrauch. Motivationsgründe für einen Anabolika-Abusus sind fehlende Leistungssteigerungen trotz intensiven Bodybuilding-Trainings nach einigen Jahren und Verzerrungen des individuellen Schönheitsideals. Die Beschaffung der Anabolika erfolgt meist über den Schwarzmarkt, eine ausführliche Aufklärung über die damit verbundenen gesundheitlichen Risiken unterbleibt damit in der Regel. Bei Männern führt der Anabolika-Missbrauch zu einer Feminisierung, bei Frauen zu einer Virilisierung. Bei Jugendlichen kommt es durch Anabolika zur Wachstumshemmung. Durch eine hepatische Metabolisierung der Anabolika

Tabelle 2. Häufige körperliche Stigmata durch Nebenwirkungen von Anabolika

Männer	Frauen
Steroidakne	Menstruationsstörungen
Seborrhoe	Ödembildung
Striae distensae	Verkleinerung der Brustdrüsen
Testikularatrophie	Klitorisvergrößerung
Gynäkomastie	Männlicher Behaarungstyp
Arterielle Hypertonie	Tiefere Stimme
Ödembildung	Arterielle Hypertonie
Gehäufte Sehnenverletzungen	Schlaflosigkeit
Gehäuftes Nasenbluten	
Gehäufte Erkältungskrankheiten	

sind auch Leberschäden nicht selten, ebenso kann es auch zu Herz-
muskelschäden mit dem Bild einer ausgeprägten Hypertrophie oder
einer dilatativen Kardiomyopathie kommen. Geschlechtsspezifische
Veränderungen durch Anabolika finden sich in Tabelle 2.

Durch eine offensive Informationspolitik bezüglich der Dopingproble-
matik und eine fachgerechte Erkennung und Aufklärung der Hoch-
risikogruppen im Leistungs-, aber auch im Breitensport, kann der
Sportmediziner dopingbedingte Schäden bei den betreuten Sportlern
verhindern.

Weiterführende Tipps

→ Gewichtmachen, Hinweise; → Doping, Recht.

Literatur

Schänzer W (2001) Dopingkontrollen und aktueller Stand der Nachweismetho-
den. Deut Zeitschr Sportmedizin 51:260–266
www.sportgericht.de/Doping/Dopingliste/DopinglisteIII.htm

Doping, Recht

Ziel

Darstellung der rechtlichen Probleme in Bezug auf Aufklärung, Förderung oder Verabreichung von nach den Anti-Doping-Richtlinien verbotenen Substanzen.

Problem

D

Doping stellt nicht nur ein Problem für den im Hochleistungssport tätigen Sportmediziner dar, sondern auch für denjenigen, der im Breiten- und Freizeitsport aktiv ist. Für den Sportmediziner, der gewollt oder ungewollt mit diesem Thema konfrontiert wird, ergeben sich juristische Probleme in Bezug auf Aufklärung, Förderung oder Verabreichung von Dopingsubstanzen.

Lösung und Alternativen

Die Pflichten eines Sportmediziners ergeben sich aus den allgemeinen Grundlagen des Arzthaftungsrechtes. Verursacht ein Sportmediziner schuldhaft einen Behandlungs- bzw. Aufklärungsfehler, so erfolgt eine Haftung aus Vertrag und Delikt.

Die Verabreichung sowie die Weitergabe von Dopingsubstanzen durch den Sportmediziner stellt eine ärztliche Tätigkeit dar, somit ist die ärztliche Verkehrs- und Sorgfaltspflicht anwendbar. Der Sportmediziner verletzt den Behandlungsvertrag mit dem Sportler, wenn er ihm nach den Anti-Doping-Richtlinien verbotene Substanzen verabreicht. Werden die Dopingsubstanzen mit Wissen und Billigung beider verabreicht, so ist der Behandlungsvertrag wegen Verstoß gegen die guten Sitten nichtig.

Die Pflicht des Arztes beinhaltet nicht nur den Sportler nach den Regeln der ärztlichen Kunst zu behandeln, sondern ihn auch über den auszuführenden Eingriff bzw. das zu verabreichende Medikament umfassend aufzuklären. Der Sportmediziner muss die verbotenen Substanzen kennen und den Sportler ausführlich darüber aufklären. Dies gilt auch dann, wenn der Sportler selbstständig dopt.

Die Aufklärungspflicht entsteht aus der Fürsorge- und Schutzfunktion des Sportmediziners gegenüber seinem Sportler, die durch die Übernahme der Behandlung entsteht.

Vertraglich sind alle Schäden ersatzfähig, die der Sportler durch die Verabreichung von Dopingsubstanzen erleidet oder erleiden wird. Der Sportler muss sich seine schuldhafte Mitwirkung als Mitverschulden bei gewollter Applikation anspruchsmindernd anrechnen lassen. Zusätzlich kommen deliktrechtliche Ansprüche aus dem Recht der unerlaubten Handlung in Betracht.

Bisher fanden die haftungsrechtlichen Konsequenzen im Umgang mit Dopingsubstanzen noch wenig Berücksichtigung. Aufgrund des immer größeren Interesses an diesen Themen muss sich der in der Sportmedizin tätige Arzt mit diesem Themenkomplex ausführlich auseinandersetzen.

Weiterführende Tipps

→ Notfallbehandlung, juristische Aspekte; → Doping, Grundlagen.

Literatur

Striegel H, Vollkommer, Dickhuth HH (2000) Die haftungsrechtliche Situation des Mediziners beim Doping. Deut Zeitschr Sportmed 51:267–270

Echokardiographie, sportmedizinische Relevanz

Ziel

Kenntnis der Möglichkeiten und Grenzen der Echokardiographie als Screening-Methode in der Sportmedizin und zur Kontrolle von kardialen Anpassungsvorgängen durch körperliches Training.

Problem

Die Echokardiographie ist eine weit verbreitete nicht-invasive Methode zur Diagnostik der kardialen Anatomie und Pathologie. Die Wertigkeit der Echokardiographie ist jedoch stark von der Erfahrung des Anwenders abhängig und erfordert kardiologische Spezialkenntnisse, um zur richtigen Diagnose zu kommen und bei Screening-Untersuchungen keine folgenschweren Fehldiagnosen zu stellen.

E

Lösung und Alternativen

Als Standard der Echokardiographie gilt heute neben der 2-dimensionalen Untersuchung zusätzlich die Doppleruntersuchung inklusive Farbdoppler, die eine differenziertere Beurteilung der Herzklappen als auch der systolischen und diastolischen Herzfunktion erlaubt.

Die Indikation zur Echokardiographie bei der Sporttauglichkeits-Untersuchung ist zu stellen bei auffälliger kardialer Anamnese (z. B. thorakale Schmerzen, Dyspnoe, Schwindel, Synkope), pathologischer klinischer Untersuchung [vitientypisches Geräusch, arterielle Hypertonie, V.a. Marfan-Syndrom (Abb. 1)] oder auffälligem EKG-Befund. Bei Sportlern mit kardialer Grunderkrankung sollte auch eine echokardiographische Verlaufsuntersuchung in bestimmten Zeitabständen erfolgen. Dies gilt v. a. für ältere Sporttreibende mit koronarer Herzkrankheit, arterieller Hypertonie, Klappenfehlern oder Herzklappenersatz.

Typische Domänen der Echokardiographie sind in Tabelle 1 aufgeführt. Unter guten Schallbedingungen kann der erfahrene Untersucher auch eine rechtsventrikuläre Dysplasie oder Anomalien im Abgang der Koronarien erkennen.

Eine Differenzierung zwischen pathologischer Hypertrophie und physiologischer Sportherzhypertrophie gelingt mittels Echokardiographie

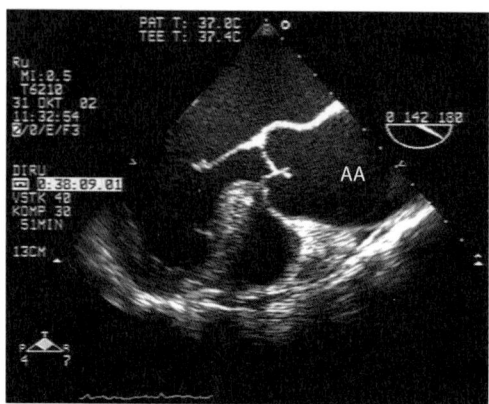

Abb. 1. Echokardiographische Diagnose eines aortalen Aortenaneurysmas (AA) bei einem Basketball-Spieler mit Marfan-Syndrom. Nach der Echokardiographie sofortiges Sportverbot und Indikationsstellung zum operativen Ersatz der Aorta ascendens

Tabelle 1. Domänen der echokardiographischen Diagnostik

Hypertrophe Kardiomyopathie
Linksventrikuläre Hypertrophie
Klappenstenosen und -insuffizienzen
Mitralklappenprolaps
Global eingeschränkte kardiale Pumpfunktion bei Myokarditis oder dilatativer Kardiomyopathie
Regionale Wandbewegungsstörungen bei koronarer Herzkrankheit
Marfan bedingte thorakale Aortenaneurysmen
Perikarderguss bei Perikarditis
Klappenvegetationen bei Endokarditis
Nachweis intrakardialer Thromben oder Tumoren

in den meisten Fällen. In Zweifelsfällen kann hier zur weiteren Differenzierung die Stress-Echokardiographie oder der Gewebedoppler eingesetzt werden. Auch das Herzvolumen und die linksventrikuläre Muskelmasse können echokardiographisch zuverlässig bestimmt werden, was z. B. für Verlaufsuntersuchungen interessant ist.

Für die Untersuchung von Kaderathleten an den DSB-Untersuchungsstellen ist die Echokardiographie Pflichtbestandteil der Evaluation. Dies gilt ebenfalls für die jährlich durchzuführende Sporttauglichkeitsuntersuchung des Deutschen Fußballbundes für Spieler der 1. und 2. Bundesliga.

Für sonstige Sportarten sollte zumindest bei der Erstvorstellung eine Echokardiographie bei ambitionierten Sportlern oder anamnestisch bekannten kardialen Erkrankungen durchgeführt werden. Bei Ausdauersportlern empfiehlt sich eine echokardiographische Verlaufskontrolle in 1–2-jährigen Abständen.

Weiterführende Tipps
→ Kaderuntersuchung, internistische; → Sportlerherz, Abklärung;
→ Sportlertod, plötzlicher.

Literatur
Peliccia A, Maron BJ, Spataro A, Proschan MA, Spirito P (1991) The upper limit of physiologic cardiac hypertrophy in highly trained elite athletes. N Engl J Med 324:295–301

E

Einlagen, Fußball

Ziel

Die Fußballeinlage als Verbindung Fuß, Schuh und Untergrund soll dargestellt werden.

Problem

Design, Leder und Funktionsqualität des Fußballschuhs unterlagen in den letzten Jahren einem ständigen Wandel. Es gibt nur wenig, was sich nicht verändert hat und dazu zählt leider auch die Einlage. Sie ist immer noch eine dünne Schaumstoffsohle, die schon nach kurzer Zeit zusammengetreten ist. Das Auftreten der typischen fußballspezifischen Überlastungssyndrome (Achillessehnenreizung, Ermüdungsfrakturen, OSG-Instabilitäten usw.) sollten den Sportmediziner daran denken lassen, sich intensiver mit dem Schuh und der passenden Einlage auseinander zu setzen.

Lösung und Alternativen

Vor der Auswahl der richtigen Einlage sollte im Leistungssport eine Pedographie und eine Laufbandanalyse durchgeführt werden. Durch die Pedographie lassen sich die punktartigen Druckbelastungen der plantaren Fußsohle (wichtig MFK I und V) aufzeigen und zwar vor und nach der Einlagenversorgung (Abb. 1). Mit der dynamischen Bewegungsanalyse lassen sich wichtige Informationen über das Bewegungsbild und die daraus resultierenden Fehlstellungen der Fuß- und Beinachse analysieren (Abb. 2). Durch die Synchronisation beider Systeme ergibt sich eine komplette Informationskette über Kinetik und Kinematik.

Die optimale Verbindung Fußballschuh und Einlage ist erforderlich. Wichtig bei der Entwicklung einer Einlage ist:

1. Reduzierung des punktuellen Stollendruckes
2. Individuelle Passform
3. Gute Führung des Fußes
4. Feuchtigkeitsabsorbierende und extrem strapazierfähige, antibakterielle und abriebfeste Oberflächenbeschichtung.

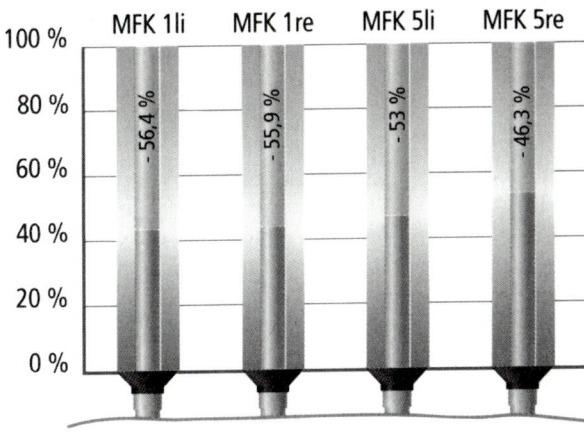

Abb. 1. Dynamische Druckentlastung im Fußballstollen mit Einlagen. Durchschnittliche Druckentlastungswerte Druck vs. Zeit [%]

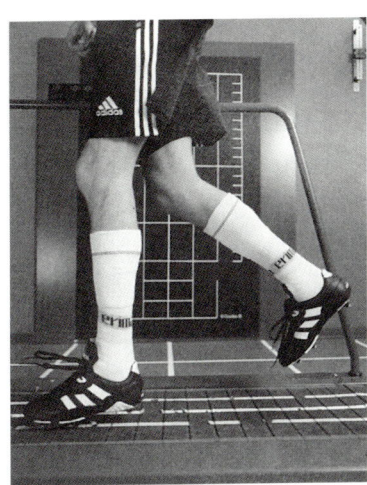

Abb. 2. Pedographie und Bewegungsanalyse

Kernelement der Einlage stellt eine Carbon-Bodenchassisplatte dar, deren Aufgabe es ist, die Bodenreaktionskraft gleichmäßig auf den Fuß zu übertragen. Das Carbonmaterial hat eine gute Punktsteifigkeit ohne gleichzeitig die Flexibilität zu sehr einzuschränken. Das Bodenchassis wird mit einem dauerelastischen Dämpfungsmaterial ummantelt. Der gute Fuß-Einlagenkontakt wird durch die feuchtigkeitsabsorbierende und extrem strapazierfähige, antibakterielle und abriebfeste Oberflächenbeschichtung ermöglicht.

Durch diese Herangehensweise und die Gestaltung der Einlage ist es möglich, die fußballspezifischen Fußprobleme zu reduzieren. Wichtig ist, dass die Einlagenanpassung immer in Verbindung mit dem Fußballschuh gesehen wird.

Weiterführende Tipps

→ Syndesmosenverletzung, diagnostischer und therapeutischer Stufenplan; → Tarsal-Tunnel-Syndrom, Abklärung; → Periostitis tibiae (Shint-splints), Therapie.

Literatur

Stumpf J, Diel U (2000) High-Tech für Fußballeinlagen. Zeitschrift für Prävention und Rehabilitation 8:99–100

EKG-Veränderungen, sportmedizinische Bewertung

Ziel

Erkennung von kardiovaskulären Störungen anhand des EKG bei einer Screening-Untersuchung und Kenntnis der möglichen Abnormitäten im EKG des Leistungssportlers sowie deren Differenzialdiagnose zu kardialen Pathologien.

Problem

Bei trainierten Sportlern zeigt das EKG eine weite Spanne von auffälligen Veränderungen, v. a. eine erhöhte QRS-Amplitude, die eine linksventrikuläre Hypertrophie nahe legt, und Erregungsrückbildungsstörungen, die auf ischämische oder entzündliche Herzerkrankungen hinweisen können. Das EKG ist eine weit verbreitete und einfache Methode im Sporttauglichkeit-Screening, zeigt aber häufiger auch falsch positive Befunde. Dabei ist es für den nicht Geübten schwierig, EKG-Veränderungen aufgrund physiologischer Anpassungsvorgänge beim Sportler von typischen krankhaften EKG-Veränderungen bei potenziell vital bedrohlichen Herzerkrankungen zu differenzieren.

Lösung und Alternativen

Das EKG ist bei Screening-Untersuchungen von Sportlern eine weit verbreitete nicht-invasive Methode, um den Verdacht auf eine Reihe von Herzerkrankungen zu lenken, die beim Athleten einen plötzlichen Tod auslösen können.

Bei Leistungssportlern finden sich im EKG leichte Veränderungen (Tab. 1) in ca. 60%, mittelschwere in ca. 26% und schwere Veränderungen in ca. 14%. Dabei ist zu beachten, dass mit zunehmender Vergrößerung des Herzens aufgrund des Sports auch die Wahrscheinlichkeit für ausgeprägtere EKG-Veränderungen zunimmt (Abb. 1).

Abnorme EKG findet man häufiger bei Männern, in jüngerem Alter (<20. Lebensjahr) und vor allem bei Ausdauersportarten (z. B. Radfahren, Rudern, Langlauf). Athleten in technischen Sportdisziplinen (z. B. Reiten, Judo, Alpin-Ski) zeigen seltener EKG-Veränderungen, da das kardiale Remodeling in diesen Sportarten geringer ausgeprägt ist.

Tabelle 1. Mögliche Veränderungen im 12-Kanal-EKG beim Leistungssportler

EKG-Veränderungen	Parameter
Leicht	Verlängerte PQ-Zeit ($> 0,2$ sec) Leicht erhöhte R oder S-Voltage (25–29 mm) Frühe Repolarisation (ST-Hebung > 2 mm in ≥ 2 Ableitungen) Inkompletter Rechtsschenkelblock Sinusbradykardie < 60/min
Mittel	Deutlich erhöhte R- oder S-Voltage (30–35 mm) Tiefes Q (2–3 mm) in ≥ 2 Ableitungen Abgeflachte, leicht invertierte oder überhöhte (≥ 15 mm) T-Wellen in ≥ 2 Ableitungen Abnorme R-Wellen-Progression über der Vorderwand Kompletter Rechtsschenkelblock P dextroatriale (P $\geq 2,5$ mm in Ableitungen II, III, V1) P sinistroatriale (verbreitertes positives P in Ableitung II oder verbreitertes negatives P in V1) Verkürztes PQ-Intervall ($\leq 0,12$ sec)
Schwer	Stark erhöhte R- oder S-Voltage (≥ 35 mm) Stark vertieftes Q (≥ 4 mm) in ≥ 2 Ableitungen Invertierte T-Wellen (> 2 mm) in ≥ 2 Ableitungen Linksschenkelblock Ausgeprägte Abweichung der QRS-Achse nach links ($\leq -30°$) oder rechts ($\geq 110°$) Wolff-Parkinson-White-Muster

Zur weiteren Diagnostik von EKG-Abnormitäten ist nach der Anamnese inklusive Familienanamnese und klinischer Untersuchung zunächst eine Echokardiographie durchzuführen. Dies gilt insbesondere bei Erstvorstellung eines Athleten, der zuvor noch nicht echokardiographisch untersucht wurde. Hierdurch lässt sich relativ zuverlässig eine hypertrophe Kardiomyopathie oder eine Perimyokarditis ausschließen, die die wichtigsten Differenzialdiagnosen des veränderten EKG beim Sportler darstellen.

Zum Ausschluss einer entzündlichen Herzerkrankung hilft eine gezielte Labordiagnostik. Eine relevante ischämische Herzkrankheit kann durch eine Ergometrie ausgeschlossen werden. Rhythmusstörungen, wie das Wolff-Parkinson-White-, long-QT- oder Brugada-Syndrom können ebenfalls im Routine-EKG auffallen.

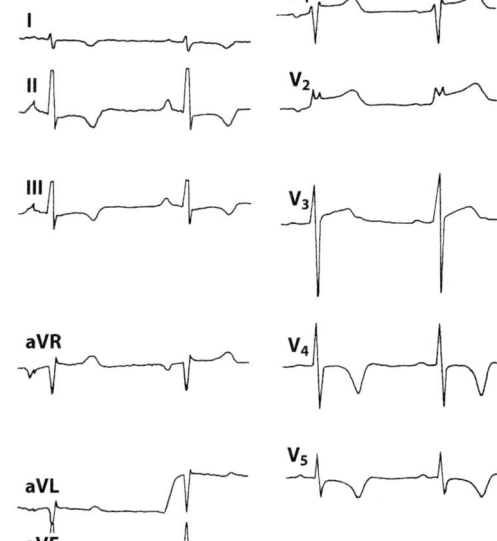

Abb. 1. Ruhe-EKG eines gesunden und beschwerdefreien Profisportlers mit ausgeprägten Endstreckenveränderungen (T-Negativierung, ST-Hebung)

E

In diesen Fällen sowie bei klinischem oder echokardiographischem Verdacht auf andere kardiale Grunderkrankungen ist eine weitere spezielle kardiologische Diagnostik erforderlich.

Weiterführende Tipps

→ Sportlertod, plötzlicher; → Echokardiographie, sportmedizinische Relevanz; → Vorsorgeuntersuchung, Freizeitsportler; → Kaderuntersuchung, internistische.

Literatur

Peliccia A, Maron BJ, Culasso F, Di Paolo FM, Spataro A, Biffi A, Caselli G, Piovano P (2000) Clinical significance of abnormal electrocardiographic patterns in trained athletes. Circulation 102:278–284

Stilgenbauer F, Reißnecker S, Steinacker JM (2003) Herzfrequenzvorgabe für Ausdauertraining. Deut Zeitschr Sportmedizin 54:295–296

Elektrolytsubstitution, Ausdauerbelastung

Ziel

Prävention von Elektrolytstörungen im Ausdauersport durch richtige Substitutionstechniken und Kombination der Elektrolytsubstitution mit der richtigen Flüssigkeitsaufnahme zu einem sinnvollen Gesamtkonzept für den Wettkampf.

Problem

Elektrolytstörungen während und nach dem Sport können zu schwerwiegenden Komplikationen und Einschränkungen der körperlichen Leistungsfähigkeit führen. Ein stärkerer Elektrolytverlust über den Schweiß ist aber vor allem bei Ausdauersportarten und heißer Umgebung nicht zu vermeiden. Deshalb muss der Sportler eine Strategie entwickeln, um seine Elektrolytverluste durch Substitution vor, während und nach dem Wettkampf zu minimieren.

Lösung und Alternativen

Für die Thermoregulation werden bei starken körperlichen Belastungen und heißer Umgebung große Mengen an Schweiß gebildet. Der hypotone Schweiß enthält neben Wasser auch wichtige Elektrolyte wie Natrium, Kalium, Kalzium und Magnesium (Tab. 1).
Von der Industrie werden Sportgetränke mit Elektrolytzusatz mit klingenden Attributen und Versprechungen stark beworben, zum Teil als unersetzlich zur Aufrechterhaltung der Leistungsfähigkeit dargestellt. Diese Getränke stellen eine große Einnahmequelle dar. Für die meisten Sportler reicht jedoch eine normale gesunde Ernährung und ein Sportgetränk mit einer preiswerten Getränkekombination wie zum Beispiel einem Fruchtsaft und einem natriumreichen, stillen Mineralwasser aus (Tab. 2).

Natrium

Nach langen Ausdauerbelastungen kommt es häufig zu einer Hyponatriämie, die jedoch in der Mehrzahl der Fälle asymptomatisch verläuft. Frauen in Ausdauersportarten entwickeln dabei erheblich häufiger eine Hyponatriämie als Männer. Durch eine relevante Natrium-Verschiebung

Tabelle 1. Durchschnittliche Elektrolytzusammensetzung des Schweißes

Elektrolyt	Konzentration im Schweiß (mg/l)
Natrium	400–1100
Chlorid	500–1500
Kalium	120–250
Kalzium	15–70
Magnesium	5–35

Tabelle 2. Getränkeempfehlungen für Sportler

Geeignete Getränke	Nicht geeignete Getränke
Fruchtsäfte	Alkoholhaltige Getränke
Mineralwasser	Stark koffeinhaltige Getränke
Verdünnte Fruchtsäfte/Saftschorle	Zuckerreiche Getränke (z. B. Cola, Li-
Kräuter- und Früchtetee	monade)
Gemüsesäfte	

E

im Extrazellularraum kann es auch zu einer Reduktion der körperlichen Leistungsfähigkeit kommen.

Eine leichte Hyponatriämie (Serum-Natriumkonzentration zwischen 130–134 mmol/l) kann zu einer Symptomatik mit Übelkeit, Erbrechen, Kopfschmerzen, gastrointestinalen Problemen und Müdigkeit führen, ist meistens jedoch klinisch asymptomatisch. Eine schwere Hyponatriämie (Serum-Natrium < 130 mmol/l) wird in der Regel klinisch symptomatisch mit Koordinationsproblemen, mentalen Störungen, zerebralen Anfällen und in seltenen Fällen sogar komatösen Zuständen bis hin zur Todesfolge.

Die Hyponatriämie kann durch zwei grundsätzlich verschiedene Mechanismen entstehen, die auch einer unterschiedlichen Therapie bedürfen. Zum einen kann es durch hohe Flüssigkeits- und Salzverluste über den Schweiß bei längerer Ausdauerbelastung zu einer Dehydratation und einem echten Salzmangel kommen. Die wahrscheinlichere und häufigere Ursache einer Hyponatriämie ist aber das Resultat einer Hyperhydratation mit einer zu hohen relativen Zufuhr an freiem Wasser während des Sportes, die dann eine „Verdünnungshyponatriämie" bedingt. Diese übermäßige Flüssigkeitsaufnahme kann die Ausscheidungskapazität der Niere unter Belastung übersteigen. Ein Hinweis für eine „Verdünnungshyponatriämie" durch eine Flüssigkeitsüberladung ist eine Gewichtszunahme nach der Ausdauerbelastung. Deshalb sollte der Sportler sich vor und nach längeren Ausdauerbelastungen immer wiegen, um eine bessere Kontrolle über seinen Flüssigkeitsstatus zu besitzen. Dabei ist jedoch zu beachten, dass bei Ausdauerbelastungen auch bei ausgeglichenem Flüssigkeitshaushalt pro Stunde ca. 200 g an Körpermasse verloren gehen.

Eine asymptomatische Hyponatriämie ist nicht behandlungsdürftig, da sich der Serumnatrium-Spiegel in diesen Fällen innerhalb von 12 h nach dem Wettkampf wieder normalisiert. Bei symptomatischer Hyponatriämie ist diese ganz überwiegend durch eine Hyperhydratation bedingt. Deshalb sollte die spontan einsetzende Diurese abgewartet werden, die die übermäßige Flüssigkeitsmenge wieder reguliert. Während dieser Zeit ist eine Beobachtung des Athleten erforderlich. Bei schwerer symptomatischer Hyponatriämie mit Zeichen eines Hirnödems und instabilem Zustand des Sportlers ist eine Klinikeinweisung unerlässlich. Dabei sollte der nachbehandelnde Arzt informiert werden, dass aus sportmedizinischer Sicht hypertone Natriumchloridlösungen verwendet werden sollten.

Allgemein gilt, dass bei einem Kollaps eines Ausdauersportlers nicht unkritisch eine intravenöse Flüssigkeitsgabe erfolgen darf, da durch eine weitere Hyperhydratation die Hyponatriämie weiter verstärkt würde. Zur Therapie ist die orale Gabe von Natriumchlorid ausreichend und auch sicherer als die intravenöse Substitution.

Als Prophylaxe einer Hyponatriämie bei langen Ausdauerbelastungen ist der Sportler genau über eine adäquate Flüssigkeitszufuhr während des Wettkampfes aufzuklären. Eine Beschränkung der Trinkmenge auf ca. 500 ml/h reduziert einerseits die Wahrscheinlichkeit einer Hyponatriämie und scheint andererseits für die meisten Athleten beim Wettkampf auszureichen. Verwendet man ein Sportgetränk, dem Natrium zugesetzt ist, so kann einer Hyponatriämie besser vorgebeugt werden als bei Genuss von natriumarmen oder gar natriumfreien Getränken. Es ist zu beachten, dass in einer Vielzahl sogenannter Mineralgetränke für den Sportler Natrium nur in geringen Konzentrationen oder sogar gar nicht enthalten ist. Eine Natriumzufuhr über feste Nahrungsmittel beim Ausdauersport ist schwierig, da die zur Wettkampfernährung am besten geeigneten festen Nahrungsmittel natriumarm sind. Ein hoher Kochsalzgehalt der Ernährung könnte auch rasch zu gastrointestinalen Störungen führen. Beim Essen nach einer Ausdauerbelastung kann der Natriumverlust durch natriumhaltige Nahrungsmittel leicht ausgeglichen werden, zum Beispiel durch Suppen, Käse, Fleisch, Pizza, Brezel, etc. Bei einer ausgewogenen mitteleuropäischen Mischkost besteht für die meisten Sportler, vor allem für die Breitensportler, keine Notwendigkeit einer Substitution mit Elektrolyten über spezielle Nahrungsergänzungsmittel. Für Leistungssportler können bei hoher Belastungsdauer oder -intensität und heißer Umgebung Kohlenhydrat-Elektrolytgetränke empfehlenswert sein, da dadurch die Regeneration gefördert werden kann.

Kalzium

Eine unzureichende Kalziumzufuhr kann zu Knochenmineralisationsstörungen und damit Stressfrakturen führen. Dies gilt vor allem für junge Frauen. Die tägliche Kalziumaufnahme sollte bei mindestens 1000 mg liegen. Bei Sportlern ist der Tagesbedarf bei intensivem Training erhöht (bis zum 2,5 fachen). Die Kalziumresorption wird durch die Anwesenheit von Vitamin D verbessert und durch ein Zuviel an Magnesium verschlechtert.

Kalziumreiche Nahrungsmittel sind im Prinzip alle Milchprodukte. Bei der zusätzlichen Einnahme von Kalzium-Tabletten ist es wichtig, die Einnahme auf mehrere kleine Einzeldosen zu verteilen. So werden bei einer einmaligen Gabe von 2000 mg nur 280 mg resorbiert. Bei einer Dosis von 500 mg auf drei Einzeldosen verteilt wird mit 200 mg ein höherer relativer Anteil resorbiert. Sollte eine Kalziumsubstitution über Tabletten notwendig sein (z. B. im Rahmen einer Ermüdungsfraktur, die auf ein länger bestehendes Kalziumdefizit zurückgeführt werden kann), dann ist besonders Kalziumcitrat geeignet. Weniger geeignet ist hingegen Kalziumcarbonat, da es die Phosphat-Aufnahme im Darm stören kann. Eine zu hohe Kalzium-Substitution kann zur Entstehung von Nierensteinen und Knochenmineralisationsstörungen führen.

Kalium

Kalium spielt eine wichtige Rolle in der Reizleitung des Nervensystems und der Muskulatur sowie für die kardiale Erregungsbildung und -leitung. Eine Hypokaliämie führt zu Muskelschwäche, Adynamie und Herzrhythmusstörungen.

Der aktive Muskel setzt Kalium frei, so dass während körperlicher Belastung die Serumkalium-Konzentration steigt, sich nach Belastungsende jedoch relativ rasch wieder normalisiert. Kommt es zu starken Schweißverlusten, so kann in der Rehydratationsphase nach der Belastung ein Getränk mit einem geringen Kaliumzusatz verwendet werden. In der Regel treten durch den Ausdauersport jedoch keine sehr starken Kaliumverluste auf, so dass auch die Kaliumsubstitution mit einer normalen Ernährung nach dem Wettkampf abgedeckt ist. Kalium ist in hohem Anteil enthalten in Gemüse und Obst (z.B. Bananen). Der Tagesbedarf eines Erwachsenen liegt bei ca. 2 g.

Magnesium

Magnesium spielt eine wesentliche Rolle in der enzymatischen Stoffwechselsteuerung des Muskels. Typische Magnesium-Mangelsymptome sind Muskelkrämpfe, Muskelschwäche, allgemeine muskuläre Übererregbarkeit, Übelkeit, Appetitverlust und Müdigkeit.

Die Empfehlung für die Magnesiumaufnahme liegt bei Männern bei 350 mg/d und bei Frauen bei 300 mg/d. Die mittlere Magnesium-Aufnahme bei gesunder Mischkost liegt bei ca. 800–900 mg/d, so dass eine Substitution mit Präparaten für die meisten Sportler in der Regel nicht zwingend notwendig ist. Magnesium ist in hohem Anteil enthalten in Vollkornprodukten, Fleisch, Milch, Käse, Kakaoprodukten, Hülsenfrüchten und Nüssen. Wird Magnesium in Tablettenform in zu hohen Dosen zugeführt, so kann es abführend wirken, da es nur zu ca. einem Drittel im Magen-Darm-Trakt aufgenommen wird. Bei normalem Serum-Magnesium-Spiegel führt eine zusätzliche Supplementation zu keiner Steigerung der Leistungsfähigkeit.

Weiterführende Tipps

→ Flüssigkeitssubstitution, Ausdauerbelastung; → Nahrungsergänzungsmittel.

Literatur

Maughan RJ (1991) Fluid and electrolyte loss and replacement in exercise. J Sports Sciences 9:117–142
Saur P (2004) Magnesium und Sport. Deut Zeitschr Sportmedizin 55:23–24

Elektrotherapie, Einsatzmöglichkeiten

Ziel

Einwirkungen auf die Sekundärsymptome einer Sportverletzung um Schmerzen, Tonuserhöhungen oder Trophikstörungen zu behandeln und einen günstigen Ansatzpunkt für die physiotherapeutische Behandlung zu erzielen.

Problem

E

Eine Durchbrechung des posttraumatischen Circulus vitiosus ist zur Verbesserung der rehabilitativen Ausgangssituation durch Tonusregulation, Trophikförderung, Stoffwechselregulation und Schmerzlinderung anzustreben. Von der Vielzahl an physikalischen Behandlungsmöglichkeiten bietet die Elektrotherapie mit den verschiedenen Anwendungsformen in diesem Zusammenhang diverse vielversprechende Ansätze.

Lösung und Alternativen

Die Elektrotherapie bietet durch ihre Vielzahl an Applikationsmöglichkeiten dem Therapeuten eine wichtige begleitende Therapiemaßnahme für die Behandlung von posttraumatischen Begleitsymptomatiken. Die Therapie der Krankheitssymptome erfolgt unter Einwirkung spezieller Stromformen.

Konstante Galvanisation

Darstellungsbeispiel mit Plattenelektroden (Quer- und Längsdurchströmung, auf- und absteigende Form):

- Wirkung: Konstanter Gleichstrom steigert die Reaktions- und Funktionsfähigkeit der motorischen Nerven. Hyperämisierend, analgetisch, antiphlogistisch, zellwachstumsfördernd.
- Hauptindikation: Arthrosen, Spondylosen, Tendinosen, Ligamentosen, Neuralgien (Interkostal-, Trigeminus-Neuralgien), Lumbago, Lumboischialgie, Myalgie, Distorsion, Hämatom, Durchblutungsstörung im Anfangsstadium, rheumatische Erkrankung, Poliomyelitis.

- Dosierung und Anwendung (Plattenelektroden, doppelte Schwamm-lage): 0,3–0,5 mA/cm^2 Elektrodenfläche, 1–3×/Woche, 10–20 min, Steigerung pro Behandlung um 2 min, Serie von 12 Behandlungen. Dosierung nach subjektivem Stromgefühl und Krankheitsphase. Ein-und Ausschleichen des Stromes. **Cave:** Bei hoher Stromdichte und zu kleinen Elektroden besteht Verätzungsgefahr!

Ultrareizstrom

Rechteckstrom von 2 ms Impulszeit und 5 ms Pausenzeit.

- Wirkung: Stark analgesierend; hyperämisierend, antiphlogistisch. Schmerzlinderung tritt meist schon während der Behandlung ein.
- Hauptindikationen: Degenerative WS-Erkrankungen, Arthrosen, Myalgien, Myogelosen, Neuralgien, Ischialgie, M. Bechterew im An-fangsstadium.
- Dosierung und Anwendung: 5–15 min, Steigerung pro Behandlung um 1–2 min, Stärke je nach Empfindung, relativ zügig hochregeln, bis deutliches Stromgefühl auftritt. Nach etwa 1–3 min (Gewöh-nungseffekt) Strom nachregeln.

Transkutane elektrische Nervenstimulation (TENS)

Analgesieverfahren durch niederfrequente Impuls- und Gleichströme zur Heim- und Selbstbehandlung. Das TENS-Gerät (z. B. Cefar Primo, TettaMed GmbH) ist rezeptierfähig.

- Wirkung: Wie bei allen Reizströmen wird der „Verdeckungseffekt" über die Reizung von Vibrationsrezeptoren zur Linderung von Schmerzen ausgenutzt (Gate-Control-Theorie). Die Erfolgsquote liegt bei ca. 35%. Wichtig ist die längerfristige Anwendung, da sich ein Wirkungseintritt häufig erst nach mehreren Wochen einstellt. Im Unterschied zu den Reizstromgeräten handelt es sich hierbei aus-schließlich um batteriebetriebene, d. h. netzunabhängige Geräte, die sehr klein, handlich und nur für den Heimbetrieb gedacht sind.
- Hauptindikation: Chronische, kausal nicht behandelbare Schmerz-zustände, z. B. Spannungskopfschmerzen, Rückenschmerzen, Neu-ralgien, Tumorschmerzen, Stumpf- und Phantomschmerzen und posttraumatische Schmerzen, Muskelverletzungen (Abb. 1).
- Elektrodenplatzierung: Bei Reizung mit „high" wird direkt über dem schmerzhaften Gebiet oder dem Nerv, der dieses Hautgebiet (Dermatom) versorgt, gereizt. Bei Reizung mit „low" wird das ent-sprechende Myotom gereizt. Die Reizung mit „low" ist zu wählen,

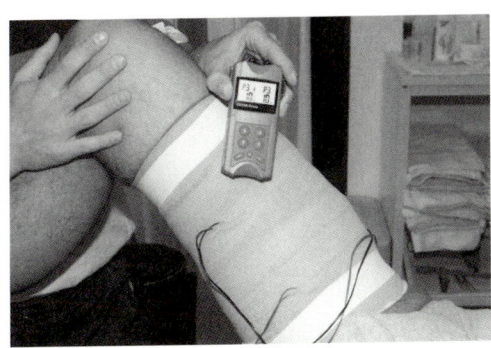

Abb. 1. TENS-Gerät-
einsatz bei Muskelver-
letzung

E

wenn die positive Nachwirkung bei „high" nicht lange genug ist.
Es können auch Akupunkturpunkte mit TENS gereizt werden.
- Dosierung und Anwendung: Kathode auf Schmerzpunkt mehrmals
  tgl. 20–60 min, Stromstärke und Frequenz können vom Patienten
  selbst geregelt werden. Kriterien für den Reizerfolg. Deutlich spür-
  bares Stromgefühl, subjektive Besserung. Die Schmerzlinderung
  hält in der Regel 2–4 h an.

Interferenzstrom nach Nemec
- Wirkung: Weitgehend wie diadynamische Ströme, analgesierend,
  hyperämisierend, resorptionsfördernd. Vorteil: tiefliegende Gewe-
  beschichten werden ohne Hautreizung erreicht, es kann auch über
  Metallimplantaten behandelt werden, kein Verätzungsrisiko auf der
  Haut.
- Hauptindikation: Distorsionen, Kontusionen, Muskelzerrungen,
  Myalgien, Neuralgien.
- Dosierung und Anwendung: 5–15 min, Steigerung pro Behandlung
  um 1–2 min, Serien von 6–12 Behandlungen. In der Regel vier
  Elektroden (z.B. Saugelektroden).
  – Frequenzwahl:
    ⇒ Akut: 100 Hz oder 20 Hz konstant
    ⇒ Subakut: 80–10 Hz oder 100–20 Hz
    ⇒ Chronisch: 1–100 Hz oder 1–20 Hz wechselnd
    ⇒ Zykluszeit: Je akuter das Krankheitsbild, desto langsamer der
      Frequenzwechsel.

Weiterführende Tipps

→ Periostitis tibiae (Shint-splints), Therapie; → Akupunktur und Rehabilitation; → Antiphlogistika, nichtsteroidale.

Literatur
Gillert O (1983) Elektrotherapie. Pflaum-Verlag München
Steinbrück K (1996) Sportverletzungen und Überlastungsschäden. Ciba-Geigy Verlag

Eminentia-intercondylaris-Ausriss, minimal invasive OP-Technik

Ziel

Minimal invasive, arthroskopische Versorgung eines tibialseitigen, knöchernen vorderen Kreuzbandausrisses bei jugendlichen Sportlern.

Problem

E

Kniebinnentraumen mit Kreuzbandbeteiligung bei Sportlern können neben den ligamentären Verletzungen auch zu knöchernen Bandausrissen führen. Insbesondere wenn die Kniegelenkspunktion neben einem Hämarthros auch Fettaugen zu Tage bringt, muss an eine solche knöcherne Beteiligung gedacht werden. Die übliche Röntgendiagnostik des Kniegelenkes, ggf. inklusive einer Frick'schen Tunnelaufnahme reicht meist zur Diagnosefindung aus.

Der dislozierte Ausriss der Eminentia intercondylaris bedarf einer operativen Therapie. Nach Reposition und Retention der ausgerissenen Eminentia intercondylaris bei den Typ III und IV Verletzungen nach Meyers und McKeever werden generell gute Ausheilungsergebnisse bei dieser Form der VKB-Läsion beschrieben. Durch eine möglichst atraumatische Versorgung kann der Heilungsverlauf verkürzt und die Beeinträchtigung des Gelenkes minimiert werden. Durch den Einsatz des Arthroskopes kann das Gelenk vollständig evaluiert und die Reposition der Eminentia unter Sicht exakt und kontrolliert erfolgen. Die alleinige offene Vorgehensweise vernachlässigt eventuelle Begleitschäden im Gelenk und stellt die größere Traumatisierung dar.

Die Refixierung in minimal invasiver Technik kann mit Drahtschlinge, aber auch stabilem Nahtmaterial technisch anspruchsvoll sein. Die Operationstaktik ist u. a. von dem im Hause vorhandenen Instrumentarium abhängig. Bei kleineren oder fragmentierten Eminentia Ausrissen gelingt eine direkte, osteosynthetische Stabilisierung meist nicht, so dass eine indirekte Fixierung über das Kreuzband selbst im Sinne eines Anschlingen des distalen Bandstumpfes erfolgen muss. Die ursprünglichen Spannungsverhältnisse des vorderen Kreuzbandes sollten durch eine möglichst exakte Reposition wiederhergestellt werden.

Lösung und Alternativen

Zur minimal invasiven Reposition und Refixation der Eminentia sind eine Vielzahl von Vorgehensweisen beschrieben. Viele dieser Refixationstechniken scheitern im Alltag aber am fehlenden Spezial-Instrumentarium. Bei der beschriebenen Vorgehensweise wird nur ein handelsübliches Kreuzband-Set mit tibialem Zielinstrumentarium benötigt.

Die primäre Darstellung der Läsion erfolgt mittels Kniegelenksspiegelung in der hausüblichen Vorgehensweise. Das ausgerissene Fragment kann nach ausgiebiger Spülung des Gelenkes über das anterolaterale Portal meist ausreichend evaluiert werden. Eingeschlagene oder anhaftende Weichteile und Hämatome werden mit dem Shaver entfernt und eine Probereposition von dem anteromedialen Portal aus unter Sicht durchgeführt. Im Einzelfall kann diese Reposition temporär über einen perkutan eingebrachten K-Draht fixiert werden.

Nun wird das tibiale Zielinstrumentarium aus dem Kreuzbandsieb eingebracht und im medialen anterioren Aspekt des Fragmentes platziert. Von einer Inzision (ca. 2 cm) medial des Tuberculum tibae aus kann nun der erste Bohrkanal angelegt werden. Das für die Refixation gewählte Nahtmaterial sollte nun als Schleife oder Lasso durch oder um das VKB vorgelegt werden (Abb. 1). Alternativ kann eine gedoppelte Drahtcerclage, ein Zielbohrer oder K-Draht mit Öse, aber auch ein Fadenfänger in das Gelenk geführt werden. Das Fadenende wird dann eingefangen und retrograd wieder ausgeleitet. Dasselbe Vorgehen erfolgt lateralseitig und der Faden (einfach oder auch gedoppelt) wird geborgen. Jetzt werden die beiden Fadenenden von der Tuberositas aus zurückgezogen, so dass die vordere Eminentia mit einem Refixationsfaden armiert ist. Bei guter Reposition wird der Faden unter arthroskopischer Kontrolle über der Kortikalisbrücke an der vorderen Tibia verknotet. Je nach Repositionsergebnis und Größe des Fragmentes wird das Vorgehen weiter posterior wiederholt. So wird ein dislozierter Eminentia-Ausriss in eine undislozierte Fraktur Typ I nach Meyers und McKeever zurückverwandelt. Abschließend wird die Stabilität mit dem Tasthaken und einem intraoperativ durchgeführten Lachmann-Test kontrolliert.

Falls eine indirekte Refixation erforderlich ist, wird der erste Bohrkanal knapp medial neben der ausgerissenen Eminentia angelegt. Dann kann z. B. eine großkalibrige Nadel oder gebogene Kanüle (z. B. aus dem Meniskusnaht-Set) durch eine medial vorgelegte Draht-

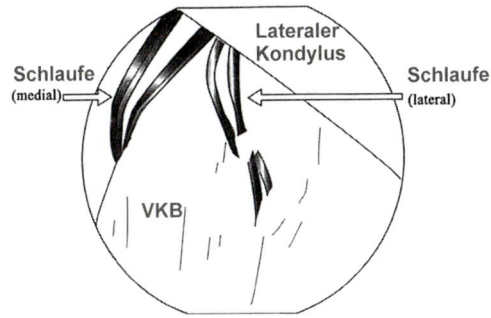

Abb. 1. Nach Vorlage von zwei Faden- oder Draht-Schlaufen jeweils medial und lateral des Fragmentes kann ein dritter Faden zur Refixation eingefädelt und transossär ausgeleitet werden

schlaufe und durch das distale vordere Kreuzband knochennah einge-bracht werden. Der entsprechende Faden oder Draht wird dann über den lateralen Bohrkanal ebenfalls geborgen und kann ausgeleitet wer-den. Sobald beide Enden des Nahtmaterials gesichert worden sind, kann der Refixationsfaden nach der beidseitigen transossären Auslei-tung wiederum unter arthroskopischer Kontrolle geknotet werden.

Postoperativ erfolgt die Gips- oder Orthesen-Ruhigstellung für 2–4 Wochen in angedeuteter Beugestellung (ca. 10°) unter Entlastung der betroffenen Extremität. Währenddessen sollten isometrische Übungen und Patella-Mobilisation verordnet werden. Ab Ende der 6. postopera-tiven Woche kann nach einem schrittweisen Lastaufbau die Vollbelas-tung gestattet werden. Sportfähigkeit besteht nach frühestens 12 Wo-chen. Bei Verwendung von Drahtmaterial zur Refixation kann die Ma-terialentfernung meist in Lokalanästhesie erfolgen.

In Abhängigkeit von der Fragmentgröße können alternativ u. a. auch kanulierte Schrauben über einen K-Draht von intraartikulär unter ar-throskopischer Sicht eingebracht werden. Dieses Vorgehen bietet bei Kindern mit offenen Wachstumsfugen den Vorteil bei entsprechender Implantatwahl, dass die Epiphyse nicht tangiert wird, erfordert aber die aufwändigere ME. Ein Umschwenken auf ein offenes Vorgehen über eine Mini-Arthrotomie ist jederzeit möglich. Spezial-Instrumen-te, z. B. von der Schulter-Arthroskopie, können das Vorgehen weiter vereinfachen.

Durch den Einsatz der Arthroskopie kann die Begleitpathologie im Kniegelenk therapiert und der dislozierte Eminentia intercondylaris Ausriss minimal invasiv versorgt werden. Die geringere Morbidität dieser Versorgungsform verkürzt die Behandlungsdauer und Rekonvaleszenzzeit.

Weiterführende Tipps

→ Kreuzband-Verletzungen, hintere, diagnostische Abklärung; → Interferenzschraube, Technik (Tipps & Tricks für den Orthopäden); → Knieverletzung, radiologische Darstellung (Tipps & Tricks für den Traumatologen); → Knieinstabilität, Messmethoden; → Schulsport, Teilnahmebedingungen.

Literatur

Hara K, Kubo T, Shimizu C, Suginoshita T, Hirasawa Y (2001) Arthroscopic reduction and fixation of avulsion fracture of the tibial attachment of the anterior cruciate ligament. Arthroscopy 17:1003–1006

Heyde CE, Gosse A, Müller G, Melzer C (2002) Eine arthroskopisch gestützte Technik zur bikortikalen Refixation bei Ausrissen der Eminentia intercondylica. Arthroskopie 15:79–82

Oohashi Y (2001) A simple technique for arthroscopic suture fixation of displaced fracture of the intercondylar eminence of the tibia. Arthroscopy 17: 1007–1011

Osti L, Merlo F, Liu SH, Bocchi L (2000) A simple modified arthroscopic procedure for fixation of displaced tibial eminence fractures. Arthroscopy 16: 379–382

Endoprothesen, Sportfähigkeit

Ziel

Auch nach Gelenkersatz ist eine medizinische Trainingstherapie und sportliche Betätigung sinnvoll. Es sollte unter ärztlicher Anleitung eine regelmäßige und maßvolle körperliche Belastung angestrebt werden.

Problem

E

Die Anpassungsfähigkeit des menschlichen Organismus nimmt im Alter ab. Nichtsdestotrotz ist eine sportliche Betätigung für Kreislauf, Atmungsorgane und die allgemeine Leistungsfähigkeit zu empfehlen. Mit der steigenden Lebenserwartung unserer Gesellschaft werden immer mehr Menschen nach Totalendoprothesen (TEP)-Implantation mit der Frage nach der sportlichen Belastbarkeit auf den Sportmediziner zukommen. Empfehlungen bezüglich der geeigneten Sportart und Belastungsintensität werden erwartet. Wie bei der Arthrose sollten Sportarten mit geringer Impulsbelastung ohne Extrembewegung bei geringen Bewegungsenergien, verbunden mit niedrigem Verletzungsrisiko, ausgewählt werden. Anfänglich sollten mangelhafte Kondition und Koordination sowie postoperative muskuläre Defizite berücksichtigt werden.

Lösung und Alternativen

Zunehmend häufiger führt der Wunsch des Patienten, wieder sportliche Aktivitäten schmerzfrei durchführen zu können, zum Gelenkersatz. Die zwischenzeitlich entstandenen muskulären Defizite sollten aber vor der Wiederaufnahme dieser Aktivitäten kompensiert sein. Ein bereits präoperativ eingeleitetes Trainingsprogramm für die gelenkübergreifende Muskulatur der Hüfte kann diesen Prozess beschleunigen und der allgemeinen Dekonditionierung entgegenwirken. Die verbesserte muskuläre Stabilisation im Lenden-Becken-Hüftbereich, Schulung von Körperhaltung und Koordination werden zusätzlich angestrebt. Inzwischen wird der sportlichen Aktivität auch ein positiver Einfluss auf die Implantathaltbarkeit nachgesagt. Dies wird u. a. der physiologischen Knochenbildung und Vermeidung der Inaktivitätsosteoporose im Implantatlager zugeschrieben. Ein Kompromiss zwischen gelenkstabilisierenden Belastungen und schädigenden Einflüssen muss individuell gefunden werden. Bei Revisionseingriffen oder ausgeprägtem Übergewicht sollte von sportlichen Belastungen eher Abstand genommen werden.

Eine Wiederaufnahme des Sportes sollte nach Möglichkeit erst nach Freigabe durch den Operateur erfolgen. Generell sollten aber nach der primären Implantation eines Gelenkersatzes gewisse Kriterien erfüllt sein:

- Seit Operation mindestens ein halbes Jahr vergangen
- Regelrechter Prothesensitz
- Komplikationsloser Verlauf (kein Infekt, keine Luxationsneigung)
- Keine Lockerungszeichen (z. B. belastungsabhängiger Schmerz)
- Keine ausgeprägte periartikuläre Ossifikation
- Keine wesentliche Beinlängendifferenz
- Kein muskuläres Defizit (hinkendes Gangbild)
- Ausreichendes Bewegungsausmaß für die jeweilige Sportart.

Für die Wahl einer geeigneten Sportart gilt generell, dass Akut-, Spitzen- und Sturzbelastungen, sowie Dreh-, Stoß- und Scherbelastungen zu vermeiden sind. Unvorhersehbare Belastungen, wie sie z. B. bei Mannschafts- und Ballsportarten, aber auch bei Wintersportarten zu beobachten sind, kombiniert mit der reduzierten Körperbeherrschung und Koordination des meist älteren Patienten; stellen Gefahrenquellen dar. Unter Berücksichtigung der individuellen Erfahrungen und Wünsche des Endoprothesenträgers ist eine Wiederaufnahme der gewohnten sportlichen Aktivität meist möglich. Entsprechend können sich die Empfehlungen im Einzelfall verschieben (Tab. 1). Aufgabe des Sportmediziners ist die sportartspezifische Beratung ohne dem Betroffenen die Freude an seiner Bewegung zu nehmen. Kenntnisse bezüglich der Bewegungsabläufe bei den einzelnen Sportarten, des Verletzungsrisikos und die entsprechenden Erfahrungen und Vorlieben der Betroffenen sollten in die Beratung einfließen. Somit kann z. B. die Sportart „Schwimmen" nicht unkritisch allgemein empfohlen werden, da es bei Knieendoprothesen beim Brustschwimmen zu Belastungsspitzen kommt. Auch wenn zu Beginn die Kräftigung der gelenkschützenden Muskulatur, Verbesserung des Gangbildes und der Koordinationsfähigkeit im Vordergrund steht, darf der Sport als Erweiterung der Trainingstherapie verstanden werden. Als geeignetes Kommunikationsmittel zwischen den unterschiedlichen Berufsgrup-

Tabelle 1. Sportarten für Endoprothesenträger

Geeignete Sportarten	Bedingt geeignete Sportarten	Ungeeignete Sportarten
Aquajogging	Golf	Reiten
Schwimmen	Tennis	Eislaufen
Radfahren	Tanzen	Bergwandern
Walking	Rudern	Ballspiele
Wandern	Jogging	Sprungdisziplinen
Gymnastik	Skilanglauf	Alpiner Skilauf

E

pen, die an der Nachbehandlung dieser Patientengruppe beteiligt sind, sei in diesem Zusammenhang an den Prothesen-Pass erinnert.

Die Endoprothese stellt die mechanische Voraussetzung für die beschwerdefreie Bewegung und ein verbessertes Gangbild dar, die in eine Verbesserung der kardiopulmonalen Fitness umgesetzt werden sollte. Eine regelmäßige und maßvolle körperliche Belastung zur Wiederherstellung der Muskelfunktion und der Ausdauerleistung wird wieder möglich. Des Weiteren gelten die Grundsätze des Alterssportes.

Weiterführende Tipps

→ Sport, Alter; → Azetabulumfraktur, primäre (Tipps & Tricks für den Traumatologen); → Herzsportgruppe, ambulant; → Hüfttotalendoprothese, Zementiertechnik (Tipps & Tricks für den Orthopäden); → Vorsorgeuntersuchung, Freizeitsportler.

Literatur

Horstmann T (2000) Sportfähigkeit bei Arthrose und nach endoprothetischer Versorgung. Sportorthop Traumatol 16:26–29

Horstmann T, Roecker K, Vornholt S, Niess AM, Heitkamp HC, Dickhut HH (2002) Konditionelle Defizite bei Coxarthrose- und Hüftendoprothesen-Patienten. Deut Zeitschr Sportmed 53:17–21

Hörterer H, Münch EO, Vollmann N (1997) Senioren: Sport und Endoprothesen. In: Engelhardt M, Hintermann B, Segesser B (1997) (Hrsg.) GOTS-Manual Sporttraumatologie. Verlag Hans Huber, S 198–202

Jerosch J, Heisel J, Fuchs S (1995) Sport mit Endoprothesen. Deut Zeitschr Sportmed 46:305–312

Neumann G, Engelhardt M (2000) Bis an die Grenzen – wo sind die Grenzen? Sportorthop Traumatol 16:35–40

Epistaxis

Ziel

Suffiziente Behandlung eines Patienten mit Nasenbluten.

Problem

Die vielfältigen Ursachen der Epistaxis sollen hier nicht aufgeführt werden. Vordringlich geht es um die Blutstillung, die Ursachenerforschung steht an zweiter Stelle.

Lösung und Alternativen

Etwa 90% aller Patienten bluten aus dem Locus Kiesselbachii, einer arteriolenreichen Stelle am vorderen knorpeligen Septum. Lebensbedrohliche Blutverluste daraus sind nicht zu befürchten.

Der Patient muss aufrecht sitzen und den vorgebeugten Kopf über eine Nierenschale halten, damit kein Blut im Rachen unbemerkt hinunterfließt und der Arzt die Stärke der Blutung abschätzen kann. Wichtig ist die Beruhigung des verängstigten Patienten (den Hypertonikern z. B. erklären: „besser ein Aderlass aus der Nase als eine Blutung im Gehirn"). Oft genügt das Zusammendrücken der Nasenflügel für einige Minuten mit nachfolgender Salbenpflege des Naseninneren (z. B. Bepanthen-Nasensalbe®). Sonst kommen örtliche Maßnahmen am Locus Kiesselbachii in Betracht. In Oberflächenbetäubung (z. B. 4% Xylocain®) Ätzung (keine sog. blutstillende Watte wegen diffuser Schleimhautnekrotisierung!), Elektrokoagulation (auch Laser), Unterspritzen mit Novocain-Suprarenin u. a., aber das alles nicht beidseitig an korrespondierender Stelle (Gefahr der konsekutiven Septumperforation). Eine Eiskrawatte ist immer ratsam. Um neuen Blutungen vorzubeugen, empfiehlt sich die tägliche Applikation von Nasensalbe. Einer chronischen Obstipation ist beizeiten entgegenzuwirken.

Bei anhaltender oder stärkerer Blutung muss tamponiert werden. Namentlich für den Ungeübten, im Notarzteinsatz, zur Verhinderung von Blutaspiration beim Bewusstlosen und besonders bei lebensbedrohlichen Volumenverlusten (Mittelgesichtsfraktur) ist die Sofortapplikation einer beidseitigen pneumatischen Tamponade das Mittel der Wahl (Abb. 1). Sie besitzt zwei getrennt aufblasbare Kammern, ei-

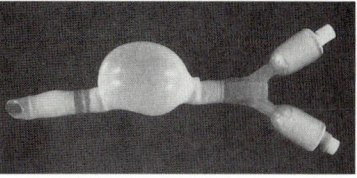

Abb. 1. Pneumatische Tamponade, wie sie häufig von Notärzten zur Erstversorgung bei schwerer Epistaxis, besonders nach Trauma, benutzt wird

ne für das Cavum nasi und eine für den Choanalbereich. Die beiden Cuffs dieses Modells dichten die Choanen rachenwärts ab und obturieren zugleich bds. das Naseninnere. Nasenseptumnekrosen, besonders bei Wasserfüllung zur Kompressionserhöhung, müssen in diesen lebensbedrohlichen Situationen hingenommen werden. Eine sinnreiche schonendere Tubustamponade – wohl für weniger dramatische Umstände – ist der Epistaxis-Katheter „Epistat".

Vordere Nasentamponade

Für die Blutstillung durch anteriores Tamponieren sind vielerlei vorgefertigte Tamponadengebilde auf dem Markt. Eine perfekte Beschreibung und kritische Beurteilung wohl aller im internationalen Handel erhältlichen derartigen Fertigtamponaden und Platzhalter – vornehmlich für die postoperative Anwendung – haben kürzlich Weber et al. geliefert. Wir sind zur sicheren Blutstillung aus gutem Grund für den praktisch-klinischen Dienst bei der Verwendung von Baumwollstreifen, Kompressen oder Tupfern geblieben!

Ausführung: Schleimhautoberflächenanästhesie (z.B. 4% Xylocain®). Tamponiert wird immer beidseitig, weil der flexible Septumknorpel dem Druck zur freibleibenden Seite nachgeben würde. Die immer noch zitierte fortlaufende Tamponade mit gefettetem Gazestreifen ist obsolet, weil man das Durchrutschen des hinteren Tamponadenendes oder gar ganzer Tamponadenschlingen mit nichts verhindern kann (Würgereiz, verstärkter Blutandrang zum Kopf). Wir praktizieren von jeher die Schichttamponade, d. h. das Einbringen von bereitliegenden Mullpäckchen, hergestellt aus übereinandergefalteten Fingerbinden von 2 cm Breite und etwa Zigarettenlänge („Zigarettentamponade"). Die mit Aureomycin-Salbe durchfetteten Päckchen (Abb. 2) werden mit Spekulum und Kniepinzette Stück für Stück übereinander gepackt („Packing"), bis beide Nasenseiten fest ausgefüllt sind. Blutet es im hinteren Nasenbereich, so kann man längere Tamponadenpäckchen verwenden, die

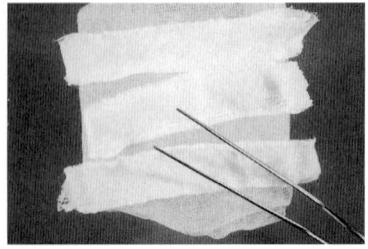

Abb. 2. Selbsthergestellte Aureomy-cin®-Salbenstreifen zur vorderen Nasentamponade

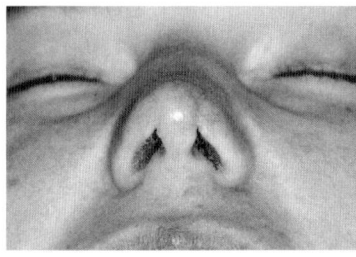

Abb. 3. Schlitzförmige Hautdefekte beidseits neben der Columella im Bereich des Nasendoms, die durch das Einschneiden von Tamponaden-Haltefäden entstanden sind

bis in den Epipharynx reichen. Dort kann man sie von retronasal, u. U. auch unter Zuhilfenahme eines Kugeltupfers, mit dem Finger in die Choane hineinpressen, um die Blutung so zu stoppen.

Merke: Es empfiehlt sich, jeweils nach dem Einschieben eines solchen Tamponadenpäckchens zuerst das Spekulum und danach die Kniepinzette, etwas mit dem Finger gespreizt, herauszuziehen, wobei man mit der freien Hand die Nasenflügel ein wenig zusammendrückt. So verhindert man, dass das Tamponadenpäckchen an der Kniepinzette haften bleibt. Alle eingebrachten Schichten werden bds. an ihrem vorderen Ende mit einem Haltefaden durchstochen, der vor der Columella lose verknotet wird (Sicherung gegen Durchrutschen durch die Choane und u. U. Aspiration). Man achte darauf, dass der Haltefaden bei Pflaster-Fixierung auf dem Nasenrücken nicht domwärts in die Nares einschneidet, da kosmetisch sehr störende Sekundärheilungen die Folge sein können (Abb. 3). Schließlich ist wichtig, die Anzahl der rechts und links gelegten Streifen zu vermerken, damit bei der Enttamponierung, üblicherweise nach 3–4 Tagen, nichts zurückbleibt. Eine antibiotische Sinusitis-Prophylaxe ist bei jeder Form der Nasentamponade obligat.

Hintere Tamponade (Bellocq-Tamponade)

Sie ist bis heute das sicherste und schonendste Verfahren bei anhaltender Blutung nach vergeblicher vorderer Tamponade oder bei stärkerer Blutung aus größeren Gefäßen (z. B. der A. sphenopalatina). Das endoskopische Auffinden und gezielte Stillen einer so ergiebigen Blutungsquelle mittels Laser, Elektro- oder Argonplasmakoagulation wird zwar immer wieder empfohlen, ist aber unseres Erachtens reine Glücksache.

Ausführung: Der Patient muss intubiert, der Operateur geübt sein (s. o.). Durch jedes Nasenloch wird eine weiche Sonde (z. B. Silikonabsaugkatheter) vorgeschoben und aus dem Mund wieder herausgeleitet. An jedes Sondenende werden die Enden eines langen starken Zugfadens (z. B. Supramid®) angebunden, die fest umschnürte Mullkompressen („Kugeltupfer") hinter sich herziehen. Diese Tamponadenbällchen – für jede Choane einzeln, in Größe und Form ungefähr dem Daumenendglied des Patienten entsprechend – werden durch Zug an den transnasal gelegten Sonden retrograd in den Nasenrachen platziert. Wenn man sie vorher durchfeuchtet, werden sie verformbar und lassen sich mit Fingerhilfe in jede der beiden Choanen wie ein Pfropf einpressen. Somit kann der Bellocq-Tampon nicht auf der harten Vomerhinterkante reiten, wie dies bei der Verwendung einer einzelnen Bellocq-Tamponade und beidseitigem Fadendurchzug der Fall wäre. Unter gleichmäßigem Zug an den langen Supramidfäden müssen zusätzlich die Nasenhaupthöhlen durch eine vordere Tamponade (hier evtl. fortlaufend) ausgefüllt werden. Schließlich wird bds. über die beiden Enden des Zugfadens eine durchlöcherte Schaumstoffscheibe gefädelt, auf welcher die Gegentampons zu liegen kommen, über denen die Zugfäden stramm verknüpft werden.

Merke: Der Abpolsterung des Gegentampons zum Schutz vor Drucknekrosen (Abb. 4) an den Nasenlöchern gebührt größte Sorgfalt. Die seitengetrennte Choanaltamponade erlaubt eine tägliche kleine Drehung des Gegentampons vor dem Nasenloch zur Druckverteilung mit Applikation von antibiotischer Salbe.

Rückholfäden, vom Bellocq-Tampon zum Mundwinkel herausgeleitet (wie vielfach abgebildet), sind unnötig und schädlich. Sie erzeugen Würgereiz, unterhalten Speichelfluss und können in die Mundwinkel einschneiden. Kurze Rückholfäden hinter dem Velum, eben sichtbar, genügen vollauf, um später eine sichere Entfernung der Tampons zu ermöglichen. Adipöse und alkoholkranke Patienten bedürfen bei tam-

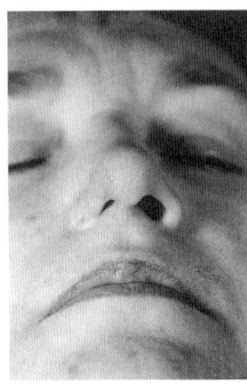

Abb. 4. Stenosierung des rechten Naseneingangs nach Drucknekrose im Rahmen einer Bellocq-Tamponade

ponierter Nase dauernder Aufsicht, da im Schlaf die Gefahr einer Apnoe besteht.

Weiterführende Tipps
→ Gehirnerschütterung, Beurteilung am Spielfeldrand.

Quelle
F. Schmäl, M. Nieschalk, E. Nessel, W. Stoll: Tipps & Tricks für den Hals-, Nasen- und Ohrenarzt, Springer-Verlag 2000

Literatur
Schmäl F, Nieschalk M, Nessel E, Stoll W, Deitmer T, Schuierer G (1993) Angiographische Embolisation als Alternative zur Unterbindung der Arteria maxillaris beim Nasenbluten. Laryngo-Rhino-Otologie 72:379–382

Gehrking E, Weerda H (1995) Eine modifizierte Nasentamponade mit Schaumstoffschutz bei Epistaxis. Laryngo-Rhino-Otologie 74:463–464

Kastenbauer E (1995) Eingriffe beim Nasenbluten. Aus: Rhinologische Operationstechniken. In: Kopf- und Hals-Chirurgie Band 1:410–411, 437–442

Kramann B, Roth R, Schneider G, Uder M, Federspil P, Iro H (1998) Die perkutane Embolisationstherapie bei therapierefraktärer nicht-traumatischer Epistaxis. HNO 46:973–979

Rudert H, Maune S (1997) Die endonasale Koagulation der Arteria sphenopalatina bei schwerer posteriorer Epistaxis. Laryngo-Rhino-Otologie 76:77–82

Weber R, Hochapfel F, Leuwer R, Draf W (2000) Tamponaden und Platzhalter in der endonasalen Chirurgie. HNO 48:240–256

Werner JA (1999) Behandlungskonzept bei rezidivierender Epistaxis bei Patienten mit heriditären hämorrhagischen Teleangiektasien. HNO 47:525–527

Epstein-Barr-Virus im Leistungssport

Ziel

Die diagnostische Vorgehensweise und die Verhaltensregeln für die Betroffenen werden dargestellt.

Problem

Von Epstein-Barr-Infektionen im Leistungssport wird immer wieder berichtet. Leider gibt es nur wenige verwertbare Erfahrungen bezüglich Verhaltensregeln, Trainingsgestaltung und Spielbetrieb bei dem Auftreten innerhalb einer Mannschaft.

E

Lösung und Alternativen

Das Epstein-Barr-Virus (EBV, humanes Herpesvirus) weist eine Viriongröße von 150–200 nm auf und gehört der Gruppe der humanen Herpesviren an. Eine der bekanntesten, wenn auch seltenere Erscheinungsform nach erfolgter Infektion mit dem EB-Virus, ist die infektiöse Mononukleose, das Pfeiffer'sche Drüsenfieber, auch „kissing disease" genannt.

Klinisch ist die Trias generalisierte Lymphadenopathie, fieberhafte Angina tonsillaris/Pharyngitis und Differenzialblutbild mit Virozyten typisch. Die Übertragung erfolgt v. a. über Speichel im Sinne einer Tröpfcheninfektion mit einer Inkubationszeit von 10–50 Tagen. Die Krankheitszeichen bilden sich gewöhnlich nach 2–6 Wochen vollständig zurück.

Zur Diagnosesicherung nimmt die EBV-Serologie einen wichtigen Platz ein (Tab. 1). Man unterscheidet infektionsfrühe Antigene (early antigens, EA-IgG), viruscapsidantigene Antigene (EBV-VCA IgG und EBV-VCA IgM), kernassoziierte Antigene EBNA IgG) und Membranantigene. Neben der spezifischen Antikörperbestimmung, der klinischen Untersuchung und den üblichen Laborkontrollen sollte bei Sportlern eine EKG-Kontrolle und Sono-Abdomen duchgeführt werden (Tab. 2).

Tabelle 1. Typischer serologischer Verlauf bei verschiedenen Verlaufsformen der EBV-Infektion. 1.: frische Infektion, 2.: absteigender Schenkel der frischen Infektion, 3.: abgelaufene Infektion, 4.: reaktivierte Infektion

Antigen	1	2	3	4
EA-IgG	+	–	–	+!
EBNA IgG	–	+	+	+/–
EBV-VCA IgG	+	+	+	+!
EBV-VCA IgM	+	+	–	+/–

Tabelle 2. Diagnostische Vorgehensweise

Zeitpunkt/ Untersuchung	Exposition	Nach 2 Wochen	Nach 4 Wochen	Nach 8 Wochen
Differenzialblutbild	+	+	+	+
Transaminasen	+	+	+	+
EBV-Serologie	+	+		+
Sono-Abdomen	+	+		+
Echokardiographie	+	+		+
Ruhe-EKG	+	+	+	+

Für den Sportler sind folgende Verhaltensregeln empfehlenswert:

1. Trainingsstopp bis zur Abklärung.
2. Alle Sportler ohne Beschwerden dürfen bei unauffälliger Serologie weiter trainieren.
3. Alle Sportler mit reaktivierter EBV-Infektion erhalten Trainingspause, um den Ausbruch einer manifesten Erkrankung und der möglichen Komplikationen zu verhindern. Bei asymptomatischem Verlauf und Normalisierung der Werte erfolgt die Freigabe der Sportler auf individueller Basis.
4. Sportler, die das Vollbild einer EBV-Infektion entwickeln, werden aus der Sportart herausgenommen bis die Diagnostik (Tab. 2) keine pathologischen Werte mehr aufweist. Aufgrund der entstandenen konditionellen Defizite sollte der Betroffene behutsam zum Sport zurückgeführt werden.

Beim vermehrten Auftreten von EBV-Infektionen innerhalb einer Mannschaft ist natürlich auch die Vereinsführung gefordert. Da die

Infektiösität der Erkrankung unklar ist, sollte sofort Kontakt mit anderen Mannschaften verhindert werden. Entsprechend müssen Freundschaftspiele, ggf. Meisterschaftsspiele abgesagt werden.

Als Prophylaxe sollte darauf geachtet werden, dass während des Trainings und des Spiels jedem Spieler eine Trinkflasche zugeordnet wird, damit sich keine „bottle disease" entwickeln kann.

Weiterführende Tipps

→ Impfung, Empfehlungen; → Sport, Infekte.

Literatur

Klassen MP, Heinz BC, Siebert CH (2000) Erfahrungen mit dem Epstein-Barr-Virus im Leistungssport. Deut Zeitschr Sportmedizin 51:26–29

E

Fersenschmerz, plantarer, Therapieoption ESWT

Ziel

Darstellung der Behandlungsmöglichkeiten bei therapieresistenten plantaren Fersenschmerzen bei Leistungssportlern, insbesondere der extrakorporalen Stoßwellentherapie.

Problem

Fersenschmerzen können eine Vielzahl von Ursachen haben. Beim Sportler handelt es sich häufig um Überlastungsschmerzen bei Laufsportarten. Die Mehrbelastung des Längsgewölbes kann zu einer schmerzhaften Plantarfasziitis führen, die eine Sportpause erzwingt. Die forcierte passive Dorsalflexion in den Metatarsophalangeal Gelenken spannt die Plantarfaszie und kann als klinischer Test genutzt werden.

Häufig findet sich bei der Röntgenuntersuchung ein begleitender plantarer Fersensporn, ohne dass ein ursächlicher Zusammenhang postuliert werden kann. Durch den Einsatz von physikalischen Maßnahmen, nicht-steroidalen Antirheumatika und entsprechend gefertigten Einlagen sowie Injektionen von Lokalanästhetika mit und ohne Kortisonzusatz kann eine Heilung bei über 80% der Betroffenen erzielt werden. Aufgrund entsprechender Erfahrungen bei der Tendinosis calcarea, Pseudarthrosen und Epicondylitis humeri radialis hat die extrakorporale Stoßwellentherapie Einzug in die Behandlungskonzepte beim Fersenschmerz erhalten. Diese Therapieoption sollte insbesondere in Anbetracht der sehr unterschiedlichen Erfolgsraten bei arthroskopischen sowie offenen chirurgischen Eingriffen mit in die Behandlungspalette des Sportmediziners aufgenommen werden.

Lösung und Alternativen

Die Ursachen für Fersenschmerzen sind vielfältig. Von Ermüdungsbrüchen über das Tarsal-Tunnel-Syndrom muss eine umfassende differenzialdiagnostische Aufarbeitung der Beschwerden erfolgen. Auch Erkrankungen des rheumatischen Formenkreis und Neuropathien können für Fersenschmerzen verantwortlich sein. Beim Sportler, v. a. bei jungen Männern, tritt die Überbelastung und wiederholte Mikrotraumatisierung der Faszie ursächlich in den Vordergrund. Ein beidseitiger Befall ist in 20–30% der Fälle zu erwarten.

Die häufigste Ursache für Fersenschmerz, die plantare Fasziitis präsentiert sich mit Druck- und Belastungsschmerzen, v. a. im medialen Bereich der Ferse, dem Tuber calcanei. Diese Struktur dient u. a. der passiven Verspannung v. a. des Längsgewölbes, so dass eine biomechanisch veränderte Fußform, wie Pes planus oder cavus, aber auch verkürzte Achillessehnen zu pathologischen Belastungen führen können. Die anfänglichen belastungsabhängigen Anlaufschmerzen können sich im Verlauf über Morgen- und Ruheschmerzen bis hin zur Gehunfähigkeit weiter entwickeln. Typisch sind auch die Zunahme der Beschwerden am Tag nach einer sportlichen Belastung.

Neben der Dehnungsbehandlung und Einlagenversorgung mit Weichbettung und Austreibung der fersennahen Plantarfaszie kommen medikamentöse und physikalische Therapie begleitend zum Einsatz. Im Rahmen der Sportphysiotherapie können u. a. Ultraschall, Elektrotherapie und Kryotherpie zur Anwendung kommen. Auch Injektionsbehandlung mit Kortikoidzusatz (maximal 2–3×) werden durchgeführt, wobei aber sekundäre Rupturen der Faszie bekannt sind. Auch der Einsatz von Nachtlagerungsschienen, u. a. in leichter Dorsalflexion des OSG und Gipsruhigstellung (bis zu 6 Wochen) werden in der Literatur beschrieben. Ein konservativer Therapieversuch über mindestens 6, wenn nicht sogar 12 Monaten wird gefordert, bevor eine operative Maßnahme in Erwägung gezogen wird. Bei den therapieresistenten Fällen sollte die übliche Diagnostik um z. B. die Kernspintomographie und Szintigraphie erweitert werden.

Die extrakorporale Stoßwellen-Therapie (ESWT) hat zwischenzeitlich neben den ursprünglich urologischen Indikationen auch orthopädische Anwendungen gefunden. Für die therapieresistente Plantarfasziitis wird die ESWT mit 1000 Impulsen und Impulsraten von 4 Hz bei einer Energieflussdichte von 0,08 mJ/mm^2 und 14 kV, z. B. mit dem OssaTron OSA 120 (HMT AG, Schweiz) über 1–3 Sitzungen beschrieben. Erfolge werden auch mit dem Piezoson 300 (Richard Wolf, Knittlingen) bei 3000 Impulsen mit 0,12 mJ/mm^2 in 3 Sitzungen in wöchentlichen Abständen dokumentiert. Eine fortlaufende Verbesserung der Symptome kann bis zu 6 Monate nach der ESWT beobachtet werden. Zur Minderung des lokalen Applikationsschmerzes, v. a. bei der hochenergetischen ESWT findet diese Maßnahme unter lokaler Anästhesie am Punktum maximum statt. Ein Mitwirken dieser Injektion am Therapieerfolg ist durchaus erwünscht. Nach der Behandlung kommen weiterhin fachgerecht gefertigte Einlagen zum Einsatz. Eine Sportpause von weiteren 3–4 Wochen wird empfohlen.

Die ESWT stellt eine non-invasive Behandlungsalternative bei therapieresistenten Fersenschmerzen des Sportler dar, welche operativen Maßnahmen zumindest als Behandlungsversuch vorgezogen werden sollte. Chirurgische Eingriffe mit den entsprechenden Risiken sind bei Therapieversagern immer noch möglich, wobei vor der irreversiblen Veränderung der Biomechanik des Fußes zu warnen ist.

Weiterführende Tipps

→ Achillodynie, therapieresistente, Knochenglättung; → Einlagen, Fußball; → Elektrotherapie, Einsatzmöglichkeiten; → Tarsal-Tunnel-Syndrom, Abklärung; → Antiphlogistika, nichtsteroidale.

Literatur

Abt T, Hopfenmüller W, Mellerowicz H (2002) Stoßwellentherapie bei therapieresistenter Plantarfasziitis mit Fersensporn. Z Orthop 140:548–554

Chen H-S, Chen L-M, Huang T-W (2001) Treatment of painful heel syndrome with shock waves. Clin Orthop Rel Res 387:41–46

Gill LH (1997) Plantar fasciitis: Diagnosis and conservative management. J Am Acad Orthop Surg 5:109–117

Hammer DS, Rupp S, Ensslin S, Kohn D, Seil R (2000) Extracorporal shock wave therapy in patients with tennis elbow and painful heel. Arch Orthop Trauma Surg 120:304–307

Ogden JA, Alvarez R, Levitt R, Cross GL, Marlow M (2001) Shock wave therapy for chronic proximal plantar fasciitis. Clin Orthop Rel Res 387:47–59

Flüssigkeitssubstitution, Ausdauerbelastung

Ziel

Kenntnis der Risiken einer sportlichen Betätigung in dehydriertem Zustand und der Maßnahmen um einer Dehydratation vor, während und nach dem Wettkampf vorzubeugen.

Problem

Bei Sportarten mit hoher Kraftintensität und heißer Umgebung können Schweißverluste von 2 l/h auftreten. Zudem versäumen viele Menschen, aufgrund eines inadäquaten Durstreizes ihre täglichen Flüssigkeitsverluste auszugleichen. Dadurch befinden sich nicht selten Sportler zu Beginn des Wettkampfes oder Trainings in einem dehydrierten Zustand. Durch einen weiteren Flüssigkeitsverlust während des Sportes steigt der Grad der Dehydratation und es kann zu Problemen mit der Kreislauf- und Thermoregulation kommen und die körperliche Leistungsfähigkeit sinkt.

Lösung und Alternativen

Während sportlicher Belastung kommt es durch Flüssigkeitsverluste über den Schweiß zu einer Dehydratation. Für Sportler, die eine Ausdauerbelastung mit einem Körperwasservolumen unterhalb der Norm beginnen, werden Probleme mit der Kreislaufregulation, der Temperaturregulation und der Leistungsfähigkeit wahrscheinlicher. Ohne ausreichenden Flüssigkeitsersatz unter Belastung steigen die Körpertemperatur und die Herzfrequenz deutlich an. Wenn der Wasseranteil des Körpers um 1–2% fällt, kann die Leistungsfähigkeit schon eingeschränkt werden. Durch starkes Schwitzen unter Belastung kann vor allem in heißer Umgebung bei langer Ausdauerbelastung sogar ein Verlust von 2–6% des Körperwassers möglich sein. Der Durstreiz ist ein schlechtes Maß für die Dehydratation und wird erst bei stärkeren Flüssigkeitsverlusten wirksam.

Ist es während der sportlichen Belastung nicht möglich genügend Flüssigkeit zu sich zu nehmen, sollten die Wasserspeicher des Körpers über die Norm angehoben werden, indem kurz vor der Belastung noch getrunken wird (Tab. 1). Dadurch wird die Anzahl an Kreislaufproblemen und Störungen der Temperaturregulation reduziert.

F

Es ist ratsam, am Abend vor dem Wettkampf vor dem Schlafengehen mindestens 500 ml zu trinken und ebenfalls mindestens 500 ml am Morgen des Wettkampfes, um eine Euhydratation sicherzustellen. Weitere 500–1000 ml sollten eine Stunde vor Wettkampfbeginn und weitere 250–500 ml 20 min vor Wettkampfbeginn getrunken werden, um die Flüssigkeitsspeicher maximal zu füllen. Dabei ist die Getränkezusammensetzung wichtig.

Werden große Flüssigkeitsvolumina aufgenommen, um die Wasserspeicher des Körpers zu erhöhen, so geht viel davon in kurzer Zeit durch den Urin verloren. Als Faustregel gilt deshalb, dass eine Flüssigkeitsmenge von mindestens 150% der Körpergewichtsreduktion durch Flüssigkeitsverluste nötig ist, um wieder einen Zustand der Euhydratation zu erreichen.

Die Flüssigkeitsverluste während des Sportes sollten nach Möglichkeit so gut wie möglich schon durch Trinken während der Belastung ausgeglichen werden. Oftmals ist dies bei einer längeren Ausdauerbelastung jedoch nur zu ca. 50% durch Flüssigkeitsaufnahme während des Wettkampfes realisierbar. Somit ist in diesen Fällen, vor allem bei heißen klimatischen Bedingungen mit zu erwartenden hohen Schweißverlusten, eine Hyperhydratation von 1–2 l vor dem Wettkampf empfehlenswert. Eine Hyperhydratation ist auch dann ratsam, wenn während des Wettkampfes keine ausreichende Getränkeversorgung sichergestellt werden kann. Potenzielle unerwünschte Effekte einer Hyperhydratation vor dem Wettkampf sind gastrointestinale Störungen inklusive Erbrechen, falls die Flüssigkeitsmenge nicht rechtzeitig aus dem Magen weitertransportiert werden kann. Durch ein individuelles Experimentieren mit verschiedenen Trinkvolumina kann eine höhere Trinkmenge antrainiert und damit die Wahrscheinlichkeit von Magenproblemen minimiert werden. Sollte die Trinkmenge vor dem Wettkampf so groß sein, dass der Sportler sein Tempo verlangsamen oder stoppen muss, um zu urinieren, so kann dies ebenfalls von Nachteil sein. Bei Wettkämpfen, deren Erfolg vom Körpergewicht des Athleten abhängt (z. B. Laufen, Skaten) und die weniger als 20 min andauern, kann eine Hyperhydratation vor dem Wettkampf sogar negative Auswirkungen haben.

Bei Zuführen hypertoner Lösungen oder einer Kohlenhydratkonzentration von über 8% verschlechtert sich die Magenentleerung der zugeführten Flüssigkeit. Getränke mit einer Kohlenhydratkonzentration von 4–8% können mit einer Kapazität von 1 l/h aus dem Magen entleert werden.

Tabelle 1. Tipps zur richtigen Hydratation vor dem Wettkampf bzw. Training

Regeln der Prähydratation

1. Prähydratation ist sinnvoll für Wettkämpfe von mehr als 20 min Dauer, bei kürzeren Wettkämpfen reicht die Zeit für die Entwicklung einer relevanten Dehydratation nicht aus.
2. Vor und nach einer Ausdauerbelastung wiegen, um das Ausmaß der Dehydratation und der erforderlichen Trinkmenge besser abzuschätzen.
3. Am Abend vor dem Wettkampf mindestens 500 ml Flüssigkeit, mindestens weitere 500 ml am Morgen des Wettkampftages nach dem Aufstehen. Eine Stunde vor dem Wettkampf weitere 500–1000 ml und 250–500 ml ca. 20 min vor dem Wettkampf.
4. Getränke mit Kohlenhydratanteil und etwas Natriumchlorid sind besser als reines Wasser.
5. Durch Experimentieren mit verschiedenen Trinkvolumina können höhere Trinkmengen antrainiert und Magenprobleme minimiert werden.
6. Je heißer die Umgebungstemperatur beim Sport, desto wichtiger ist die Prähydratation.

Bei sportlichen Ausdauerbelastungen von mehr als 1 h sind kohlenhydrathaltige Getränke (4–8%ig) empfehlenswert, da sie Energie zuführen. Bei Belastungsdauern unter 1 h ist reines Wasser als Getränk gleichwertig. Eine optimale Hydratation kann gewährleistet werden, in dem 150–350 ml Flüssigkeit in 15–20-minütigen Intervallen ab Wettkampfbeginn getrunken werden. Ein mäßiger Zusatz an Natriumchlorid zum Sportgetränk verhindert eine Hyponatriämie unter Belastung, verstärkt den Trinkanreiz und reduziert das anfallende Urinvolumen, so dass diese Getränke reinem Wasser überlegen sind. Die Getränketemperatur sollte zwischen 15 und 22°C liegen. Getränke mit Geschmack und gesüßte Drinks werden als angenehmer empfunden.
Ein großes Problem ist Sport in einer sehr heißen Umgebung mit hoher Luftfeuchte. Hierbei kann leicht die Temperaturregulation versagen. Deshalb ist um so stärker auf eine ausreichende Rehydratation während des Wettkampfes unter solchen Umständen zu achten.
Aber auch in kalter Umgebung muss auf eine ausreichende Trinkmenge geachtet werden. Hierbei ist der Flüssigkeitsverlust zum einen über die Atmung verstärkt, zum anderen kann aber auch eine gut isolierende warme Kleidung zu starken Schweißverlusten führen. Die Getränkezufuhr in kalter Umgebung ist meist geringer, da auch die verfügbaren Getränke oft kalt und somit wenig attraktiv für den Sportler

sind. Auch aus der Befürchtung heraus im Falle des Wasserlassens die Schutzkleidung langwierig ausziehen zu müssen, wird die Trinkmenge eingeschränkt.

Bei Höhenaufenthalten über 2500 m steigt der Flüssigkeitsverlust durch verstärkte Diurese und höhere Verluste über die Atmung. Deshalb sollte in größerer Höhe, z.B. beim Bergsteigen, eine Flüssigkeitszufuhr von mindestens 3–4 l/d sichergestellt werden.

Weiterführende Tipps

→ Elektrolytsubstitution, Ausdauerbelastung.

Literatur

American College of Sports Medicine (1996) Exercise and fluid replacement. Med Sci Sports Exerc 28:I–VII

Frau und Sport

Ziel

Vermittlung von Kenntnissen über sportassoziierte hormonelle Funktionsstörungen bei der jüngeren Sportlerin.

Problem

Das körperliche Training in hoher Intensität bei jüngeren Leistungssportlerinnen beeinflusst diverse hormonelle Regulationskreise. Erhöhte Prolactin- und Androgenspiegel sowie verminderte LH-, FSH- und Östrogen-Spiegel werden beschrieben.

Intensives Training ist zwangsläufig mit einer Reduktion von Gewicht und Fettanteil verbunden. Niedriges Körpergewicht und reduzierter Körperfettanteil beeinflussen zyklische Aktivität und Freisetzung von Geschlechtshormonen, so dass hieraus neben einer verzögerten Menarche in der Jugend Zyklusstörungen bis hin zur Amenorrhoe resultieren können und eine geminderte Fertilität mit sich bringen. Mit der Störung des Östrogenstoffwechsels ist eine Störung des Knochenstoffwechsels verbunden. Der Mangel an Östrogenen bewirkt eine herabgesetzte Mineralisation und somit geringere Dichte des Knochens, die auch durch die trainingsbedingt gesteigerte körperliche Aktivität nicht ausgeglichen werden kann. Die Gesamtbilanz ist bei jungen Sportlerinnen in Richtung Osteoporose verlagert.

Lösung und Alternativen

Im Vordergrund steht eine intensive Beratung, die neben sportmedizinischen Aspekten auch sportpsychologische und insbesondere gynäkologische Aspekte umfassen sollte. Zusätzliche Stressfaktoren sollten berücksichtigt werden und eine Information über Zusammenhänge zwischen hormoneller Aktivität, Sport und Körpergewicht/-fett vermittelt werden. Anpassung der Ernährung und moderate Gewichtszunahme führen hier oftmals zu einem Erfolg. Bei jugendlichen Sportlerinnen sind Eltern und Trainer einzubeziehen.

Im Rahmen der sportmedizinischen Betreuung sollten diejenigen Sportlerinnen identifiziert werden, die ein erhöhtes Risiko für Spätschäden im Skelettbereich aufweisen. Dies betrifft insbesondere junge Leistungssportlerinnen, die Ausdauersportarten ausüben und regelmäßig ein Training mit hoher Intensität betreiben.

Die primäre Amenorrhoe nach dem 16. Lebensjahr birgt ebenso wie eine sekundäre Amenorrhoe über 6 Monate hinaus die Gefahr einer Mineralisationsstörung und bedarf der umgehenden Diagnostik. Hier sollte eine fachärztliche Untersuchung angestrebt werden. Die Indikation zu einer Östrogensubstitution ist zu prüfen. Bei unerfülltem Kinderwunsch kann eine Reduktion der Trainingsintensität, Anpassung des Gewichtes und Anheben des Körperfettanteils zur Erhöhung der Fertilität beitragen.

Weiterführende Tipps

→ Kaderuntersuchung, internistische; → Kaderuntersuchung, orthopädische; → Sport, Anämie.

Literatur

Astner A (1999) Sportliche Belastung, Körpergewicht und endokrinologische Regelkreise bei der jungen Frau. Deut Zeitschr Sportmedizin 50:121–125

Gehirnerschütterung, Beurteilung am Spielfeldrand

Ziel

Schädel-Hirn-Trauma ist eine häufige Verletzung beim Sport. Die schnelle Beurteilung durch den Sportmediziner am Spielfeldrand und die Entscheidung bezüglich der weiteren Sportfähigkeit ist problematisch. Wissenschaftlich fundierte Richtlinien fehlen.

Problem

Sportunfälle gehen in 4–10% der Fälle mit Schädel-Hirn-Traumen (SHT) einher. Nicht nur bei Kampfsportarten, Radfahrern oder Reiten, sondern auch bei den Mannschaftssportarten kann von leichten Schädelprellungen bis schwerste Hirnverletzungen alles beobachtet werden. Im Gegensatz zu den üblichen Sportverletzungen wird der Sportmediziner hier mit der Beurteilung von Verletzungen, die theoretisch mit Todesfolge einhergehen können, konfrontiert. Auch bei Kindern und Jugendlichen werden katastrophale Verläufe beschrieben.

Die Gehirnerschütterung oder Commotio cerebri wird als traumatisch bedingte reversible Schädigung des Gehirns ohne morphologisches Korrelat definiert. Meist steht Verwirrtheit und Amnesie unterschiedlichsten Ausmaßes im Vordergrund. Die Gefährdung des Spielers durch das sogenannte „second impact syndrome" (Kumulativer Effekt durch ein zweites Trauma, welches sich auf den Vorschaden aufpfropft) darf auf keinen Fall unterschätzt werden.

Lösung und Alternativen

Zur Beurteilung von Schädel-Hirn-Traumen wird in der Notfallmedizin üblicherweise die Glasgow-Coma-Scale (GCS) für einen kurzen Neurostatus herangezogen (Tab. 1). Falls bei diesem Test bereits pathologische Ergebnisse festgestellt werden, sollte man über den Einsatz eines Rettungswagen nachdenken. Dieser Score hilft zwar bei den schwereren Verletzungen, lässt einen aber bei den üblichen leichten Traumen (GCS 13-15), v. a. bezüglich der Frage Sportfähigkeit im Stich. Auch die Kriterien „Bewusstlosigkeit" oder „Erbrechen" reichen nicht immer aus, da sie in leichten und mittelschweren Fällen durchaus fehlen können.

Tabelle 1. Glasgow Coma Scale; 3–15 Punkte

Kriterium	Reaktion	Punktwert
Augenöffnen	Spontan	4
	Auf Ansprache	3
	Auf Schmerz	2
	Keine Reaktion	1
Verbale Reaktion	Orientiert	5
	Desorientiert	4
	Unverständlich	3
	Stöhnen	2
	Keine Reaktion	1
Motorische Reaktion	Befolgt Aufforderung	6
	Gezielte Abwehr	5
	Ungezielte Abwehr	4
	Beugesynergismen auf Schmerz	3
	Strecksynergismen auf Schmerz	2
	Keine Reaktion	1

Bei der Erstbeurteilung fällt das Augenmerk der Betreuer auf Körperhaltung, Spontanmotorik und Kommunikationsfähigkeit. Verwaschene Sprache muss als Zeichen einer relevanten Gehirnerschütterung gewertet werden. Auch eine retrograde Amnesie oder Verwirrtheit des Spielers kann bereits richtungsweisend sein (Tab. 2). Jegliche Form der Bewusstseinsstörung führt zu einem Entfernen des Spielers aus dem Wettkampf (Tab. 3). Der Sportmediziner sollte sich für seine jeweilige Sportart einen entsprechenden Ablauf oder Algorithmus im Vorfeld zurecht legen. Eine Bewusstseinsstörung ist z. B. beim Fußball aufgrund der Auswechselregeln meist einer Beendigung des Einsatzes gleichzusetzen.
Eine Verletzung der Halswirbelsäule und Bewusstlosigkeit muss ausgeschlossen werden, wonach der Spieler aufgesetzt wird (Reduktion des intrakraniellen Druckes). Es erfolgt die orientierende neurologische Untersuchung, wobei v. a. auf Amnesie (auch verzögert auftretend) und postkommotionelle Störungen zu achten ist. Die Orientierung zu Zeit, Ort und Person, sowie zu den letzten Spielsequenzen sollte überprüft werden (Tab. 4). Dem Betroffenen wird dann vom Spielfeld geholfen. Die orientierende, neurologische Untersuchung wird alle 5 min an einem möglichst ruhigen Ort wiederholt. Posttraumatische Störungen wie Kopfschmerzen, Übelkeit oder Erbrechen, Schwindel, Konzentrations- oder Gedächtnisstörungen, Benommen-

Tabelle 2. Einteilung der Gehirnerschütterung

Einteilung	Neurologischer Status
Grad 1 Milde Commotio	Vorübergehende Verwirrtheit Keine Bewusstlosigkeit Asymptomatisch nach spätestens 15 min
Grad 2 Mittlere Commotio	Vorübergehende Verwirrtheit Keine Bewusstlosigkeit Symptomatisch auch noch nach 15 min
Grad 3 Schwere Commotio	Jegliche Bewusstlosigkeit

Tabelle 3. Verhaltensmaßnahmen in Abhängigkeit der Bewusstseinslage (mod. Colorado Medical Society Guidelines)

Einteilung	Sportfähigkeit	Nächster Einsatz
Grad 1	+ Falls klinisch unauffällig – Bei Zweittrauma	Ggf. am selben Tag Nach 1 Woche
Grad 2	–	Nach 1 Woche
Grad 3	–	Nach 2–4 Wochen

G

Tabelle 4. Schnell-Evaluation für Spielfeldrand

	Funktion	Tests
Bewusstseinslage	Orientierung	Zeit, Ort, Person, Situation
	Konzentration	Zahlenfolgen rückwärts Monate rückwärts
	Gedächtnis	Wiedergabe von 3 Begriffen nach 0 und 5 min Aktuelle Ereignisse/Nachrichten Spielzüge oder -verlauf
Neurologischer Status	Grobe Kraft Sensibilität Koordination	
Provokationstest	Belastbarkeit	5 Liegestützen 5 Sit ups 5 Kniebeugen 30–40 m Sprint

heit und Visusstörung führen zu einer Sportunfähigkeit. Falls in den nachfolgenden 15–20 min keine Symptome auftreten, kann der betroffene Spieler, soweit zulässig, wieder eingewechselt werden (Grad 1, Tab. 2). Falls eine 100% Wiederherstellung nicht eingetreten ist, sollte generell kein erneuter Einsatz erfolgen. Eine Belastungsprobe am Spielfeldrand (z. b. Sprint plus 5 Liegestützen) sollte vorher keine Symptome verursacht haben. Bei Beschwerden unter Belastung oder Verschlechterung der Situation muss von einer schwereren Verletzung ausgegangen und das Vorgehen entsprechend einer Grad 2 Läsion modifiziert werden. Bei neurologischen Auffälligkeiten ist eine ärztliche Untersuchung zwingend zu verlangen.

Bei Platzwunden muss im Rahmen der Wundversorgung eine Schädelfraktur, die zwangsläufig auf eine schwerwiegende Verletzung hinweist, ausgeschlossen werden. Auf Liquoraustritt aus Nase oder Ohren (selten) muss ebenfalls geachtet werden. Mögliche Verletzungen der Halswirbelsäule nicht vergessen!

Bei einer Bewusstlosigkeit (Commotio Grad 3) ist das Vorgehen einfach zu definieren – Ende der sportlichen Tätigkeit, Einweisung in ein Krankenhaus mittels Rettungswagen, engmaschige neurologische Überwachung, ggf. unter stationären Bedingungen, u. a. um auch sekundäre traumatische Hirnschädigungen nicht zu übersehen.

Eine Vorstellung im Krankenhaus zwecks Untersuchung, Röntgendiagnostik, ggf. inklusive einer Computertomographie des Kopfes (CCT), ist im Zweifel einem Mannschaftsbetreuer nicht nur aus versicherungsrechtlichen Überlegungen heraus zu empfehlen. Falls keine stationäre Aufnahme erfolgt, müssen die Angehörigen ausführlich bezüglich Warnsymptomen aufgeklärt werden.

Falls neurologische Veränderungen beobachtet worden sind, gilt generell, dass der Spieler diesbezüglich eine Woche auch unter Belastung asymptomatisch sein muss, bevor seine Sportfähigkeit wiederhergestellt ist. Bei postkommotionellen Symptomen ist eine entsprechende fachärztliche Untersuchung zu empfehlen. Bei wiederholten SHTs sollten die Sportpausen aufgrund des kumulativen Effektes verlängert werden, wobei spätestens nach der dritten Gehirnerschütterung die Saison im Sinne eines Sportverbotes beendet wird. Entsprechend der verschiedenen Sportarten soll im Sinne der Präventivmaßnahme an adäquaten Kopfschutz an dieser Stelle aus sportmedizinischer Sicht lediglich erinnert sein.

Im Zweifel sollte man sich immer für die Gesundheit des Spielers, ggf. auch entgegen seine eigenen Wünschen und Vereinsinteressen, entscheiden. Todesfälle von Sportlern sind in der Literatur beschrieben. Im Einzelfall müssen die Zeichen der Gehirnerschütterung aktiv gesucht werden, da der Spieler sich nicht zwangsläufig freiwillig äußert. Leider gibt es keine Richtlinien, die als evidence-based einzustufen sind, so dass der Sportmediziner eine klinische Einscheidung am Spielfeldrand basierend auf gesundem Menschenverstand treffen muss.

Weiterführende Tipps

→ Sportlertod, plötzlicher; → HWS-Stabilisierung, Klein-Kinder gerecht (Tipps & Tricks für den Traumatologen); → Epistaxis; → Kaderuntersuchung, internistische; → Kaderuntersuchung, orthopädische.

Literatur

Bailes JE, Cantu RC (2001) Head injury in athletes. Neurosurg 48:26–45

Collins MW, Lovell MR, McKeag DB (1999) Current issues in managing sports-related concussion. J A M A 282:2283–2285

Kelly JP, Nichols JS, Filley CM, Lillehei KO, Rubinstein D, Kleinschmidt-De-Masters BK (1991) Concussion in sports. J A M A 266:2867–2869

Kelly JP, Rosenberg JH (1997) Diagnosis and management of concussion in sport. Neurology 48:575–580

Quality Standards Subcommittee, American Academy of Neurology (1997) Practice parameter: The management of concussion in sports. Neurology 48:581–585

Weber J, Jaksche H (1999) Das Schädel-Hirn-Trauma im Sport. Sportverl Sportschad 13:30–35

Weber J, Spring A (2001) Management eines leichten Schädel-Hirn-Traumas im Sport. Deut Zeitschr Sportmedizin 52:297–298

Wojtys EM, Hovda D, Landry G, Boland A, Lovell M, McCrea M, Minkoff J (1999) Concussion in sports. Am J Sports Med 27:676–687

Gesundheitsvorsorge, Prävention durch Sport

Ziel

Durch Steigerung körperlicher Aktivitäten kann das Risiko für das Auftreten oder Fortschreiten diverser Erkrankungen beeinflusst werden.

Problem

Das Leben in den Industrienationen ist geprägt durch Leistungsprinzip und Termindruck. Hinzu kommen ungünstige Ernährungsgewohnheiten, oft geprägt durch Einseitigkeit und Kalorienreichtum. Bewegungsmangel, Übergewicht und Rauchgewohnheiten begünstigen zahlreiche Erkrankungen. An vorderster Stelle sind hier kardiovaskuläre Erkrankungen zu nennen, die noch vor den Krebsleiden die Todesfallstatistiken in diesen Ländern anführen. Bewegungsmangel ist hier als eigenständiger Risikofaktor anzusehen. Es konnte anhand von Studien belegt werden, dass bereits eine regelmäßige moderate körperliche Betätigung einen günstigen Einfluss auf die Sterblichkeit zeigt. Es ist ferner belegt, dass regelmäßige moderate körperliche Aktivitäten das Risiko einen Herzinfarkt zu erleiden für einen über 40-jährigen deutlich reduzieren. Positive Auswirkungen im Hinblick auf Schweregrad, Verlauf und Lebensqualität hat körperliche Bewegung auch bei zahlreichen anderen Erkrankungen wie arterielle Hypertonie, Diabetes mellitus, obstruktive Atemwegserkrankungen, Osteoporose sowie bei Krebserkrankungen.

Ferner stabilisiert regelmäßiges moderates Ausdauertraining das Immunsystem, wohingegen sich dauerhaftes Training auf Höchstleistungsniveau eher negativ auswirkt.

Lösung und Alternativen

Durch Anpassung der Lebensgewohnheiten können Risiken für das Auftreten bestimmter Erkrankungen deutlich reduziert werden (Primärprävention), oder aber das Fortschreiten bereits manifester Erkrankungen verlangsamt bzw. Folgeerkrankungen hinausgeschoben werden (Sekundärprävention).

Für bis dahin gesunde Freizeitsportler ist vor Aufnahme eines intensiveren Trainings eine ärztliche Vorsorgeuntersuchung zu empfehlen, dies gilt insbesondere für Senioren. Hinweise hierzu finden sich im entsprechenden Kapitel dieses Buches. Obligat ist eine entsprechende ärztliche Betreuung für Patienten, die in entsprechende Programme der Sekundärprävention eingebunden werden (z. B. Koronarsportgruppen, Lungensportgruppen).

Der Schwerpunkt sollte auf Ausdauertraining liegen und mehrere Trainingseinheiten bei mittlerer Intensität umfassen. Besonders geeignete Sportarten sind Laufen, Schwimmen und Radfahren. Zu empfehlen sind 2–3 Trainingseinheiten pro Woche von jeweils 30–45 min. Dem eigentlichen Training sollte eine Aufwärmphase mit lockeren Übungen vorausgehen.

Für die präventive Wirkung ist die regelmäßige körperliche Aktivität bedeutsam, wobei ein Energieverbrauch von etwa 2000 kcal/Woche erreicht werden sollte. Eine darüber hinausgehende Steigerung der Intensität hat wohl keinen zusätzlichen Effekt auf die Gesundheit, sondern vermag lediglich die Fitness zu steigern.

Für Patienten ist die Einbindung in eine entsprechende Sportgruppe ratsam, denn nur in solchen Gruppen ist die Berücksichtigung einzelner Erkrankungen möglich.

G

Weiterführende Tipps

→ Vorsorgeuntersuchung, Freizeitsportler; → Lungenerkrankungen, Sportfähigkeit; → Sport, Alter.

Literatur

Dickhuth HH, Löllgen H (1996) Trainingsberatung für Sporttreibende. Deut Ärztebl 93:A-1192–1198

König D, Gratewohl D, Deibert D, Weinstock C, Northoff, H, Berg A (2000) Sport und Infekte der oberen Atemwege – Epidemiologie, Immunologie und Einflussfaktoren. Deut Zeitschr Sportmedizin 51:244–250

Platen P (1997) Prävention und Therapie der Osteoporose. Deut Ärztebl 94: A-2569–2574

Skinner JS (2001) Körperliche Aktivität und Gesundheit: Welche Bedeutung hat die Trainingsintensität? Deut Zeitschr Sportmedizin 52:211–214

Gewichtmachen, Hinweise

Ziel

Darstellung des akuten Gewichtsverlustes, des sogenannten „Gewichtmachens" und dessen Auswirkung auf die Leistungsfähigkeit.

Problem

In Sportarten wie z. B. Boxen, Ringen usw. mit unterschiedlichen Gewichtsklassen ist das sogenannte „Gewichtmachen" ein weit verbreitetes und häufig benutztes Verfahren zur Reduzierung des Körpergewichtes vor einem Wettkampf. Hierbei kann es zu erheblichen gesundheitlichen Komplikationen sowie zu Leistungsreduzierung kommen.

Lösung und Alternativen

Die Methoden des „Gewichtmachens" sind ein vermehrtes Schwitzen durch extreme Saunaanwendung, Ausdauerbelastungen in Thermobekleidung, Flüssigkeitsrestriktion sowie die Einnahme von Medikamenten wie Diuretika und Laxantien. Dieser akute Gewichtsverlust kann zu erheblichen gesundheitlichen Folgen bis hin zum Tode führen. Der schnelle Flüssigkeitsverlust führt zu einer Dysregulation des Flüssigkeithaushaltes. Hieraus können entstehen:

1. Blutdruckabfall
2. Erhöhung der Ruhe- und Belastungsherzfrequenz
3. Abnahme des Schlagvolumens
4. Ausschüttung von Katecholaminen
5. Reduzierte Nierendurchblutung
6. Reduzierte Muskeldurchblutung
7. Reduzierte Thermoregulation.

Zusätzlich zu den gesundheitlichen Folgen lassen sich aber auch leistungsmindernde Folgen durch das „Gewichtmachen" festmachen. So führt dies zu:

1. Abnahme der Maximalkraft
2. Abnahme der Kurzzeit- und Ausdauerleistungsfähigkeit
3. Leistungsabfall von ca. 5%.

Um sowohl die gesundheitlichen als auch die leistungsmindernden Folgen für den Athleten und Trainer transparent zu machen, ist eine gründliche Aufklärung zu fordern. Die Einbindung von Ernährungsberatern ist erforderlich, um über langfristige Körpergewichts- und Körperfettmessungen eine realistische Zielsetzung bei der Gewichtsreduktion zu erreichen. Eine maximale 3%ige Körpergewichtsreduktion über 5–7 Tage vor dem Wettkampf scheint akzeptabel. Das Regelwerk sollte so verändert werden, dass das Wiegen und der Wettkampf zeitnah durchgeführt werden. Eine parenterale Flüssigkeitszufuhr nach dem Wiegen sollte von den Verbänden verboten werden.

Weiterführende Tipps

→ Nahrungsergänzungsmittel; → Doping, Grundlagen; → Doping, Recht.

Literatur

Braumann KM, Urhausen A (2002) Gewichtmachen. Deut Zeitschr Sportmedizin 53:254–255

G

Gewichtsreduktion, sportliche Aktivität

Ziel

Die Reduktion von Übergewicht ist nur mit Motivation und einem geeigneten Konzept erfolgreich möglich. Diät oder vermehrte körperliche Aktivitäten reichen alleine selten aus. Der Sinn eines kombinierten Vorgehens soll dargelegt werden.

Problem

Bewegungsmangel und Fehlernährung führen zu einem ungünstigen Verhältnis zwischen Energiezufuhr und Energieverbrauch. Die unweigerliche Folge ist eine über Jahre hinweg schleichende Gewichtszunahme. Normalgewichtigkeit und Übergewichtigkeit lassen sich anhand des sogenannten BMI (Body Mass Index) einschätzen. Berechnung des BMI (Body Mass Index): BMI = Gewicht (kg)/Größe (m²).

Bewegungsmangel und Übergewicht stellen für zahlreiche Erkrankungen eigenständige Risikofaktoren dar. Eine erfolgreiche Gewichtsreduktion in Kombination mit gesteigerter körperlicher Aktivität vermag dieses Risiko zu senken.

Lösung und Alternativen

In Abhängigkeit vom Ausmaß des Übergewichtes sollten zunächst Begleiterkrankungen erkannt und behandelt werden. Ziel sollte sein, durch Normalisierung des Körpergewichtes Risiken zu senken und zu einer gesunden Lebensweise beizutragen. Dies kann nur dann gelingen, wenn eine negative Energiebilanz erreicht wird. Anzustreben ist ein Energiedefizit von 500–1000 kcal/d.

Folgende Maßnahmen tragen zu einer entsprechenden Bilanz bei:

- Umstellung der Ernährung führt zu Senkung der Energiezufuhr
- Hierzu zählt eine konsequente Reduktion der Gesamtkalorienzufuhr. Beachtet werden muss, dass trotz der Diät essentielle Nahrungsbestandteile in ausreichender Menge zugeführt werden. Eine entsprechende Diätberatung sollte angeboten werden, da nicht jede Diätform diese Voraussetzungen erfüllt.
- Steigerung der körperlichen Aktivität hebt den Energieverbrauch

Tabelle 1. Einteilung von Gewicht nach BMI (Body Mass Index)

	BMI (kg/m^2)
Untergewicht	< 18,5
Normalgewicht	18,5–24,9
Leichtes Übergewicht	25,0–29,9
Adipositas Grad I	30,0–34,9
Adipositas Grad II	35,0–39,9
Extreme Adipositas Grad III	> 40

- In Kombination mit diätetischen Maßnahmen führt bereits eine regelmäßige Aktivität mit relativ geringer Intensität (25–40% der maximalen Sauerstoffaufnahme) zu einem guten Abbau von Körperfett. Diese Trainingsintensität ist auch von wenig Trainierten beispielsweise durch Walking oder Schwimmen zu erbringen und kann auch über einen Zeitraum von 45–60 min beibehalten werden. Erstrebenswert ist eine regelmäßige Belastung in mindestens drei Trainingseinheiten pro Woche mit einer Zielherzfrequenz von etwa 180–Alter (Schläge/min). Gelenkschonende Sportarten (Walking, Gymnastik, Schwimmen und Fahrradfahren bzw. Heimergometer) sind vorzuziehen. Bezogen auf den Energieverbrauch ist Krafttraining ebenbürtig, jedoch ist der präventive Effekt eines regelmäßigen ausdauerbetonten Trainings hinsichtlich kardiovaskulärer Risiken besser belegt. In Ergänzung zu diesen sportlichen Aktivitäten sollten alltägliche Belastungen wie Treppensteigen und kurze Wege zu Fuß (statt mit dem Auto oder Bus) genutzt werden, das tägliche Aktivitätsniveau weiter zu steigern.

Ziel ist eine langfristige Gewichtsstabilisierung und der Schutz vor Rückfällen. Die Ursache der gestörten Energiebilanz muss erkannt und eine entsprechende Änderung des Essverhaltens herbeigeführt werden. Dies kann z.B. durch Teilnahme an Selbsthilfegruppen erreicht werden.

Weiterführende Tipps

→ Gesundheitsvorsorge, Prävention durch Sport; → Sport, Diabetes.

Literatur

Hauner H (1997) Strategie der Adipositastherapie. Der Internist 38:244–250

Jacicic JM, Clark K, Coleman E, Donnelly JE, Foreyt J, Melanson E, Volek J, Volpe SL (2001) American College of Sports Medicine position stand. Appropriate intervention strategies for weight loss and prevention of weight gain for adults. Med Sci Sports Exerc 33:2145–2156

Leitlinien der Deutschen Adipositas-Gesellschaft, http://www.adipositas-gesellschaft.de/Leitlinien/leitlinien.html

Glasampullen, gefahrloses Aufbrechen

Ziel

Gefahrloses Aufbrechen von Glasampullen.

Problem

Das Aufbrechen von Glasampullen birgt ein Verletzungspotenzial durch die entstehende abgebrochene Glaskante. Blutungen der Finger, insbesondere des Daumens sowie mögliche Infektionen können Folge dieses Manövers sein.

Lösung/Alternative

Zum Abbrechen der Ampulle wird der Zylinder einer herkömmlichen Einmalspritze über den Kopf der Glasampulle gestülpt. Bei 10–20 ml Ampullen bietet sich in der Regel ein 15 ml Spritzenzylinder, bei kleineren Ampullen ein 2–5 ml Spritzenzylinder an. Die Glasampulle wird mit der führenden Hand festgehalten und der Ampullenkopf mit dem Spritzenzylinder, der von der anderen Hand gehalten wird, abgebrochen (Abb. 1). Somit wird ein Abrutschen der Finger auf den freien Abbruchrand der Glasampulle und damit eine Schnittverletzung verhindert.

G

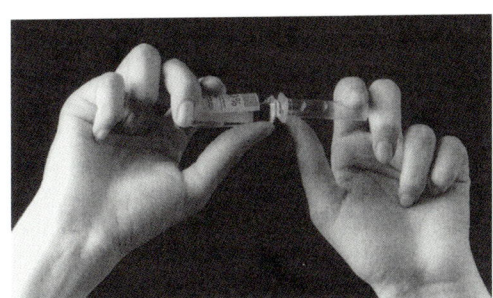

Abb. 1. Öffnung einer Glasampulle mit einem aufgesetzten Spritzenzylinder

Weiterführende Tipps

→ Elektrolytsubstitution, Ausdauerbelastung; → Notfallkoffer, internistischer.

Quelle

H. M. Loick: Tipps & Tricks für den Anästhesisten, Springer-Verlag 2000

Literatur

Weenig CS (1998) A better, safer, and inexpensive way to open glass ampules. Anesthesiology 88:838

Hand, sportmedizinische Aspekte

Ziel

Aufgrund der zentralen Rolle der Hand bei vielen Sportarten kommt der primären klinischen und radiologischen Diagnostik eine besondere Bedeutung zu.

Problem

Die Hand ist bei einer Vielzahl von Sportarten, insbesondere bei den Ball- und Kampfsportarten, besonders gefährdet. Auch bei Sportarten, die einen festen Griff am Sportgerät erfordern, wie Tennis oder Golf, steht die Abklärung von Beschwerden der Hand und des Handgelenkes häufig im sportmedizinischen Mittelpunkt. Allgemein geht man davon aus, dass ca. 15% aller Sportverletzungen und -schäden diese Körperregion betreffen. Die Tendenz der Leistungssportler entsprechende Verletzungen zu bagatellisieren, muss bei der Evaluation mitberücksichtigt werden. Nur durch eine entsprechende Abklärung können Verletzungen korrekt behandelt und Folgeschäden vermieden werden.

Die Häufigkeit von sportspezifischen Verletzungen in diesem Bereich spiegelt sich u. a. in der Namensgebung einzelner Läsionen, mit denen die Sportmediziner konfrontiert werden, wie z. B. Skidaumen, Boxerknöchel oder Baseballfinger (Tab. 1) wider. Nach der üblichen Erstversorgung nach dem PECH-Schema gilt es möglichst frühzeitig eine eindeutige Befundzuordnung zu erzielen. Die Anlage einer Schiene in der verletzten Region ist häufig sinnvoll, wenn z. T. auch nur, um eine ausreichende Schmerzreduktion zu erzielen. Während bei vermuteten Verletzungen des Handgelenkes eine Ruhigstellung in 20–30° Dorsalextension empfohlen wird, ist die sogenannte Sicherheitsposition für die Finger bei Verletzungen die Intrinsic-plus-Position (Abb. 1).

Lösung und Alternativen

Um bei der Untersuchung der Hand keine Verletzungen dieses komplexen Skelettabschnittes zu übersehen, sollte der Untersucher einen eigenen standardisierten Ablauf entwickelt haben. Nach der Erhebung

H

Tabelle 1. Auswahl von typischen, z. T. sportartspezifischen Handverletzungen

Eigenname	Sportverletzung/Sportschaden Anatomische Struktur	Klinischer Befund
Baseballfinger/ Kricketfinger	Strecksehnenruptur Langfinger-Endglied	Aktiver Streckdefizit
Biker Parästhesien (Radfahrer)	Kompressionssyndrom/Neuritis Distaler N. ulnaris (Guyonsche Loge)	Fingerspreiz- Schwäche Taubheit Kleinfinger
Boxerknöchel	Chronische Reizung Metacarpale II–V Köpfchen	Weichteilverdickung
Boxerbruch	Subcapitale Fraktur Metacarpale V Köpfchen	Schmerzhafte Bewe- gungseinschränkung
Coach's finger	Kapsel-Band-Läsion Palmare Platte PIP-Gelenk	Hyperextensions- schmerz Palmarer Druck- schmerz
Kletterfinger	Bandverletzung A-2-Ringband, v. a. Digitus III, IV	Beugesehnen- Schnalzen Verdickung Grundglied
Skidaumen Torhüterdaumen	Ulnares Kollateralband Grundgelenk Digitus I	Aufklappbarkeit Sterner-Zeichen (lokale Verdickung)
Trikot Finger (Jersey finger)	Sehnenruptur Lange Beugesehne	Aktiver Beugeverlust im DIP-Gelenk
Werfer-Handgelenk	Überlastungs-Syndrom Kapselbandapparat, Strecksehnen	Überstreckschmerz Schwellung Handrücken

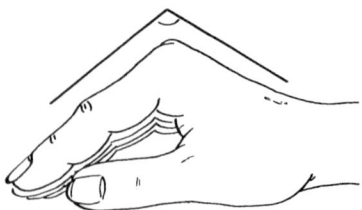

Abb. 1. Intrinsic-plus-Stellung mit ma- ximal gebeugten Metacarpophalangeal Gelenken und gestreckten PIP- und DIP-Gelenken

einer umfassenden Anamnese, die neben vorbestehenden Verletzungen auch das Belastungsprofil mitberücksichtigt, erfolgt die subtile Untersuchung. Die gesunde Gegenseite sollte zum Vergleich herangezogen werden. Eine aufmerksame Inspektion der betroffenen Hand sowie die Überprüfung der aktiven Bewegungsausmaße, v. a. im Vergleich zur Gegenseite, ist häufig aufschlussreich. Auch eine unterschiedliche Ausgangsstellung im Bereich der betroffenen Gelenke kann als Hinweis auf die verletzte Struktur dienen.

Neben der aktiven und passiven Testung der Beweglichkeit des Handgelenkes, des Daumens und der Langfinger sollten auch komplexe Bewegungsabläufe auf ihre Symmetrie hin überprüft werden. Durchführung von Faustschluss, Fingerstreckung, Spitzgriff, Flaschengriff etc. erlaubt eine schnelle Orientierung. Bestimmung der Richtung der Bewegungseinschränkungen kann die Definition der Gelenkpathologie erleichtern, da die Reihenfolge der Einschränkungen bei jedem Gelenk im Sinne der Kapselmuster nach Cyriax bestimmten Gesetzmäßigkeiten folgt (Tab. 2). Eine orientierende neurologische Untersuchung muss zwangsläufig erfolgen. Durch die gezielte Überprüfung der aktiven Beugefähigkeit der Langfinger kann schnell zwischen Schäden der oberflächlichen und tiefen Beugesehnen differenziert werden (Abb. 2).

Mit der konventionellen Röntgendiagnostik werden Frakturen, knöcherne Band-, Kapsel- oder Sehnenausrisse dokumentiert. Spezialaufnahmen sind gelegentlich erforderlich (z. B. Scaphoidserie). Im Einzelfall können Sonographie, Szintigraphie, CT oder NMR weiterhelfen.

Bei Sportlern mit Trauma-Anamnese und therapieresistenten chronischen Handgelenkschmerzen muss man auch an die häufig initial

Tabelle 2. Typische Kapselmuster im Bereich der Hand nach Cyriax

Gelenk	Kapselmuster
Distales Radioulnar Gelenk	Einschränkung Pronation/Supination; sonst freie Bewegungsumfänge
Karpale Gelenkreihen	Einschränkung Flexion/Extension; freie Radial-/Ulnarduktion
Daumen	Eingeschränkte Abduktion/Extension; freie Flexion/Adduktion
Metakarpophalangeal Gelenke	Eingeschränkte Flexion; freie Extension
Interphalangeal Gelenke	Eingeschränkte Flexion; freie Extension

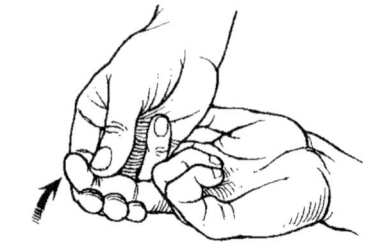

Test für tiefe Beugesehne

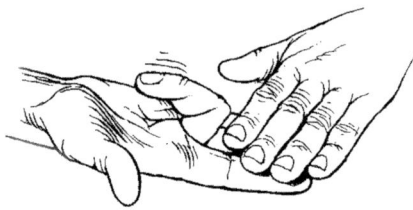

Test für oberflächliche Beugesehne

Abb. 2. Aktive Beugung bei in Streckung fixiertem Finger im Endglied (M. flexor profundus); Beugung des Fingers bei Streckung der anderen Langfinger im PIP-Gelenk (M. flexor superficialis)

übersehene skapholunäre Verletzung denken. Bei Vorliegen einer skapholunären Instabilität kann durch den Skaphoid-Shift-Test oder das Watson-Manöver eine dorsale Subluxation mit schmerzhaftem Klicken oder Schnappen provoziert werden. Der Untersucher sitzt dem Sportler gegenüber und manipuliert mit der gleichseitigen Hand (rechts zu rechts, links zu links) die betroffene Handwurzel. Dabei übt der Untersucher von palmar einen Druck auf das Kahnbein (Höhe Tuberkulum) mit dem Daumen aus und fixiert den distalen dorsalen Radius mit den Langfingern (Abb. 3). Bei Vorliegen einer Instabilität kommt es während dieses Provokationstestes beim Übergang von Ulnarduktion (Ausgangsposition) in die Radialduktion zu einem schmerzhaften Vorspringen oder einer Subluxation des proximalen Kahnbeins über die Radiuskante. Bei Vorliegen einer traumatischen Instabilität lässt sich der vom Patienten als typisch empfundene Schmerz so auslösen. Radiologisch ist eine pathologische Vergrößerung des Kahnbein-Mondbein-Abstandes zu dokumentieren.

Schäden im Bereich des Discus triangularis des Handgelenkes werden gehäuft bei Tennis- und Eishockeyspielern beobachtet. Der Sportler beschreibt Schmerzen nach Belastung unterhalb des Proc. styloideus ulnae und bei maximaler Beugung. Die Diagnose kann durch NMR,

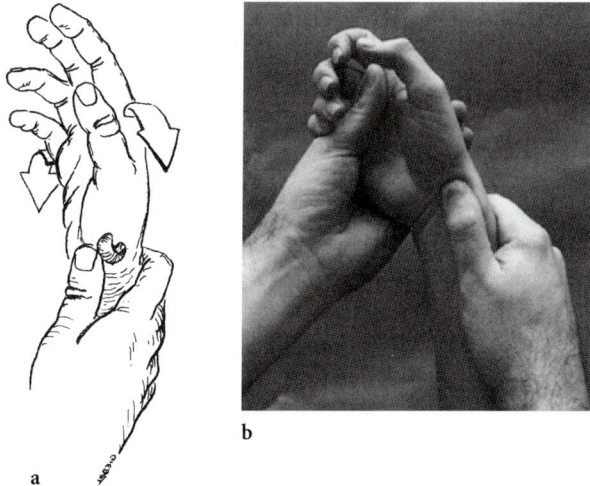

b

a

Abb. 3 a, b. Watson-Test: Bei der Untersuchung der verletzten rechten Hand übt der Sportmediziner mit seinem rechten Daumen palmarseitig Druck auf das Kahnbein aus. Die Langfinger umfassen den distalen, dorsalen Radius im Sinne eines Widerlagers. Mit der linken Hand bewegt der Untersucher die betroffene Hand passiv aus der Ulnarduktion in die Radialduktion

H

probatorische Ruhigstellung, aber auch lokale Infiltrationen gesichert werden. Die Therapie besteht aus krankengymnastischen und physikalischen Maßnahmen sowie dem vorrübergehenden Einsatz eines Tapeverbandes oder einer Orthese. Im Einzelfall kann die Arthroskopie durch einen entsprechenden Spezialisten erforderlich sein.

Weichteilverletzungen der Hand müssen genau evaluiert werden. Oberflächliche Hautläsionen sollten gereinigt und von Fremdkörpern befreit werden. Tiefere Verletzungen, insbesondere über den Gelenken müssen ausgeschlossen werden. Im Zweifel sollte eine ärztliche Untersuchung und Behandlung erfolgen. Besonders Läsionen im Bereich der Fingerknöchel nach Faustschlag auf die gegnerischen Zähne (**Cave:** hohe Pathogenität menschlicher Mundflora!) sollten ausgiebig gereinigt und desinfiziert werden. Begleitende Strecksehnenverletzungen sind auszuschließen. Eine antibiotische Behandlung kann im Einzelfall erforderlich sein. Auch kleine Stichwunden, v.a. in der Hohlhand, können mit Verletzungen der Gefäß-Nerven-Strukturen sowie der Beugesehnen einhergehen. Entsprechend sollte die klinische Untersuchung ausgerichtet sein (Abb. 2). Auch hierbei besteht ein hohes Infektrisiko. Auf einen ausreichenden Tetanus-Schutz, der nach Möglichkeit immer Anfang der Saison von den Betreuern überprüft werden sollte, sei an dieser Stelle hingewiesen.

Die Versorgung von Verletzungen im Bereich des Fingernagels sollte nach Möglichkeit auf einen Erhalt des Nagels und dessen Schutzfunktion ausgerichtet sein. Die Größe und Schmerzhaftigkeit eines subungualen Hämatomes kann durch ein Eintunken in Eiswasser über 10–15 min minimiert werden. In Einzelfällen kann eine Nageltrepanation zur Entlastung des Hämatoms erforderlich sein. Diese kann mit einer glühenden Büroklammer oder einer Kanüle erfolgen.

In Anbetracht der zentralen Rolle der Hand für die erfolgreiche Ausführung einer Vielzahl an Sportarten, sollte im Zweifel ein entsprechender handchirurgischer Spezialist zu Rate gezogen werden.

Weiterführende Tipps

→ Arztkoffer, Zusammenstellung; → Kaderuntersuchung, orthopädische.

Literatur

American Academy of Orthopaedic Surgeons (1991) Hand and wrist. In: Athletic Training and Sports Medicine. AAOS, S 283–292

Felderhoff J, Lehnert M, Mellerowicz H (2002) Das schmerzhafte Handgelenk im Sport. Deut Zeitschr Sportmed 53:327–328

Hoffmann R (1999) Checkliste Handchirurgie. 2. Auflage. Georg Thieme Verlag, Stuttgart

Lautenbach M, Mellerowicz H, Eisenschenk A (1999) Die Untersuchung der Hand und des Handgelenkes in der Sportmedizin. Deut Zeitschr Sportmedizin 50:287–289

Watson HK, Ashmead D, Makhlouf MV (1988) Examination of the scaphoid. J Hand Surg 13A:657–660

Wilhelm K (1997) Hand und Finger. In: Engelhardt M, Hintermann B, Segesser B (Hrsg.) GOTS-Manual Sporttraumatologie. Verlag Hans Huber, S 108–112

Herzfrequenz, Trainingssteuerung

Ziel

Erkennen der Bedeutung der Herzfrequenz in Ruhe und unter Belastung als Parameter zur Trainingssteuerung und Erfassung von trainingsbedingten Problemen.

Problem

Sportler sind oftmals nicht in der Lage, ein ausgeprägtes Belastungsgefühl zu entwickeln. Dabei kann die Messung der Herzfrequenz helfen. Pulsuhren werden zunehmend zur speziellen Belastungssteuerung verwendet. Die Herzfrequenzreaktion variiert jedoch in verschiedenen Belastungssituationen, zum einen durch körperliche Veränderungen im Training oder Wettkampf, zum anderen durch Faktoren wie Alter und Umgebungsbedingungen.

Lösung und Alternativen

Die Herzfrequenz ist sowohl im Breiten- als auch im Leistungssport ein einfacher aber effektiver Parameter zur Trainingssteuerung und Erkennung von trainingsbedingten Problemen wie Übertraining, psychische Stresssituationen oder sich ankündigende Erkrankungen wie zum Beispiel Infekte.

Eine der ersten Trainingswirkungen durch Ausdauertraining ist die Abnahme der Herzfrequenz. Sie beruht auf der Umstellung des Vegetativums vom sympathikotonen zum vagotonen Typ. Eine Sympathikushemmung verringert den Sauerstoffverbrauch im Herzmuskel, verbessert die Herzleistung und ökonomisiert auf diese Art die Herzarbeit. Eine Herzfrequenzabnahme um 10 Schläge/min bewirkt eine Sauerstoffenergieeinsparung von ca. 15%. Der Energieaufwand bei Körperruhe ist beim Trainierten dadurch um mehr als die Hälfte gesenkt.

Die Ruheherzfrequenz wird morgens direkt nach dem Aufwachen vor dem Aufstehen im Liegen bestimmt. Wird zur Herzfrequenzmessung im Sport eine Pulsuhr verwendet, so empfiehlt sich diese auch zur Bestimmung des Ruhepulses. Deutlich erhöhte Pulswerte (ca. 5–10 Schläge/min) im Vergleich mit einem längerfristig erhobenen persönlichen Mittelwert können auf Überlastung bzw. zu geringe Regeneration hinweisen. Ein kontinuierliches Absinken des Ruhepulses findet sich bei Verbesserung der Grundlagenausdauer. Besonders wichtig ist die Messung des Pulses am Morgen nach einem intensiven Trainingstag. Ist der Ruhepuls der gleiche wie am Morgen des Trainingstages, dann weist dies auf eine ausreichende Erholung des Organismus hin. Nach körperlichen Belastungen, Rauchen, Essen und Genuss von Kaffee, Tee oder Alkohol ist der Puls meist erhöht.

Im Alter kommt es zu einer Reduktion der maximalen Herzfrequenz und der myokardialen Kontraktilität, möglicherweise als Folge eines verminderten Ansprechens auf Katecholamine. Die Herzfrequenz ist ein einfacher Parameter, der deshalb auch im Freizeit- und Altensport zunehmend als Steuergröße Beachtung findet. Bei der Beurteilung der Herzfrequenzdynamik ist von einer engen Korrelation zwischen Herzfrequenzanstieg und Laktat-Produktion auszugehen.

Die Ermittlung der maximalen Herzfrequenz ist sehr einfach mit Hilfe eines (sportartspezifischen) Belastungstests durchzuführen. Hierzu sollte der Sportler nach einer Aufwärmphase für einige Minuten mit annähernd maximaler Geschwindigkeit laufen. In der letzten Minute führt er einen maximalen Spurt durch. Unmittelbar nach Belastungsende wird die Herzfrequenz manuell durch Palpation der Carotis oder mittels Pulsuhr bestimmt. Ähnliche Verfahren lassen sich zur Ermittlung der maximalen Herzfrequenz bei anderen Belastungsformen wie Skilanglauf, Radfahren, Schwimmen oder Rudern anwenden. Die Maximalfrequenz unterscheidet sich in diesen Belastungsformen nicht wesentlich von den Werten, die beim Laufen bestimmt werden. Es ist jedoch auf vergleichbare Umgebungsbedingungen zu achten, da die Herzfrequenz bei gleicher Sauerstoffaufnahme in warmer Umgebung oder bei Flüssigkeitsdefiziten stark ansteigen kann.

Will man die maximale Herzfrequenz ohne Belastungstest ermitteln, so empfiehlt sich die Formel: maximale Herzfrequenz (Schläge/min) =220–Lebensalter. Die durch einen Belastungstest ermittelte maximale Herzfrequenz befindet sich in der Regel innerhalb einer Abweichung von 5–10 Schlägen/min von dieser berechneten Frequenz.

Beim Conconi-Test wird eine vorgegebene Strecke in steigender Lauf- oder Radfahr-Geschwindigkeit absolviert. Dabei steigt die Herzfrequenz bei zunehmender Belastung nur bis zu einem gewissen Punkt linear an. Bei weiterer Steigerung der Geschwindigkeit erfolgt ein flacherer Herzfrequenzanstieg. Es findet also ein Abknicken der Herzfrequenz-Leistungskurve statt. Dieses Abknicken fällt mit der für das Ausdauertraining wichtigen anaeroben Schwelle zusammen, dem Übergang vom aeroben in den anaeroben Bereich. Im Durchschnitt liegt diese anaerobe Schwelle bei 4 mmol/l Laktat, kann jedoch je nach Trainingszustand bis zu 2 mmol/l variieren. Die anaerobe Schwelle ist definiert durch eine bestimmte Leistung (km/h oder Watt), eine gut reproduzierbare Sauerstoffaufnahme und durch die Herzfrequenz.

Wurde der Conconi-Test auf dem Fahrrad absolviert, so können für die Trainingsempfehlung des Laufsportes 5–10 Pulsschläge dazugerechnet werden, für Skilanglauf ca. 5 Schläge.

Der Erholungspuls wird sofort nach Belastungsende und nach 1, 3, 5 und 10 min bestimmt. Nach 3 min sollte der Wert bereits unter 100 Schläge/min abgesunken sein. Je schneller die Herzfrequenz in der Erholungsphase sinkt, desto besser ist der Trainingszustand der Ausdauerkapazität.

Unter der Herzfrequenzreserve versteht man die Differenz maximale Herzfrequenz minus Ruheherzfrequenz. Die Trainingsherzfrequenz wird zum Teil angegeben als % der Herzfrequenzreserve + Ruheherzfrequenz.

Die Kunst der Trainingssteuerung im Ausdauerbereich liegt meist darin, die Belastungsintensität in einem Bereich zu halten, ohne allzu große anaerobe Mechanismen in Anspruch nehmen zu müssen. Im Allgemeinen basieren Trainingsempfehlungen auf einem bestimmten Prozentsatz der maximalen Sauerstoffaufnahme, der Herzfrequenz oder dem subjektiven Belastungsempfinden. Im Durchschnitt werden bei 50% der maximalen Sauerstoffaufnahme 65% der maximalen Herzfrequenz erreicht. 80% der maximalen Sauerstoffaufnahme entsprechen 87% der maximalen Herzfrequenz.

Grundsätzlich kann für den Freizeitsport von der Faustregel ausgegangen werden, dass die ideale Trainingsbelastung im Dauerleistungsbereich mit der Formel *Puls 170 minus 1/2 Lebensalter* errechnet werden kann (z.B. für einen 50-Jährigen: 170–25 = 145 Schläge/min). Die zweite Faustregel besagt, dass während des Sporttreibens noch eine Unterhaltung mit dem Trainingspartner möglich sein soll. Dadurch ist sichergestellt, dass die Leistung im aeroben Bereich stattfindet.

Ausgehend von der maximalen Herzfrequenz werden sechs verschiedene Trainingszonen unterschieden (Tab. 1). Abhängig vom gewünschten Trainingseffekt ist der entsprechende Bereich zu wählen:

Tabelle 1. Die sechs Herzfrequenz-Trainingszonen

Trainingszone	Trainingfrequenz (in % der maximalen Herzfrequenz)
Regenerations-Zone	<70%
Fettstoffwechseltraining	65–70%
Extensives Training	70–80%
Aerobes Training	75–90%
Anaerobes Training	90–95%
Warnzone	95–100%

Regenerations-Zone: Das Training in dieser Zone dient der Regeneration nach hohen Wettkampf- oder Trainingsbelastungen. Hierdurch wird die Erholung positiv beeinflusst und dadurch die Grundlage für weitere Trainingsbelastungen geschaffen. Die Herzfrequenz sollte maximal 70% der maximalen Herzfrequenz betragen.

Fettstoffwechseltraining: In diesem Bereich wird beim Energieverbrauch der größte relative Anteil an Fettverbrennung erzielt. Die Herzfrequenz sollte hier 65–70% der maximalen Herzfrequenz betragen. Die absolute Fettverbrennung, d.h. die Menge der verbrauchten Kalorien durch Fettmetabolisierung, z.B. mit der Absicht der Gewichtsreduktion, ist jedoch bei noch intensiverem Training höher.

Extensives Training: Das Training in diesem Bereich schult die Grundlagenausdauer. Es stellt somit die Basis für einen intensiven Trainingsaufbau dar. Die Herzfrequenz beträgt hierbei 70–80% der maximalen Herzfrequenz.

Aerobes Training: Training der Grundlagenausdauer sowie Gewöhnung der Muskulatur an ein höheres Lauftempo. Die Herzfrequenz sollte bei kürzeren Einheiten 80–85%, bei längeren 75–80% und bei Fahr- oder Spieltraining kurzfristig bis zu 90% der maximalen Herzfrequenz betragen.

Anaerobes Training: Dieses Training stellt ein Tempotraining dar und entwickelt durch den ständigen Wechsel zwischen aerob und anaerob die Ausdauerfähigkeit. Beim Training in diesem Bereich werden überwiegend Kohlenhydrate und relativ gesehen weniger Fett verbrannt. Die Herzfrequenz sollte hier bei 90–95% der maximalen Herzfrequenz liegen.

Warnzone: Training in dieser Zone ist für die Gesundheit nicht förderlich, es dient lediglich dazu, die Wettkampfsituation zu trainieren, um den Körper an außergewöhnliche Belastungen zu gewöhnen und somit eine größere Toleranz zu erreichen. Die Herzfrequenz erreicht hierbei 95–100% der maximalen Herzfrequenz.

Sowohl in der modernen Trainingslehre als auch in der Rehabilitations-Medizin ist das Puls-kontrollierte Training nicht mehr wegzudenken. Richtig angewendet sind Pulsmessgeräte, sowohl für Breiten- als auch für Spitzensportler ein ausgezeichnetes Mittel, das Training zu optimieren. Dies gilt besonders für Ausdauer-Sportarten wie Skilanglauf, Laufen und Radfahren, in zunehmendem Maße jedoch auch für Intervall-Sportarten wie Fußball, Handball, Eishockey etc., da bei letzteren der Faktor Ausdauerleistungsfähigkeit immer wichtiger wird.

Durch die Verwendung von Pulsuhren verlässt sich der Athlet oftmals zu sehr auf die Geräte und verliert sein Belastungsgefühl. Dies kann im Trainingslager und Wettkampf bei Ausfall oder Störung des Gerätes fatale Folgen haben. Insofern sollten die Athleten so oft wie möglich eine eigene Abschätzung der Belastungssituation vornehmen und auf die Geräte verzichten oder sie dem Trainer zur Kontrolle geben. Laktatmessungen können die Geräte nicht ersetzen. Die Basisparameter sollen weiterhin beobachtet werden: Laufzeiten, Geschwindigkeit, Zwischenzeiten.

Weiterführende Tipps

→ Laktat, Messung; → Sportlerherz, Abklärung; → Übertraining, Diagnose.

Liteartur

Stilgenbauer F, Reißnecker S, Steinacker JM (2003) Herzfrequenzvorgaben für Ausdauertraining von Herzpatienten. Deut Zeitschr Sportmedizin 54:295–296

Herzrhythmusstörungen, bradykarde

Ziel

Differenzialdiagnose der beim Sportlerherzen möglichen physiologischen und pathologischen Formen bradykarder Herzrhythmusstörungen und deren Therapiebedürftigkeit.

Problem

Im Routine-EKG fallen beim Sportler oftmals Bradykardien als Folge veränderter Erregungsbildung und -leitung auf und bereiten dem weniger erfahrenen Sportmediziner oftmals Sorge um die Sportfähigkeit des Athleten. Als Konsequenz wird vorschnell ein Sportverbot erteilt oder sogar die Implantation eines Herzschrittmachers in Erwägung gezogen, was jedoch in einer Vielzahl der Fälle nicht gerechtfertigt ist.

Lösung und Alternativen

Ein Hauptcharakteristikum des Sportlerherzens ist die Sinusbradykardie (Herzfrequenz <60/min) als physiologischer Anpassungsmechanismus. Beim Ausdauersportler wird die niedrige Herzfrequenz durch ein höheres Schlagvolumen des Herzens kompensiert, so dass die Sportler selbst bei sehr niedrigen Herzfrequenzen bis unter 30/min beschwerdefrei sind.

Im Langzeit-EKG fallen bei Athleten mit Ruhe-Bradykardie häufig Pausen durch einen sinuatrialen Block auf, ohne dass eine klinische Symptomatik berichtet wird. Ursächlich hierfür ist meist die Vagotonie des Sportlers. Vor allem beim älteren Sportler aber stellt sich die Frage, ob eine Bradykardie und Pausen trainingsbedingt sind oder ob ein Syndrom des kranken Sinusknotens vorliegt, aus dem therapeutische Konsequenzen folgen. Zur Differenzialdiagnose ist hier ein Belastungstest hilfreich. Bei krankem Sinusknoten ist der Herzfrequenzanstieg unter Belastung verzögert und die maximal erreichte Herzfrequenz bei maximaler Belastung ist für das Alter zu niedrig (Sollwert der erreichten Herzfrequenz: 200–Lebensalter×0,85), während bei Trainingsbradykardie ein normales Herzfrequenzverhalten unter Belastung besteht.

Vor allem bei älteren Sportlern ist es manchmal fraglich, ob ein ungenügender Herzfrequenzanstieg auf einer ungenügenden Belastungsintensität beim Test beruht. Eine metabolische Ausbelastung kann in diesen Fällen relativ einfach mittels Laktatmessung oder Spiroergometrie nachgewiesen werden. Falls sich die trainingsbedingte Bradykardie als Kofaktor für die Entwicklung eines kranken Sinusknotens beim älteren Sportler herausstellt, so sollte man von weiterem intensivem Ausdauersport abraten.

Beim trainierten Sportler sind AV-Überleitungsstörungen nicht selten. Ein AV-Block I. Grades (Verlängerung der PQ-Zeit >0,2 sec) hat beim Athleten keinen Krankheitswert. Ausgeprägtere AV-Blockierungen I. Grades sind selten, die PQ-Zeit ist meist nur auf Werte bis 0,22 sec verlängert.

Auch AV-Blockierungen II. Grades vom Wenckebach-Typ (zunehmende PQ-Zeit bis zu einem einmaligen Ausfall der Überleitung) sind beim Sportler im Rahmen des Sportlerherzens zu sehen. Bei einer Häufigkeit von ca. 1% im Ruhe-EKG liegt aber kein Krankheitswert vor und es ergeben sich keine therapeutischen Konsequenzen.

Bei einigen Sportlern findet man auch einen AV-Block II. Grades Typ Mobitz (konstante PQ-Zeit, Ausfall jeder 2. oder 3. Überleitung im Sinne eines 2:1 oder 3:1 Blocks). Ein echter AV-Block Typ Mobitz ist grundsätzlich als pathologisch anzusehen und bei entsprechender klinischer Symptomatik (Schwindel, Synkope, Belastungsinsuffizienz) der Sportler bei einem Kardiologen mit der Frage nach einer Schrittmacherimplantation vorzustellen. In vielen Fällen entpuppt sich beim Sportler ein Mobitz-ähnlicher AV-Block II. Grades jedoch als eine Folge der Vagotonie.

Als praktische Hilfe zur Differenzialdiagnose empfiehlt sich ein Belastungstest. Bei Vagotonie verschwindet das Blockbild unter körperlicher Belastung sofort, bei einem echten Mobitz-Block bleibt es meist bestehen. Bei vagoton bedingten Veränderungen weist die PQ-Zeit

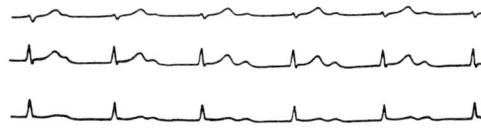

Abb. 1. Hochgradiger AV-Block I. Grades bei einem gesunden Radsportler. Die P-Welle fällt zum Teil in die vorangehende T-Welle

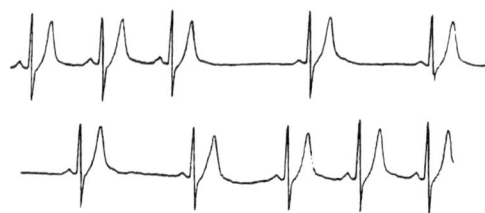

Abb. 2. Sinuatrialer Block bei einem gesunden Schwimmer

leichte Schwankungen auf, beim Mobitz-Block ist die PQ-Zeit konstant. Außerdem lässt sich beim echten Mobitz-Block auch oftmals ein Schenkelblockbild als Ausdruck eines infranodalen Ersatzrhythmus nachweisen.

Ein AV-Block III. Grades (asynchrone Vorhof- und Kammeraktionen) ist grundsätzlich als pathologisch anzusehen und sofort dem Kardiologen zuzuweisen. In Einzelfällen sind aber selbst AV-Blockierungen III. Grades im Rahmen des Sportlerherzens als harmlos beschrieben worden.

In Zweifelsfällen empfiehlt es sich bei Herzrhythmusstörungen immer den Rat eines sportmedizinisch erfahrenen Kardiologen einzuholen.

Weiterführende Tipps

→ Abtraining, Anleitung; → Herzrhythmusstörungen, tachykarde; → Kaderuntersuchung, internistische; → Sportlerherz, Abklärung; → EKG-Veränderungen, sportmedizinische Bewertung.

Literatur

Graf C, Rost R (2001) (Hrsg) Herz und Sport: eine Standortbestimmung. 3. Auflage, Balingen, Spitta Verlag

Stellbrink C, Diem B, Krüger S (1998) Störungen der Sinusknotenfunktion, in Gonska BD (Hrsg) Interventionelle Therapie von Herzrhythmusstörungen. Stuttgart, Thieme

Herzrhythmusstörungen, tachykarde

Ziel

Differenzialdiagnose der beim Sportlerherzen möglichen physiologischen und pathologischen Formen tachykarder Herzrhythmusstörungen und deren Therapiebedürftigkeit.

Problem

Plötzliche Todesfälle beim Sport sind spektakuläre öffentliche Ereignisse und oft auf ventrikuläre Tachyarrhythmien zurückzuführen. Fallen im Routine-EKG beim Sportler supraventrikuläre oder ventrikuläre Extrasystolen auf, so bereiten diese deshalb dem weniger erfahrenen Sportmediziner oftmals Sorge um die Sportfähigkeit des Athleten. Als Konsequenz wird vorschnell ein Sportverbot erteilt, das in einer Vielzahl der Fälle jedoch nicht gerechtfertigt ist.

Lösung und Alternativen

Ventrikuläre Extrasystolen sind bei Sportlern relativ häufig, verursachen aber meist keine klinischen Beschwerden. Tritt eine Symptomatik durch Tachyarrhythmien auf, so handelt es sich meist um Palpitationen, (Prä-)Synkopen und Schwindel, die sowohl unter Belastung, nach Belastungsende als auch in Ruhe auftreten können.

Die Diagnose der ventrikulären Extrasystolie und ihre Abgrenzung von supraventrikulären Rhythmusstörungen erfolgt mit dem Ruhe-EKG oder Langzeit-EKG. An weiterführenden Untersuchungen sind bei Nachweis von ventrikulären, insbesondere komplexen Extrasystolen, die Bestimmung der laborchemischen Entzündungsparameter und der Elektrolyte, eine Echokardiographie und ein Belastungs-EKG ratsam. Auch entzündliche Foci (meistens der Zähne, Tonsillen oder Nasennebenhöhlen) können zu Rhythmusstörungen, v.a. unter Belastung führen.

Die Erstmanifestation von Extrasystolen beim Sportler sollte immer ernst genommen und abgeklärt werden, insbesondere sollte auch an eine Karditis gedacht werden. Findet sich keine strukturelle Herzerkrankung, so sollte ein entzündlicher Focus ausgeschlossen und eventuell bestehende Elektrolytstörungen ausgeglichen werden. Vom Sport im hochintensiven Bereich ist für einige Wochen abzuraten. Die

H

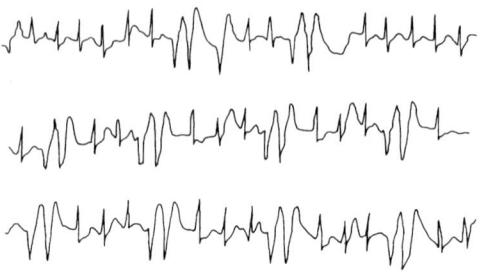

Abb. 1. Höhergradige ventrikuläre Rhythmusstörungen mit Couplets und Triplets bei einem subjektiv beschwerdefreien Spitzensportler mit einem eitrigen Zahngranulom. Nach der Zahnsanierung normalisierte sich das EKG ohne weiteren Nachweis von Rhythmusstörungen

definitive Entscheidung bezüglich der Sportfähigkeit ist vom weiteren Verlauf abhängig.

Bei länger bestehenden Extrasystolen ist ein höheres Risiko bei zunehmender Komplexität der ventrikulären Extrasystolen gegeben. Bei komplexen, salvenförmigen und unter Belastung vermehrt auftretenden ventrikulären Extrasystolen sollte vom intensiven Sport abgeraten werden.

Findet sich eine gefährdende strukturelle kardiovaskuläre Grunderkrankung als Ursache der ventrikulären Extrasystolen, so ist ein Sportverbot auszusprechen. Bei Athleten ohne kardiovaskuläre Grunderkrankung ist jedoch trotz häufiger oder komplexer ventrikulärer Extrasystolen von einer exzellenten Prognose ohne erhöhtes Risiko des plötzlichen Herztodes auszugehen, so dass diese Athleten nicht vom Sport ausgeschlossen werden müssen. In Zweifelsfällen empfiehlt es sich immer, den Rat eines sportmedizinisch erfahrenen Kardiologen einzuholen.

Treten Tachykardien anfallsweise unter Belastung auf, so handelt es sich meist um supraventrikuläre Tachykardien. Hierbei findet sich in einigen Fällen ein typischer Auslösemechanismus, wie z. B. Drehbewegungen des Oberkörpers, starkes Pressen oder Sprung ins Wasser. Die supraventrikulären Tachykardien sind mit Ausnahme des WPW-Syndroms zwar störend aufgrund der klinischen Symptomatik und Beunruhigung des Sportlers, aber insgesamt als harmlos anzusehen und auch oft beim organisch Gesunden zu finden. Hier besteht deshalb kein Handlungsbedarf und keine Indikation zum Sportverbot.

Weiterführende Tipps

→ Herzrhythmusstörungen, bradykarde; → Kaderuntersuchung, internistische; → Sportlertod, plötzlicher; → Sportlerherz, Abklärung.

Literatur

Biffi A, Pelliccia A, Verdile L, Fernando F, Spataro A, Caselli S, Santini M, Maron BJ (2002) Long-term clinical significance of frequent and complex ventricular tachyarrhythmias in trained athletes. J Am Coll Cardiol 40:446–452

Herzschädigung, traumatische

Ziel

Kenntnis der Unfallmechanismen und der Klinik von traumatisch bedingten Herzschädigungen.

Problem

Sportbedingte traumatische Herzschädigungen wie Commotio oder Contusio cordis sind verhältnismäßig selten. Aus Unkenntnis werden sie oft trotz typischer Klinik und Unfallmechanismus übersehen und die entsprechenden wichtigen raschen diagnostischen und therapeutischen Maßnahmen unterlassen. Dies kann im ungünstigsten Fall zu einer vitalen Bedrohung des Sportlers führen.

Lösung und Alternativen

Kommt es nach einem sportbedingten stumpfen Thoraxtrauma zu einem Kollapszustand des Sportlers, so sollte unbedingt an die Möglichkeit einer traumatischen Herzschädigung gedacht werden. Man unterscheidet dabei analog zu den Schädeltraumen eine Commotio cordis als voll reversible Schädigung und eine Contusio cordis oder traumatisch bedingten Herzinfarkt als irreversible Schädigung. Insgesamt ist bei ca. 15% der stumpfen Thoraxtraumen mit einer Contusio cordis zu rechnen.

An klinischen Symptomen fallen vor allem der anhaltende Thoraxschmerz, Herzrhythmusstörungen und Synkopen bzw. Kollapszustände auf. Im schlimmsten Fall kann die Contusio cordis akut ein Kammerflimmern mit dem Bild eines plötzlichen Herztods auslösen.

In jedem Fall sollte bei dringendem klinischen Verdacht auf eine traumatische Herzschädigung ein EKG gemacht werden. Hierbei können sich bei der Contusio cordis ischämietypische Endstreckenveränderungen bis hin zum Bild des akuten Herzinfarktes finden. Es sind aber auch EKG-Veränderungen wie bei einer Perikarditis oder Myokarditis mit typischen Außenschichtschädigungszeichen möglich.

Als weiterführende Diagnostik ist in einem solchen Fall die Bestimmung der Herzenzyme und eine Echokardiographie zur Erkennung von regionalen Wandbewegungsstörungen oder eines Perikardergusses

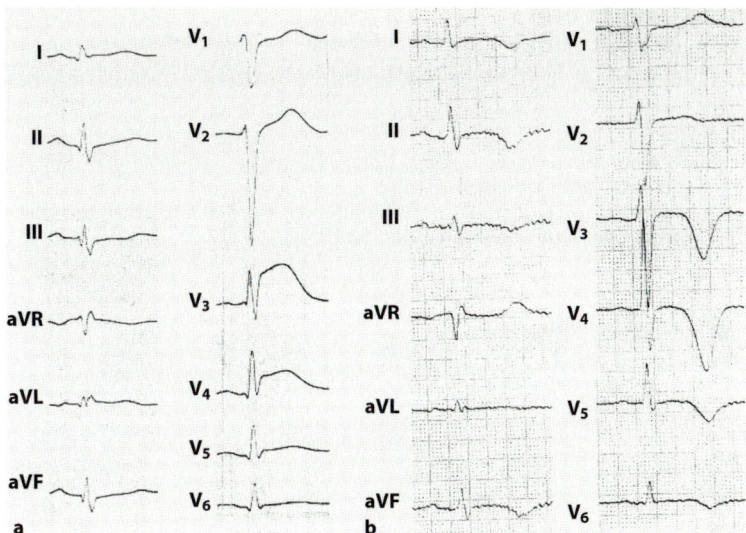

Abb. 1 a, b. EKG eines 27-jährigen Fußballers, der mit Kammerflimmern auf dem Spielfeld kollabierte, nachdem er einen Fußtritt auf die Brust erhielt. (a) EKG bei Aufnahme mit infarkttypischen Veränderungen. (b) EKG 10 Tage nach dem Ereignis mit ausgeprägten Endstreckenveränderungen wie in einem Infarktfolgestadium

erforderlich. Zusätzlich sind im EKG auch alle Formen von Herzrhythmusstörungen möglich. In einigen Fällen werden EKG-Veränderungen auch erst später zufällig entdeckt und dann mit dem ursprünglichen Trauma aufgrund der Latenz nicht mehr ursächlich in Verbindung gebracht.

Die häufigsten Unfallursachen einer traumatischen Herzschädigung sind stumpfe Thoraxtraumen, meistens bei Spielsportarten wie zum Beispiel Fußball. Es gibt aber auch lokale stärkste Krafteinwirkungen, vor allem von Bällen (z.B. Golf, Tennis, Squash, Football). Diese können zu einem traumatischen Herzinfarkt führen. Es sind aber auch plötzliche Todesfälle durch Triggerung höhergradiger Kammerrhythmusstörungen bekannt (Abb. 1).

Schwerste Thoraxtraumen in einigen Sportarten (z.B. Schießen, Fliegen, Fallschirmspringen, Fechten, Motorsport) zeigen in der Regel einen typischen Unfallmechanismus und führen meist sofort zum Tod.

Weiterführende Tipps

→ Herzrhythmusstörungen, bradykarde; → Herzrhythmusstörungen, tachykarde; → Sportlertod, plötzlicher.

Literatur

Futtermann LG, Lemberg L (1999) Commotio cordis: sudden cardiac death in athletes. Am J Crit Care 8:270–272
Niedeggen A, Wirtz P (2002) Kammerflimmern bei einem 27-jährigen Patienten mit Contusio cordis. Med Klin 97:410–413

Herzschrittmacher, sportmedizinische Beratung

Ziel

Richtige Beratung von Patienten mit Herzschrittmacher (SM) bezüglich potenzieller Probleme bei sportlicher Aktivität und Kenntnis der optimalen Programmierung des SM.

Problem

Patienten mit SM sehen sich oft als schwer „herzkrank" an und vermeiden körperliche Aktivität aus Angst vor kardialem Risiko. Sie sind sich oft nicht bewusst, dass auch bei ihnen durch körperliche Aktivität die Belastungsfähigkeit, Lebensqualität und kardiovaskulären Risikofaktoren günstig beeinflusst werden können. Die maximale Leistungsfähigkeit eines SM-Trägers ist nur durch individuelle Programmierung zu erreichen.

Lösung und Alternativen

Moderne SM-Aggregate und -sonden sind in der Regel robust und langzeitstabil. Eine Schädigung des SM-Systems durch Sport ist unwahrscheinlich und selten, sollte jedoch auch durch präventive Maßnahmen vermieden werden.

Kampfsportarten sind aufgrund der Möglichkeit einer direkten traumatischen Schädigung des SM obsolet. Eine weitere Schädigungsmöglichkeit des SM-Systems besteht bei Sportarten mit einseitig hoher Belastung der oberen Extremität. Bei Schlagsportarten (z.B. Tennis, Squash), Golf, Wurfsport (Speer, Diskus, etc.), Ballsportarten mit Wurftechniken (z.B. Volleyball, Basketball) und Schießsport (Armbrust, Bogen, Gewehr) sollte aus diesem Grund eine Implantation des SM kontralateral zum sportlich dominanten Arm erfolgen.

Eine Sportanamnese und diesbezügliche Aufklärung des Patienten vor der SM-Implantation sind deshalb obligat. Auch sollte der den SM implantierende Arzt auf diesen Sachverhalt explizit hingewiesen werden. Sonstige generelle Sportverbote für SM-Patienten existieren nicht.

Zur Erreichung einer optimalen sportlichen Leistung des SM-Trägers ist eine optimierte Programmierung des SM erforderlich. Bei höhergradigem AV-Block und Syndrom des kranken Sinusknotens mit der

H

Indikation zur SM-Implantation sollte ein sogenanntes „physiologisches SM-System" gewählt werden. Dieses ermöglicht durch Vorhofbeteiligung des SM eine physiologische Kontraktionsfolge des Herzens resultierend in einer verbesserten Hämodynamik in Ruhe und unter Belastung.

Ein häufiges Problem bei SM-Patienten ist die chronotrope Inkompetenz, d.h. ein inadäquater Herzfrequenzanstieg unter Belastung, der besonders häufig beim Syndrom des kranken Sinusknotens und der Bradyarrhythmia absoluta auftritt. Dieses Problem kann generell durch ein frequenzadaptives SM-System gelöst werden, das die Stimulationsfrequenz des SM an das Aktivitätsniveau des Patienten anpasst. Es gibt mittlerweile eine Vielzahl von Sensorarten. Die am häufigsten verwendeten Sensoren sind der Aktivitäts-Sensor (Messung der Erschütterung des SM als Maß der körperlichen Aktivität) und der Atemminutenvolumen-Sensor. Bei zunehmender Aktivität bzw. erhöhtem Atemminutenvolumen unter Belastung wird die Stimulationsfrequenz des SM entsprechend gesteigert. Dies bringt im Sport einige Probleme mit sich. So kann es bei bestimmten Sportarten (Reiten, Radfahren, Motorradfahren) zu verstärkten Erschütterungen kommen, die einen pathologisch starken Frequenzanstieg zur Folge haben können, so dass es zu ungewollten Tachykardien, Herzklopfen und Luftnot auf niedrigem Belastungsniveau kommen kann. Der Atemminutenvolumen-Sensor hat den Nachteil, dass er zu Beginn einer Belastung verzögert reagiert. Dies ist nachteilig bei allen Sportarten mit der Notwendigkeit zu explosiver rascher Kraftentfaltung, z.B. bei Sprints. Diese Probleme lassen sich durch Auswahl eines SM mit kombiniertem Aktivitäts- und Atemminutenvolumen-Sensor beheben.

Die kardiale Grunderkrankung des Patienten spielt eine wesentliche Rolle bei der Programmierung des SM. Bei Fehlen einer strukturellen Herzerkrankung richtet sich die Programmierung der oberen Herzgrenzfrequenz im Wesentlichen nach dem Alter des Patienten während bei herzinsuffizienten Patienten die obere Grenzfrequenz limitiert sein sollte auf maximal 110/min.

Die Wahl des geeigneten SM-Systems und dessen korrekte Programmierung sollte aufgrund der erforderlichen Spezialkenntnisse durch einen erfahrenen Kardiologen erfolgen.

Weiterführende Tipps

→ Herzrhythmusstörungen, bradykarde.

Literatur
Lemke B, Fischer W, Schulten HK (1996) Richtlinien zur Herzschrittma-
chertherapie. Indikationen, Systemwahl, Nachsorge. Z Kardiol 85:611–627
Krüger S, Stellbrink C, Frielingsdorf J, Hermanns E, Sigmund M, Hanrath P
(1998) Stellenwert der Spiroergometrie und Streßechokardiographie zur optimierten Programmierung der oberen Grenzfrequenz von Zweikammer-
schrittmachern. Z Kardiol 87:817–825

Herzsportgruppe, ambulant

Ziel

Kompetente sportmedizinische Beratung von Patienten mit Herzkrankheiten durch Kenntnis der Vorteile und Möglichkeiten von Herzsportgruppen sowie deren Trainingsprogramm und Sicherheitsstandards.

Problem

Viele Patienten mit Herzerkrankungen haben aus Angst vor kardialen Zwischenfällen Angst vor körperlicher Aktivität. Durch die daraus resultierende Verschlechterung ihrer Leistungsfähigkeit reduziert sich ihre Belastungsfähigkeit im Alltag und die verbleibende Lebensqualität noch mehr. Deshalb muss es ein Ziel sein, Patienten mit Herzerkrankungen zur Teilnahme an einer ambulanten Herzsportgruppe hinzuführen.

Lösung und Alternativen

Durch eine positive Beeinflussung von kardiovaskulären Risikofaktoren kann die Morbidität und Mortalität von Patienten mit Herzerkrankungen gesenkt werden. Dies gilt vor allem für die häufigste Form der Herzerkrankungen, die koronare Herzkrankheit. Aber auch Patienten mit Herzinsuffizienz durch andere Grunderkrankungen können von einem körperlichen Training profitieren.

In einer ambulanten Herzsportgruppe werden die Herzpatienten lebenslang im Sinne der Rehabilitation am Wohnort betreut. Ziel der Herzsportgruppe ist die positive Modifikation der kardiovaskulären Risikofaktoren im Sinne einer Sekundärprävention, Verbesserung der körperlichen Leistungsfähigkeit durch Ökonomisierung der Kreislauffunktion, Anleitung zu gesunderer Lebensführung durch körperliche Aktivität und Stärkung der Psyche des Herzkranken hin zu mehr Selbstvertrauen und Lebensfreude.

Die Herzsportgruppen wurden initial als Koronarsportgruppen gegründet. Mittlerweile nehmen aber nicht nur Patienten mit koronarer Herzkrankheit und nach Herzinfarkt an den Gruppen teil, sondern auch Patienten nach Bypass- oder Herzklappenoperation, Schrittmacher-Patienten und Patienten mit Herzinsuffizienz.

Die Herzgruppen treffen sich in der Regel 1–2× pro Woche für eine Zeit von 60–90 min. Die Gruppengröße sollte 15 Patienten nicht übersteigen, da sonst die Übersichtlichkeit für den Trainer und den Arzt nicht mehr gegeben ist. Inhalt der Gruppenstunden ist vor allem die Bewegungstherapie. Durch Gesundheitsschulung, Entspannungstraining und Gruppengespräche wird das Programm zusätzlich sinnvoll abgerundet. Die Sporttherapie muss durch einen Übungsleiter mit der Lizenz „Sport in Herzgruppen" oder vergleichbarer Qualifikation durchgeführt werden. Während der Übungsstunden ist die Anwesenheit eines approbierten Arztes obligatorisch, inklusive einer funktionsfähigen Notfallausstattung mit Defibrillator.

Als Bedingung für die Aufnahme in eine ambulante Herzsportgruppe muss der Patient mindestens einmal pro Jahr eine kardiologische Untersuchung durchführen lassen, inklusive eines Belastungs-EKG. Als einheitliches Schema des Belastungs-EKG wird hierbei eine Steigerung von 25 W alle 2 min bei einer Anfangbelastung von 25 W empfohlen.

Auch eine Echokardiographie sollte in diesem Rahmen durchgeführt werden, vor allem bei Verdacht auf ein begleitendes Vitium oder bei im EKG ausgedehnten Zeichen eines durchgemachten Myokardinfarktes, zur Beurteilung der Pumpfunktion. Bei Zeichen einer kardialen Dekompensation oder höhergradigen Herzrhythmusstörungen in Ruhe oder unter Belastung sollte von der Teilnahme abgesehen werden. Auch beim Vorliegen eines Aortenaneurysmas oder eines relevanten Vitiums, vor allem einer relevanten Aortenklappenstenose sollte nicht trainiert werden (Tab. 1). Im Belastungs-EKG sollte eine Leistung von 1 W/kg Körpergewicht erreicht werden, d.h. in der Regel mindestens 75 W. Auf dieser Belastungsstufe sollten keine Zeichen der Myokardischämie nachweisbar sein, weder Angina pectoris-Beschwer-

Tabelle 1. Ausschlusskriterien für die Aufnahme in eine ambulante Herzsportgruppe

Zeichen der kardialen Dekompensation
Aortenaneurysma
Hämodynamisch relevantes Vitium, v.a. Aortenklappenstenose
Belastbarkeit von weniger als 1 W/kg KG
Belastungsinduzierte Myokardischämie
Belastungsinduzierte höhergradige Herzryhthmusstörungen
Belastungshypertonie mit RR systolisch >200 mmHg

den oder schwere Dyspnoe, noch ischämietypische Endstreckenveränderungen oder höhergradige Herzrhythmusstörungen im EKG. Auch
der Blutdruck sollte unter Belastung nicht zu stark ansteigen, Werte
von 200 mmHg systolisch sollten nicht überschritten werden.

Werden diese Minimalanforderungen nicht erreicht, sollte in einer
Herzsportgruppe nicht in der üblichen Art trainiert werden. Für diese
Fälle gibt es spezielle Übungsgruppen, in denen ein Training der Ko-
ordination und ein positiver Effekt einer dosierten Bewegung auf die
Psyche am wichtigsten sind.

Vom überweisenden Arzt sollte eine Einschätzung der kardialen Belastbarkeit gegeben werden entsprechend einer Trainingsintensität in
Watt und der möglichen und sinnvollen Trainingsherzfrequenz. Anhand dieser Kriterien wird vom Übungsleiter die individuelle Sporttherapie festgelegt.

Durch eine Steigerung der koordinativen Fähigkeiten und der Belastungsintensität und -dauer kann mit der Zeit eine Verbesserung der
körperlichen Leistungsfähigkeit erreicht werden. Dazu werden prak-
tisch vor allem Geh- und Lauftraining, Gymnastik, und kleine Grup-
penspiele eingesetzt.

Die individuelle Laufgeschwindigkeit richtet sich nach der möglichen
Belastbarkeit in Watt und wird auf einer abgesteckten Strecke, prakti-
scherweise beim Dreieckslauf, eingeübt.

Die praktikabelste objektive Trainingskontrolle ist das Pulszählen
durch den Patienten zur Bestimmung der Herzfrequenz. Dabei sollte
die empfohlene maximale Pulsfrequenz nicht überschritten werden.
Der Einfluss von kardiovaskulären Medikamenten auf die Herzfrequenz, insbesondere die frequenzsenkende Wirkung von β-Blockern,
ist dabei immer mit in Betracht zu ziehen.

Durch Gymnastik wird die Körperwahrnehmung, die Koordination,
die Kraft und die Flexibilität verbessert. Spiele (z.B. Völkerball, Fami-
lytennis, Volleyball) erhöhen den Spaß an der Bewegung und sind
durch das Setzen von Erfolgserlebnissen motivationssteigernd. Außerdem fördern sie auch die soziale Komponente des Sports.

Die Trainingstherapie in einer ambulanten Herzsportgruppe ist sehr
sicher. Schwerwiegende Komplikationen während der Übungsstunden
sind sehr selten, jedoch möglich. Deshalb ist die Anwesenheit eines in
der Reanimation erfahrenen Arztes erforderlich. Bei den Komplikationen handelt es sich meist um schwere Herzrhythmusstörungen. Tödli-
che Zwischenfälle sind mit einer Inzidenz von einem Todesfall auf ca.

111 000 Patientenübungsstunden sehr selten, so dass der positive Effekt des Trainings das potenzielle Risiko übersteigt.

Weiterführende Tipps

→ Herzschrittmacher, sportmedizinische Beratung; → Bluthochdruck, Sportfähigkeit; → Echokardiographie, sportmedizinische Relevanz; → Sport, Alter.

Literatur

Brusis AO, Weber-Falkensammer W (1994) (Hrsg) Handbuch der Herzgruppenbetreuung, Perimed, Nürnberg

Hodenhochlagerung

Ziel

Einfache und effektive Hochlagerung der Hoden.

Problem

Die Hochlagerung des Skrotums bzw. der Hoden ist ein wichtiger Bestandteil der Therapie der akuten Epididymitis oder bei Ödem- oder Hämatombildung nach Traumata zur Verbesserung des venösen und lymphatischen Abflusses. Die hierzu üblicherweise eingesetzten Hilfsmittel erfüllen ihre Aufgabe jedoch nicht immer zufriedenstellend.

Lösung und Alternativen

Durch ein Suspensorium kann zwar eine Unterstützung des Skrotums im Stehen, nicht jedoch eine echte Hochlagerung im Liegen bewirkt werden. Ein Hodenbänkchen lässt sich aus Zellstoff und Mullverband kostengünstig selbst herstellen und kann den individuellen anatomischen Verhältnissen angepasst werden. Es benötigt jedoch für eine suffiziente Hochlagerung zwischen den Oberschenkeln relativ viel Platz und neigt dazu, bei jeder Bewegung des Patienten im Bett unbemerkt zu verrutschen.

Alternativ kann mit Hilfe von Holzspateln und breitem Pflasterband eine hängebrückenartige Auflage für das Skrotum geschaffen werden, welche mit Pflasterstreifen auf den Oberschenkeln fixiert wird (Abb. 1). Das Skrotum ist auf diese Weise gut suspendiert und exponiert und kann zudem leichter gekühlt werden. Eine einseitig Kunststoff beschichtete Einmalunterlage kann in gleicher Weise verwendet werden, wenngleich sie eine vergleichsweise geringere Tragfähigkeit besitzt. Die Hodenhochlagerung durch das Umwickeln beider Oberschenkel mit einer Mullbinde besitzt ebenfalls keine zufriedenstellende Steifigkeit und behindert zudem bei der Defäkation und Mobilisierung.

Weiterführende Tipps

→ Paraphimose; → Verband (Tipps & Tricks für den Urologen, 2. Aufl.).

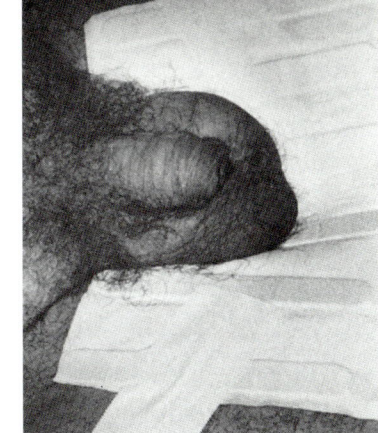

Abb. 1. Suffiziente Hodenhochlagerung mit einer selbstgefertigten Auflage aus Holzspateln und Pflasterstreifen nach KELLY.
Bildnachweis: Schoenberg M (1989)

Quelle

H. Piechota, M. Waldner, S. Roth: Tipps & Tricks für den Urologen,
2. Aufl., Springer-Verlag, 2003

Literatur

Schoenberg M, Kelly A, Siegel A, Hanno P, Wein A (1989) The Kelly scrotal
bridge. Urology 33 (Suppl. Urotech):17

Höhenkrankheit, Diagnose und Therapie

Ziel

Frühzeitige Erkennung einer akuten Bergkrankheit (ABK) bzw. eines Höhenlungenödems (HLÖ), deren Prophylaxe und Therapie sowie Beurteilung der Höhentauglichkeit.

Problem

Leider gibt es keine einfachen Tests zur Vorhersage der Höhentauglichkeit. Die Anfälligkeit für die ABK oder das HLÖ ist interindividuell sehr variabel. Die ABK und das HLÖ sind jedoch potenziell lebensbedrohliche Erkrankungen, so dass eine frühzeitige Diagnose erforderlich ist, um rasch eine Therapie einzuleiten.

Lösung und Alternativen

Die ABK und das HLÖ treten meist mit einer Latenz von 6–12 h nach akuter Exposition in Höhen über 2500 m auf. Die Diagnose und Therapie der ABK und des HLÖ sind in Tabelle 1 zusammengestellt.

Die wichtigste Maßnahme zur Prophylaxe der ABK und des HLÖ sind eine gute Beratung des Sportlers und eine Höhenanamnese. Der Sportler ist darüber aufzuklären, dass ein guter körperlicher Trainingszustand keinen Schutz vor einer ABK oder HLÖ bietet, eine körperliche Schonung in den ersten Tagen des Höhenaufenthaltes jedoch eine wichtige Prophylaxe darstellt. Relevante kardiovaskuläre (z.B. arterielle Hypertonie, koronare Herzkrankheit, Klappenfehler) und pulmonale Erkrankungen (z.B. chronisch obstruktive Lungenerkrankung) sind vor der Exposition in größeren Höhen auszuschließen.

Bei der Beratung eines Bergsteigers vor einer Tour in größere Höhen sind die in Tabelle 2 genannten Regeln zu vermitteln.

Folgende weitere Punkte sollten bei der Beratung geklärt werden:

1. Analyse des Höhenprofils (durchschnittliche Aufstiegsgeschwindigkeit, Höhenstufen, Möglichkeit eines raschen Abstiegs über 1000–2000 m)
2. Medizinische Infrastruktur (Sauerstoffgerät in der Ausrüstung, Nähe zu Ambulanzen oder Krankenhäuser am Weg)
3. Organisation (Möglichkeit der Berücksichtigung individueller Bedürfnisse bei Gruppentouren).

Tabelle 1. Diagnose und Therapie der Höhenkrankheit

Akute Bergkrankheit	*Anamnese und Klinik* Initial: Kopfschmerz, Schwindel, Inappetenz, Übelkeit, Erbrechen, Schlafstörung, periphere Ödeme, erhöhte Körpertemperatur ($>38°C$) Später: Ataxie, Bewusstseinstrübung bis zum Koma bei Hirnödem *Therapie* Ruhetag, ggf. Analgetika, Antiemetika, Acetazolamid (250 mg alle 8 h per os) Abstieg um mindestens 1000 m, wenn keine Besserung innerhalb von 12–24 h Bei Hirnödem: Dexamethason 4 mg intravenös alle 6 h, Abstieg bei Besserung
Höhenlungenödem	*Anamnese und Klinik* Initial: trockener Husten, zunehmende Dyspnoe, inadäquater Leistungsknick, Tachypnoe Später: Ruhedyspnoe, schaumiger, blutig tingierter Auswurf, rasselnde Atemgeräusche, Zyanose, auskultatorisch feinblasige Rasselgeräusche *Therapie* Sofortiger Abstieg (wenn möglich) Sauerstoffgabe 2–4 l/min (wenn vorhanden) Falls Abstieg zunächst nicht möglich, überbrückend 20 mg Nifedipin retard alle 6 h per os und sofort Abstieg bei Besserung

Am wichtigsten ist jedoch die Höhenanamnese. Sind Höhenexpositionen vorausgegangen, so ist bei einer erneuten Exposition auf gleicher Höhe mit einem ähnlichen Verhalten zu rechnen. Bestehen noch keine Höhenerfahrungen, so sollte die durchschnittliche Aufstiegsgeschwindigkeit nicht mehr als 500 m/d betragen. Personen mit einem HLÖ in der Anamnese sollten nicht mehr als 300 m/d aufsteigen und ggf. Ru-

Tabelle 2. Grundregeln bei Exposition in größeren Höhen

1. Kenntnis der Symptome der Höhenkrankheit
2. Bei Symptomen nicht zu einer größeren Schlafhöhe aufsteigen
3. Absteigen, wenn sich Symptome trotz Höhenstopp verschlechtern
4. Kranke Personen nie alleine lassen, sondern immer begleiten

hetage einlegen. Als Grundregel gilt: Je größer die Aufenthaltshöhe und je länger der Höhenaufenthalt, desto geringer und vorsichtiger die Aufstiegsgeschwindigkeit.

Bei bekannter Prädisposition zur ABK oder HLÖ kann eine medikamentöse Prophylaxe im Rahmen der Bergtour empfehlenswert sein (ABK: 2×250 mg Acetazolamid/d; HLÖ: Nifedipin retard 60 mg/d). Die wichtigste Prophylaxe ist jedoch die vorbereitende Höhenakklimatisation.

Weiterführende Tipps

→ Höhentraining, Durchführung; → Lungenerkrankungen, Sportfähigkeit.

Literatur

Bärtsch P (1999) High altitude pulmonary edema. Med Sci Sports Exerc 31: S 23–27

Höhentraining, Durchführung

Ziel

Darstellung der Möglichkeiten eines Höhentrainings und der möglichen Methoden, insbesondere des „live high – train low".

Problem

Ein Höhentraining führt zu einer verbesserten Leistungsfähigkeit, vor allem bei Ausdauersportarten. Beim Höhentraining bieten sich verschiedene Formen an. Die verschiedenen Methoden „live high– train low", „live high – train high", „live low – train high" und „live low – train low" werden kontrovers diskutiert.

Lösung und Alternativen

Ein Training unter Höhenbedingungen verbessert durch die einsetzende Akklimatisation die Leistungsfähigkeit in der Höhe bei Ausdauersportarten. Durch Höhenexposition kommt es zu einer Hypoxie mit Abfall der arteriellen Sauerstoffsättigung. Als Akklimatisationsreaktionen finden sich eine gesteigerte Atmung in Ruhe und unter Belastung, leichtere Sauerstoffabgabe an das Gewebe durch eine Rechtsverschiebung der Sauerstoffbindungskurve, Zunahme der Erythrozytenmasse durch gesteigerte Erythropoetinabgabe und Erythropoese sowie eine verbesserte anaerobe Leistungsfähigkeit der Muskulatur.

Da die aerobe Leistungsfähigkeit mit zunehmender Höhe um ca. 1% je 100 m Höhenunterschied (ab einer Höhe von 1500 m) abnimmt, ist ein Höhentraining nur in Höhen von bis zu maximal 3000 m sinnvoll. Die Laktatschwelle bei submaximaler Belastung liegt beim Höhentraining höher, die Laktatkonzentration bei Maximalbelastung jedoch niedriger, so dass Laktatleistungskurven beim Höhentraining unterschiedlich zu interpretieren sind gegenüber Laktatmessungen im Flachland. Die maximale Herzfrequenz in der Höhe ist meist niedriger und das Herzfrequenzverhalten unterschiedlich zum Flachland-Training. Somit ist die Trainingssteuerung in der Höhe insgesamt schwieriger.

Es ist ratsam zu Beginn des Höhentrainings die Trainingsintensität aufgrund der erst einsetzenden Anpassungsvorgänge an die Hypoxie zunächst zu reduzieren und erst im Verlauf an die Höhe anzupassen. Dies gilt vor allem beim Training in der Höhe.

Das klassische Höhentraining besteht aus Leben und Training in der Höhe („live high – train high"). In den letzten Jahren hat sich jedoch das „live high – train low", also Leben in der Höhe und Training im Tiefland als die wohl effektivste Methode erwiesen. Dadurch lassen sich die Akklimatisationsreaktionen nutzen, das Training kann aber mit unveränderter Intensität durchgeführt werden und ist besser zu steuern. Über die Methodik des „live low – train high" gibt es keine wissenschaftlichen Publikationen, weshalb sie bisher nicht sicher einzuordnen ist.

Die Steigerung der Leistungsfähigkeit beim Höhentraining ist individuell sehr unterschiedlich. Es gibt „Responder", aber auch „Non-Responder". Im ungünstigsten Fall kann es durch ein Höhentraining sogar zu einer Verschlechterung der Leistungsfähigkeit kommen. Deshalb ist ein engmaschiges sportmedizinisches Monitoring der Athleten von größter Wichtigkeit.

Bei Wettkämpfen in der Höhe sollten die Athleten zur Akklimatisation wenn möglich bereits ca. 1–2 Wochen vor dem Wettkampf in den höher gelegenen Ort anreisen. Dadurch ist zum Wettkampfzeitpunkt eine gute Anpassung an die veränderten Umgebungsbedingungen möglich, was insbesondere für Ausdauersportarten wichtig ist. Die Abreise aus den höhergelegenen Sportgebieten kann rasch ohne eine eventuelle Entwöhnungszeit erfolgen.

Eine gezielte Förderung der Anpassungsvorgänge durch eine spezifische medikamentöse Therapie ist nicht möglich.

Weiterführende Tipps

→ Höhenkrankheit, Diagnose und Therapie.

Literatur

Levine BD, Stray-Gunderson J (1997) „Living high – training low": effect of moderate altitude acclimatization with low-altitude training on performance. J Appl Physiol 83:102–107

Iliopsoas-Sehne, schnappende, Diagnose und Therapie

Ziel

Bei Sportlern mit schmerzhafter, schnappender Hüfte kann im Einzelfall eine operative Verlängerung der Iliopsoas-Sehne, v. a. bei Jugendlichen, erforderlich sein.

Problem

Schmerzen in der Hüfte, insbesondere mit Projektion auf die Leiste, sind ein häufiges Problem für die Sportmediziner. Die Ursachen sind mannigfaltig: von Ansatztendinosen der Adduktoren bis hin zu Hüftkopfnekrosen. Beim Krankheitskomplex der schnappenden Hüfte, der sogenannten Coxa saltans, geht der Hüftschmerz mit einem bewegungsabhängigen, häufig hörbaren Schnapp-Phänomen einher. Das Schnappen kann als störend und z. T. schmerzhaft empfunden werden.

Bei der Coxa saltens kann man bezüglich der Lokalisation und der Ätiologie drei Typen unterscheiden:

- Die typische oder klassische externe Form, die durch ein Springen des verdickten Randes des Tractus iliotibialis (Hinterkante) oder des Glutaeus maximus (Vorderkante) am Trochanter major verursacht wird.
- Die intraartikuläre Variante, die u. a. durch freie Gelenkkörper oder Labrumläsion ausgelöst wird.
- Die seltene interne Form, bei der ein Schnappen der Iliopsoas Sehne über den Femurkopf oder Eminentia iliopectinea die häufigste Ursache darstellt.

Diese dritte Variante, die häufig übersehen wird, ist Thema dieses Tipps. Hinweis auf die korrekte Diagnose ergibt sich meist schon aus der Anamnese. Der Sportler klagt neben diffusen, belastungsabhängigen Hüftschmerzen über ein schmerzhaftes Schnapp-Phänomen tief in der Leiste. Insbesondere beim Lauftraining tritt das Schnappen vermehrt auf und führt zu einer Einschränkung der sportlichen Leistungsfähigkeit. Einige können dieses Schnapp-Phänomen im Liegen und/oder Stehen auslösen, so dass dieses Iliopso-as-Schnappen anteromedial des Hüftkopfes, v. a. bei schlanken Patienten, palpiert werden kann.

Lösung und Alternativen

Viele Menschen beschreiben ein gelegentliches Schnappen der Hüfte, ohne dass Beschwerden auftreten. Nur wenige Patienten weisen ein therapiebedürftiges, chronisch rezidivierendes oder provozierbares Schnappen auf. Der Sportmediziner wird meist erst bei Auftreten von Schmerzen aufgesucht.

Falls der Sportler das Schnappen nicht aktiv auslösen kann, muss der Untersuchungsgang Klarheit verschaffen. Bei dem auf dem Rücken liegenden Sportler wird die betroffene Hüfte von Flexion und Abduktion in eine extendierte und adduzierte Position gebracht. Hier kommt es zu einem hörbaren Schnappen mit Schmerzen in der Leiste. Das Phänomen entsteht, indem die Iliopsoas-Sehne aus der lateralen Position (Abb. 1) über den Hüftkopf und die ventrale Kapsel nach medial (Abb. 2) wandert. In seltenen Fällen kann dieses interne Schnappen durch eine Prominenz der Eminentia iliopectinea, eine Exostose im Bereich des Trochanter minors, eine verdickte Bursa iliopectinea oder eine stenosierende Tenovaginitis der Iliopsoas-Sehne verursacht sein.

Andere Ursachen für die Hüftschmerzen müssen bei der klinischen Untersuchung ausgeschlossen werden. Durch eine exakte klinische Untersuchung im Bereich des Trochanter majors kann eine Pathologie im

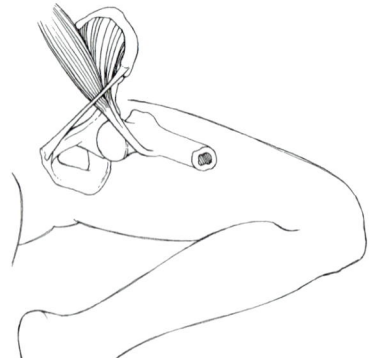

Abb. 1. Sehnenposition bei Hüfte in Flexion und Abduktion (Ausgangsstellung). Sehne kommt lateral vom Hüftkopf zur Darstellung

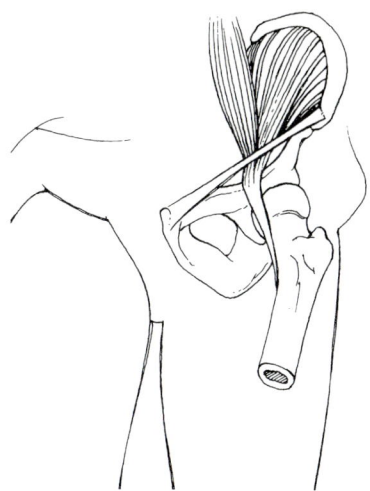

Abb. 2. Nach Übergang in Extension und Adduktion (Endposition) kommt die Iliopsoas-Sehne medial des Kopfes zu liegen

Sinne der klassischen, externen Coxa saltans bereits ausgeschlossenen werden.

Die konventionelle bildgebende Diagnostik ist wenig hilfreich bei dieser Form der schnappenden Hüfte und dient vor allem zum Ausschluss anderer Ursachen des Hüftschmerzes. Der Einsatz von Ultraschall sowie der invasiven Bursographie sind beschrieben. Computer-Tomographie und Kernspintomographie dienen v. a. dem Ausschluss von intraartikulären Pathologien. Verkalkungen der Iliopsoas-Sehne werden in einzelnen Fällen festgestellt.

Bei entsprechender Diagnose wird zuerst eine Sportpause, bewusste Vermeidung des Schnapp-Phänomens und physikalische und krankengymnastische Therapie verordnet. Die Dehnung und Kräftigung des M. iliopsoas steht hierbei im Mittelpunkt. Auch die Kortison-Injektion wird beschrieben. Eine hochwertige, überwachte konservative Therapie über mindestens 3 Monate wird gefordert. In den meisten Fällen kann nach 6 Monaten konservativer Therapie eine normale Hüftfunktion wiederhergestellt werden. Falls das Schnappen dann weiterhin Symptome verursacht, kann über operative Maßnahmen nachgedacht werden. Es sollte eine Operationstechnik gewählt werden, die möglichst einen dauerhaften Funktionsverlust vermeidet. Eine fraktionierte Verlängerung am muskulotendinösen Übergang sollte angestrebt werden. Bei einem solchen Vorgehen konnte, im Gegensatz zu weniger dosierten Sehneneingriffen, kein Kraftverlust in der Hüftbeugung im Verlauf nachgewiesen werden. Alle Patienten kehrten zu ihrem Leistungssport zurück. Bezüglich der Operationstechnik sei auf die spezielle Fachliteratur verwiesen.

Die interne Coxa saltans ist sicherlich eine seltene, aber z. T. behindernde Erkrankung. Bildgebende Maßnahmen sind meist nicht richtungsweisend. Der Ausschluss anderer Leiden und der typische Untersuchungsbefund führen meist verzögert zur Diagnose. Erst nach Scheitern konservativer Maßnahmen kann im Einzelfall eine operative Sehnenverlängerung indiziert sein. Ein dosiertes, fraktioniertes Vorgehen ist erforderlich, um eine postoperative Hüftbeugeschwäche zu vermeiden. In Abhängigkeit vom Alter des Patienten und dem erwarteten kosmetischen Ergebnis muss die Operationstechnik und der Zugang im Einzelfall angepasst werden.

Weiterführende Tipps

→ Hüftdysplasie, Spätfolgen, klinische Untersuchung; → Labrumläsion des Hüftgelenkes (Tipps & Tricks für den Orthopäden);
→ Injektionstherapie, Becken-/Hüftregion.

Literatur

Allen WC, Cope R (1995) Coxa saltans: the snapping hip revisited. J Am Acad Orthop Surg 3:303–308

Dobbs MB, Gordon JE, Luhmann SJ, Szymanski DA, Schoenecker PL (2002) Surgical correction of the snapping iliopsoas tendon in adolescents. J Bone Joint Surg 84-A:420–424

Gruen GS, Scioscia TN, Lowenstein JE (2002) The surgical treatment of internal snapping hip. Am J Sports Medicine 30:607–613

Immunsystem, sportmedizinische Aspekte

Ziel

Kenntnis der akuten und chronischen Auswirkungen von körperlicher Belastung auf das Immunsystem und die Anfälligkeit für Infekte.

Problem

Nach erschöpfenden Belastungen im Training oder Wettkampf sind Sportler für mehrere Tage anfällig für Infekte der oberen Luftwege. Andererseits weisen Sportler bei normaler Trainingsintensität weniger Infekte auf als sportlich inaktive Menschen. Welche Ursache liegt dieser veränderten Infektanfälligkeit zugrunde und gibt es grundsätzliche Veränderungen des Immunsystems durch Sport, die dieses Phänomen erklären? Kann die Immunfunktion durch spezielle Ernährungs-Schemata günstig beeinflusst werden?

Lösung und Alternativen

In Ruhe zeigen Leistungssportler eine höhere Aktivität von natürlichen Killer-Zellen als Nicht-Sportler. In sonstigen immunologischen Parametern finden sich keine relevanten Unterschiede zwischen Sportlern und Nicht-Sportlern in Ruhe.

Intensive längere Belastungen führen zu einer Schwächung der Abwehrkraft, dem sogenannten „open window" Phänomen. Während dieser Zeit des „open window", die bis zu 72 h nach dem Wettkampf oder Training anhalten kann, besteht eine erhöhte Anfälligkeit für eindringende Viren und Bakterien, so dass es in den 1–2 Wochen nach der hohen Belastung zu einer höheren Infektionsrate kommt. Dies gilt vor allem für Infekte der oberen Luftwege. Ursache dafür ist eine durch hochintensive Belastung induzierte Suppression der humoralen (Interleukine, Tumornekrosefaktor α, Immunglobulin A, etc.) und zellulären (Lymphopenie, natürliche Killerzellen, Monozyten/Makrophagen) Immunfunktion.

Besondere Ernährungsschemata, Vitamine (A, C, E) oder Spurenelemente (Zink, etc.) wurden eingesetzt, um die Immunfunktion beim Sportler günstig zu beeinflussen. Bisher konnte aber kein eindeutiger positiver Effekt solcher Ernährungsmaßnahmen nachgewiesen werden. Lediglich die Aufnahme von kohlenhydrathaltigen Getränken während und nach der Belastung scheinen das Ausmaß der durch hochintensive Belastung induzierten Entzündungsreaktion und Immunsuppression zu reduzieren. Kündigt sich ein respiratorischer Infekt nach Ausdauerbelastungen an, so ist für die Akutphase nach Möglichkeit eine Sportpause einzuhalten. Als Präventivmaßnahme ist ein rascher Wechsel der durchnässten Sportkleidung nach dem Wettkampf ratsam, um eine Auskühlung und dadurch bedingte zusätzliche Infektanfälligkeit zu verhindern.

Weiterführende Tipps

→ Nahrungsergänzungsmittel; → Muskelkater, Beratung.

Literatur

Nieman DC, Pedersen BK (1999) Exercise and immune function: recent developments. Sports Med 2:73–80

Impfung, Empfehlungen

Ziel

Indikationen zu Impfungen in Abhängigkeit von Sportart und Reise-zielen.

Problem

Viele Infektionen können bedrohliche Krankheitsbilder verursachen, die für einen intensiv trainierenden Sportler fatale Folgen nach sich ziehen. Bereits banale grippale Infekte der Atemwege schränken die Leistungsfähigkeit passager ein. Nicht selten treten – oft unbemerkt – begleitende Organbeteiligungen auf. Erwähnt sei hier die Peri-/Myokarditis, die bei fortgesetztem Training zu lebensgefährlichen Komplikationen führen kann. Zahlreiche Erkrankungen sind typisch für das Kindes- und Jugendalter und hinterlassen eine jahrelange bzw. lebenslange Immunität. Für diejenigen, die diese Immunität nicht im Kindes-/Jugendalter erworben haben, kann die Infektion im Erwachsenenalter zu einer schwereren Erkrankung führen.

Zu berücksichtigen sind zudem Reisen zu Wettkampfveranstaltungen, die in Gebiete mit anderen Hygienestandards führen können.

I

Lösung und Alternativen

In Deutschland besteht keine allgemeine Impfpflicht, jedoch werden durch die ständige Impfkommission (STIKO), ein Expertengremium am Robert-Koch-Institut, Impfempfehlungen gegeben und fortlaufend aktualisiert.

Unterschieden werden:
1. Grundimmunisierung
2. Auffrischungsimpfungen
3. Indikationsimpfungen.

Die Grundimmunisierung sollte nach dem Impfkalender für Säuglinge, Kinder und Jugendliche bereits im frühen Kleinkindesalter beginnen. Auffrischungsimpfungen erhalten dann zu einem späteren Zeitpunkt die erreichte Immunisierung.

Tabelle 1. Übersicht über die Impfempfehlungen der STIKO (Stand 7/2001)

Impfung gegen	Grund-immunisierung	Auffrischung	Indikationen/ Reiseziele	Hinweise/Exposition
Cholera			Reise in gefährdete Regionen	Empfehlungen des Reise- bzw. Transitlandes beachten
Diphtherie	Empfohlen im Kindesalter gemäß Impfplan	Alle 10 Jahre	Bei Epidemien, wenn Impfschutz unzureichend	Als Kombinationsimpfung mit Tetanus empfohlen (Td)
FSME (Frühsommer-Meningo-Enzephalitis)			Bei Aufenthalt/Training im Freien in den Monaten April–November für folgende Regionen Deutschlands: Bayern, Baden-Württemberg, Hessen, Rheinland-Pfalz	Hinweise zu Risiko-gebieten Deutschlands: Epidemiolog. Bulletin des RKI, Ausgabe 16/2001. Hinweise zu postexpositioneller IG-Gabe: Epid. Bulletin 8/2001 (http://www.rki.de)
Gelbfieber			Tropisches Afrika, Südamerika	WHO-Empfehlungen beachten!
Haemophilus influenzae Typ B (HiB)			Anatomische oder funktionelle Asplenie	
Hepatitis A (HA)		Nach Angabe des Herstellers	Reisen in Regionen mit hoher HA-Prävalenz	Postexpositonell IG-Gabe möglich

Tabelle 1 (Fortsetzung)

Impfung gegen	Grund-immunisierung	Auffrischung	Indikationen/Reiseziele	Hinweise/Exposition
Hepatitis B (HB)	Empfohlen im Kindesalter gemäß Impfplan	Nach Angabe des Herstellers – abhängig vom AK-Wert nach Grundimmunisierung	Reisen in Regionen mit hoher HB-Prävalenz, niedrigem Hygienestandard (medizinischer Versorgung!), engem Kontakt zur Bevölkerung	Postexpositionell IG-Gabe möglich
Influenza		Jährlich (mit von WHO empfohlener Ag-Kombination)	Für Sportler zu empfehlen, siehe Anmerkungen im Text	
Masern	Empfohlen im Kindesalter gemäß Impfplan		Ungeimpfte/empfängliche Personen in Einrichtungen mit Kinderkontakt, Gemeinschaftseinrichtungen	Kombinationsimpfung Masern/Mumps/Röteln (MMR) Für Betreuer von Kindergruppen zu erwägen Postexpositionelle Impfung noch innerhalb von 3 Tagen möglich
Meningokokken-Infektionen (Gr. A, B, C, W$_{135}$, Y)			Erkrankungshäufung, Reise in epidemische/ hyperendemische Länder (WHO-Hinweise beachten!)>	

Tabelle 1 (Fortsetzung)

Impfung gegen	Grund-immunisierung	Auffrischung	Indikationen/Reiseziele	Hinweise/Exposition
Pertussis (Keuchhusten)	Empfohlen im Kindesalter gemäß Impfplan	Überprüfung des Impfstatus 9.–17. Lebensjahr und ggf. Vervollständigung	Ungeimpfte/empfängliche Personen in Einrichtungen mit Kinderkontakt, Gemeinschaftseinrichtungen	Für Betreuer von Kindergruppen Überprüfung des Impfstatus zu erwägen
Pneumokokken			I. d. R. Personen >60 Jahre und bei chronischen Erkrankungen Asplenie/funktionelle Asplenie	
Poliomyelitis	Empfohlen im Kindesalter gemäß Impfplan bei Polio-Ausbruch		Reise in gefährdete Regionen	WHO-Empfehlungen beachten!
Röteln	Empfohlen im Kindesalter gemäß Impfplan		Seronegative Frauen mit Kinderwunsch	Kombinationsimpfung Masern/Mumps/Röteln (MMR) im Kindesalter Postexpositionell innerhalb von 3 Tagen bei fehlendem Schutz
Tetanus	Empfohlen im Kindesalter gemäß Impfplan	Alle 10 Jahre		Impfung i. d. R. in Kombination mit Diphtherie (Td)

Tabelle 1 (Fortsetzung)

Impfung gegen	Grund-immunisierung	Auffrischung	Indikationen/Reiseziele	Hinweise/Exposition
Tollwut			Expositionsrisiko durch Beruf oder Reise	Postexopsitionell gemäß Empfehlungen (http://www.rki.de)
Tuberkulose				Die Impfung mit dem derzeit verfügbaren Impfstoff wird nicht empfohlen (Stand 2002)
Typhus			Reise in Endemiegebiete	
Varizellen			Ungeimpfte 12–15-jährige Jugendliche ohne Varizellenanamnese, Seronegative Frauen mit Kinderwunsch Diverse medizinische Indikationen	Postexpositionelle Prophylaxe mit Varizella-Zoster-IG innerhalb von 96 h kann Ausbruch verhindern bzw. abschwächen

Tabelle 2. Tetanus-Immunprophylaxe im Verletzungsfall. Quelle: Robert-Koch-Institut (2002). Epidemiologisches Bulletin Nr. 28 über http://www.rki.de

Vorgeschichte der Tetanusimmunisierung (Anzahl der Impfungen)	Saubere, geringfügige Wunden		Alle anderen Wunden[a]	
	Td oder DT[b]	TIG[c]	TD oder DT[d]	TIG[e]
Unbekannt	Ja	Nein	Ja	Ja
0–1	Ja	Nein	Ja	Ja
2	Ja	Nein	Ja	Nein[d]
3 oder mehr	Nein[e]	Nein	Nein[f]	Nein

[a] Tiefe und/oder verschmutzte Wunden (mit Staub, Erde, Speichel, Stuhl), kontaminierte Verletzungen mit Gewebszertrümmerung und reduzierter Sauerstoffversorgung oder Eindringen von Fremdkörpern (z.B. Quetsch-, Riss-, Biss-, Stich-, Schusswunden) schwere Verbrennungen und Erfrierungen, Gewebsnekrosen, septische Aborte
[b] Kinder unter 6 Jahren DT, ältere Personen Td (d.h. Tetanus-Diphtherie-Impfstoff mit gegenüber dem DT-Impfstoff verringerten Diphtherietoxiod-Gehalt)
[c] TIG = Tetanus-Immunglobulin, i.A. werden 250 IE verabreicht, die Dosis kann auf 500 IE erhöht werden; TIG wird simultan mit Td/DT angewendet.
[d] Ja, wenn die Verletzung länger als 24 h zurückliegt.
[e] Ja (eine Dosis), wenn seit der letzten Impfung mehr als 10 Jahre vergangen sind
[f] Ja (eine Dosis), wenn seit der letzten Impfung mehr als 5 Jahre vergangen sind

Indikationsimpfungen sind nur dann erforderlich, wenn eine entsprechende Gefährdung durch Kontakt zu bestimmten Erregern (z.B. Reise in Regionen mit gehäuftem Vorkommen) anzunehmen ist.
Folgende Besonderheiten bei Sportlern sollten Berücksichtigung finden:
Tetanusschutz: sollte bei Sportarten mit Verletzungsrisiko der Haut vorliegen.
FSME (Frühsommer-Meningo-Enzephalitis): Erkrankung, die durch Zecken übertragen werden kann und endemisch in bestimmten Regionen auftritt. Eine Immunisierung sollte vorgenommen werden, wenn ein Training im Freien in Endemiegebieten ansteht.
Hepatitis: Indikationsimpfung bei Reisen in Gebiete mit niedrigem Hygienestandard. Die Übertragung der Hepatitis A erfolgt in der Regel mit der Nahrung bzw. mit dem Trinkwasser. Hepatitis B und C

sind durch Blutkontakte übertragbar (enge Bevölkerungskontakte, medizinische Versorgung vor Ort bei Verletzungen).

Eine aktive Immunisierung gegenüber Hepatitis-A und -B-Virus ist verfügbar, gegenüber Hepatitis-C-Virus und weiteren Formen der Virushepatitis ist sie derzeit noch nicht möglich (Stand 2002).

Grippevirus: Eine Schutzimpfung ist prinzipiell möglich, muss jedoch jedes Jahr mit dem aktuellen Serum durchgeführt werden. Die jährliche Immunisierung ist für Sportler sicherlich zu empfehlen.

Diphtherie: In den Jahren 1992 bis 1996 trat in den osteuropäischen Staaten eine epidemische Häufung von Diphtherieerkrankungen auf, die durch Impfkampagnen erfolgreich eingedämmt werden konnte. Reisen in diese Regionen sollten daher nur mit einem wirksamen Impfschutz angetreten werden. Dieser wird in der Regel beim Erwachsenen durch eine einmalige Boosterimpfung im 10-Jahres-Intervall mit einem handelsüblichen Toxoidimpfstoff (Kennung „d") erreicht.

Weiterführende Tipps

→ Epstein-Barr-Virus im Leistungssport; → Sport, Infekte.

Literatur

Furian C (2000) Impfen und Leistungssport. Deut Zeitschr Sportmedizin 51:211–212

Robert-Koch-Institut (2002) Epidemiologisches Bulletin Nr. 28. über http://www.rki.de

Robert-Koch-Institut (1999) Epidemiologisches Bulletin Nr. 4. Aktuelle Daten und Informationen zu Infektionskrankheiten und Public Health: Zur Diphthterie in Europa über http://www.rki.de

Empfehlungen der ständigen Impfkommission (STIKO) am Robert-Koch-Institut im Internet unter http://www.rki.de/GESUND/IMPFEN/STIKO/STIKO.HTM

Injektionsbehandlung, Lendenwirbelsäule

Ziel

Darstellung von Injektionstechniken des Facettengelenkes, des Ilio-
sakralgelenkes sowie der Behandlung myofaszialer Schmerzen im
Rahmen von nicht-radikulären Lumbalgien.

Problem

Bei bestehenden Lumbalgien ist eine Differenzierung zwischen radi-
kulären und nicht-radikulären Beschwerden notwendig. Auslöser
nicht-radikulärer Lumbalgien sind die Wirbelgelenke, das Iliosakral-
gelenk, Ligamente sowie die thorakolumbale Faszie mit der autoch-
thonen Muskulatur. Sämtliche Injektionsformen in der Behandlung
der nicht-radikulären Lumbalgien sollten gezielt zur Diagnosesicherung bzw. bei Versagen der physikalischen und physiotherapeuti-
schen sowie manualtherapeutischen Verfahren eingesetzt werden.
Um eine gezielte Behandlung sicherzustellen, werden im Nachfolgenden die diagnostisch sichersten Injektionsverfahren dargestellt.

Lösung und Alternativen

Zur sicheren Abgrenzung akuter radikulärer Nervenwurzelreizungen
gegenüber dem Facettensyndrom ist es wichtig, dass eine systemati-
sche intraartikuläre Facetteninfiltration über mehrere Etagen durchgeführt wird, um einerseits eine Eingrenzung des für die Schmerzsymptomatik verantwortlichen Facettengelenks zu ermöglichen und
andererseits durch die erzielte Beschwerdefreiheit eine Abgrenzung
gegenüber der Nervenwurzelirritation zu erreichen.
Wichtig ist es, sich zu vergegenwärtigen, dass es bisher hinsichtlich
des Facettensyndromes keine Korrelation zu klinischen Parametern
gibt. Eine signifikante Schmerzlinderung oder Schmerzausschaltung
durch Facettenblockaden ist als Selektionskriterium zur posterolateralen lumbosakralen Spondylodese nicht geeignet. Vor einer Facetteninfiltration sind die ersten 3 Wochen der Erkrankung mit ihrem hohen
Anteil an „Spontanheilung" abzuwarten. Hinsichtlich der Technik der
Facettenblockade sind Punktionsverfahren unter Bildwandlerkontrolle
vorzuziehen. Nicht kontrollierte Punktionstechniken bergen die Ge-

fahr der versehentlichen epiduralen und intrathekalen Injektion sowie der fehlenden diagnostischen Genauigkeit in sich. Als Verfahren stehen die intraartikuläre Facettenblockade und die Blockade des medialen Astes des R. dorsalis zur Verfügung.

Intraartikuläre Injektonstechnik: Hautdesinfektion, Lokalanästhesie der Punktionsstelle, 22-G-Spinalnadel in den Gelenkspalt, Injektion von 0,2–0,3 ml Kontrastmittel mit Bestätigung der intraartikulären Nadellage (Abb. 1). Anschließend erfolgt die Injektion von ca. 1 ml Lokalanästhetikum ggf. in Kombination mit einem Kortikosteroid (20 mg Methylprenisolon).

R. medialis-Ausschaltung: Punktion ca. 1 cm lateral des Wirbelgelenkspalts neben dem „Pedikelauge" in Höhe des oberen Drittels des Querfortsatzes. Die Beimengung von Kortikosteroiden kann zu einer Schmerzfreiheit über 3–6 Monate führen. Bei Patienten, die auf Facettenblockaden mit einer langdauernden und signifikanten Schmerzreduzierung reagieren, wäre eine sogenannte Facettendenervation zu überdenken.

Ist das Iliosakragelenk (ISG) Ausgangspunkt für lokale und ausstrahlende Schmerzen, erfolgt entweder die bildwandlergestützte Injektion oder die CT-gesteuerte Injektion im kranialen, mittleren und kaudalen Anteil des Gelenks (Abb. 2). Es wird jeweils 1 ml in die tiefe ligamentäre Region oder Kapsel und 1 ml in die oberflächliche Bandstruktur infiltriert (Abb. 3).

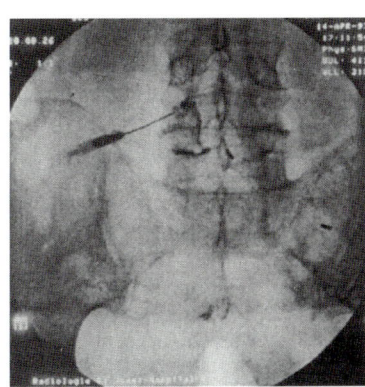

Abb. 1. Infiltration unter Durchleuchtungskontrolle mit Darstellung der Lokalisation des Facettengelenks im a.p. Strahlengang und Kontrastmittel-Darstellung der Gelenkkapsel

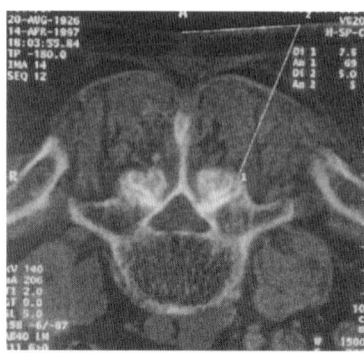

Abb. 2. CT-gesteuerte Facettenpunktion. Verwendung eines Kortikosteroidgemisches

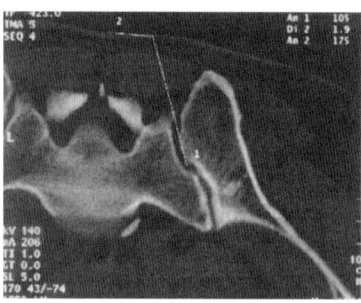

Abb. 3. Infiltration der ISG-Bandstrukturen unter CT-Kontrolle. Nativ-CT mit Injektionsplanung. Injektionswinkel und Abstand zum Dornfortsatz werden bestimmt

Weiterführende Tipps

→ Zervikalsyndrome, Injektionstherapie; → Spinalnervenanalgesie lumbale, Lagerung und Technik (Tipps & Tricks für den Orthopäden); → Periduralanästhesie, lumbale (Tipps & Tricks für den Anästhesisten); → Injektionstherapie, Becken-/Hüftregion.

Quelle

C. H. Siebert, K. Birnbaum, K.-D. Heller: Tipps & Tricks für den Orthopäden, Springer-Verlag 2001

Literatur

Wittenberg RH, Steffen R, Ludwig J (1997) Injektionsbehandlung bei nicht-radikulären Lumbalgien. Orthopäde 26:544–552

Injektionstherapie, Becken-/Hüftregion

Ziel

Bei den Tendinosen hat die Injektionstherapie einen bedeutenden Stellenwert. Ziel ist es, die Injektionstechnik bei verschiedenen Tendinosen im Bereich Becken-Hüftregion darzustellen.

Problem

Das Hüftgelenk, das Becken und die umgreifende Muskulatur erfahren bei allen sportlichen Tätigkeiten eine große Belastung. Dies führt gehäuft zu Überlastungen der Muskulatur und besonders zu Insertionstendopathien. Diese Insertionstendopathien stellen ein hohes Stör- und Schmerzpotenzial für die Becken-/Hüftregion dar.

Die Behandlung der Insertionstendinosen kann neben krankengymnastischen und physikalischen Maßnahmen, Schmerzmedikation, Akupunktur, Überprüfung der sportartspezifischen Bewegungsabläufe auch eine lokale Injektionstherapie enthalten. Die Injektionstherapie wird häufig bei den chronischen Insertionstendinosen wichtig.

Lösung und Alternativen

Nach einer Sportarzt-typischen Anamnese bezüglich Sportart, Belastungshäufigkeit, -niveau etc. erfolgt ein Ausschluss von arthrogenen und discogenen Ursachen der Becken-, Hüftbeschwerden und einer Dokumentation des Muskelstatus. Bei entsprechendem Befund muss mit dem Sportler das Vorgehen besprochen werden. Bei akuten Geschehen steht sicher zunächst die krankengymnastische und physikalische Therapie im Vordergrund, wohingegen bei den chronischen Beschwerden eine Injektionstherapie unumgänglich werden kann. Der Sportler sollte darauf hingewiesen werden, dass sehr oft 3 Injektionen mit gleichzeitig verordneter Krankengymnastik und physikalischer Therapie notwendig sind. Diese sollten im Abstand von 8–10 Tagen gesetzt werden.

Grundsätzliches zu den Injektionstechniken:

1. Aufklärung ist notwendig und zu dokumentieren
2. Desinfektion.

3. Zweifingerschutztechnik (FST), dies bedeutet das Umgrenzen und Absichern der gewählten Einstichstelle mit leicht gespreiztem 2. und 3. Finger.
   Dadurch erreicht man:
   – Genaue Lokalisation
   – Abgrenzung und Fixierung der Behandlungsstruktur
   – Verletzung von Gefäßen und Nerven wird vermieden
   – Gewebekompression verkürzt den Injektionsweg.
4. Durch die direkte Injektion einer fixierten Kombination aus LA und einem Kortikoid (z. B. Supratendin® Kristallsuspension, Celltech GmbH) kann der Zeit- und Sterilitätsverlust bei eigenhändigem Aufziehen vermieden werden.
5. Es sollte eine Kanüle 0,40×0,20 benutzt werden.

Im Folgenden werden die regionsspezifischen Injektionstechniken dargestellt:

- Infiltration des M. glutaeus medius (D-Punkt nach Hackett)
  Die Schmerzzone (D-Punkt) liegt etwas kranial und lateral der Spina iliaca posterior superior. Die Stelle wird mit 2 FST fixiert und die Nadel bis zum Knochenkontakt eingeführt.

- Infiltration der Triggerpunkte des M. piriformis
  Es empfiehlt sich, die Infiltration in Seitlage bei leicht angewinkeltem Bein durchzuführen. Schmerzpunkte und Triggerpunkte liegen ungefähr in der Mitte des Muskelverlaufs. Die Infiltration findet ohne Knochenkontakt statt (Abb. 1).

- Infiltration des M. psoas
  Die Infiltration findet in Rückenlage bei leicht gebeugtem und abduziertem Bein statt. Den Trochanter minor findet man unter der Schenkelbeuge, lateral der Adduktoren in der Tiefe. Wichtig ist der Schutz des Gefäß-Nerven-Bündels.
  Nadeltiefe bis zum Knochenkontakt am Trochanter minor (Abb. 2).

- Infiltration der Adduktoren
  Die Stelle der deutlichsten Schmerzhaftigkeit bei Druck und Widerstandstest wird durch die 2 FST begrenzt. Wichtig ist, dass Knochenkontakt erreicht wird.

- Infiltration am Tuber ossis ischii
  Am Tuber ossis ischii entspringen der lange Kopf des M. bizeps femoris, der M. semitendinosus und M. semimembranosus. Die Tuberregion muss für die Injektion gut zugänglich sein, dies wird

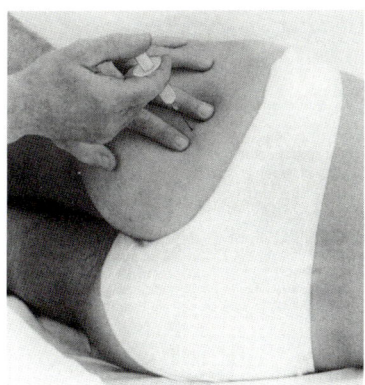

Abb. 1. Infiltration der Triggerpunkte des M. piriformis

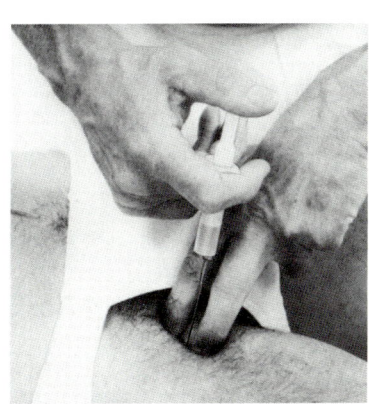

Abb. 2. Infiltration des M. psoas

durch die Seitlage und Flexion der Hüfte erreicht. Der Tiefenkontakt der 2 FST ist sehr wichtig, um die Injektion optimal durchführen zu können.

Weiterführende Tipps

→ Schulterschmerz, Injektionstherapie; → Zervikalsyndrom, Injektionstherapie (Tipps & Tricks für den Orthopäden); → Ansatztendinosen, Injektionstherapie rund ums Knie; → Injektionsbehandlung, Lendenwirbelsäule.

Literatur

Hatz HJ (1998) Wirkdauer intraartikulärer Glukokortikoidinjektionen. Bay Int 18:3–6

Tilscher H, Eder M (1996) Infiltrationstherapie. Hippokrates

Ziegler R (1999) Lokale Glucokortikoid-Injektionstherapie in der Sportmedizin. Sportorthop Sporttraumatol 15:155–116

Kaderuntersuchung, internistische

Ziel

Kenntnis der wichtigsten Erkrankungen, die ein Sportverbot begründen und diagnostische Möglichkeiten, um diese Erkrankungen zu erkennen und somit die Mortalität der Sportler zu reduzieren.

Problem

Durch Screening-Untersuchungen von Leistungssportlern können vorbestehende kardiale Erkrankungen, die der Auslöser für einen plötzlichen Herztod oder einen Herzinfarkt sein können, erkannt werden. Welche Untersuchungen sollte ein solches Screening beinhalten und welche Erkrankungen ziehen eine Sportuntauglichkeit nach sich?

Lösung und Alternativen

Bei der Sporttauglichkeitsuntersuchung sind in der Anamnese und bei der körperlichen Untersuchung verschiedene wichtige Punkte zu beachten (Tab. 1). Allein dadurch wird oftmals schon der Verdacht auf eine relevante kardiovaskuläre Erkrankung gelenkt, die weiterer diagnostischer Abklärung bedarf.

Ein Ruhe-EKG ist als Screening empfehlenswert. Das Belastungs-EKG ist ebenfalls wünschenswert, zumindest bei der Erstvorstellung eines Athleten. Bei asymptomatischen jungen Sportlern ohne kardiale Risikofaktoren kann man aus Kosten-Nutzen-Gesichtspunkten ggf. darauf verzichten. Ähnliches gilt für die Echokardiographie. Ein generelles Laborscreening ist nicht empfehlenswert, die Indikation hierzu sollte sich nach der klinischen Präsentation und Beschwerden des Sportlers richten. Allgemein ist ein ausgedehnteres Screening-Programm bei Leistungssportlern, älteren Sportlern und Sportlern mit kardiovaskulären Grunderkrankungen ratsam.

Die Empfehlung zum Sportverbot (Tab. 2) orientiert sich an verschiedenen Parametern, v. a. am Schweregrad der Erkrankung und der Intensität der körperlichen Belastung beim Sport. So stellen hochintensive sportliche Belastungen wie beim Langlaufen, Radfahren oder

K

Tabelle 1. Empfohlene Untersuchungen für eine Sporttauglichkeit

Methode	Parameter
Familienanamnese	Plötzlicher Herztod
	Familiäre Herzerkrankungen
Eigenanamnese	Herzgeräusch
	Arterielle Hypertonie
	Synkope
	(Belastungs)-Dyspnoe
	Thorakaler Schmerz
	Frühere Herzerkrankung
	Kardiovaskuläre Risikofaktoren (Cholesterin,
	Diabetes mellitus, Nikotin, arterielle Hypertonie)
Körperliche	Herzgeräusch
Untersuchung	Leistenpulse
	Stigmata des Marfan-Syndroms
	Blutdruckmessung
Ruhe-EKG	Hypertrophiezeichen
	Ischämiezeichen
	Rhythmusstörungen
Belastungs-EKG	Ischämiezeichen
	Rhythmusstörungen
	Blutdruck- und Herzfrequenzverhalten
	Belastbarkeit
Echokardiographie	Strukturelle Herzerkrankung
(optional)	
Labor	Blutbild (Elektrolyte, Kreatinin, Harnstoff,
(optional)	Cholesterin, Triglyceride, Glucose, Leberwerte,
	Harnsäure, CK)
	Blutsenkung
	Urin

Schwimmen ein höheres kardiovaskuläres Risiko dar als Sportarten mit geringer körperlicher Belastung wie Golf oder Kegeln. Richtlinien zum Sportverbot sind nicht absolut zu sehen, sondern sollten individuell geprüft und angewendet werden.

Tabelle 2. Beispiele für Erkrankungen, die zum Sportverbot führen können, insbesondere für Sportarten mit höherer körperlicher Belastung

---

Hypertrophe Kardiomyopathie
Dilatative Kardiomyopathie
Arrhythmogene rechtsventrikuläre Dysplasie
Mittel- bis höhergradige Herzklappenfehler
Akute Myokarditis (Sportverbot für mindestens 6 Monate)
Symptomatischer Mitralklappenprolaps
Koronare Herzkrankheit mit reduzierter LV-Funktion, Nachweis einer Myokardischämie, höhergradigen Herzrhythmusstörungen oder Blutdruckabfall unter Belastung, instabiler Angina pectoris
Unkontrollierte arterielle Hypertonie (in Ruhe RR systolisch > 160 mmHg, RR diastolisch > 100 mmHg)
Long-QT-Syndrom
Brugada-Syndrom
Wolff-Parkinson-White-Syndrom

Weiterführende Tipps

→ Echokardiographie, sportmedizinische Relevanz; → Sportlertod, plötzlicher; → EKG-Veränderungen, sportmedizinische Bewertung; → Kaderuntersuchung orthopädische; → Vorsorgeuntersuchung, Freizeitsportler.

Literatur

Maron BJ, Araujo CGS, Thompson PD et al. (2001) Recommendations for preparticipation screening and the assessment of cardiovascular disease in masters athletes. Circulation 103:327–334

Kaderuntersuchung, orthopädische

Ziel

Erläuterung des Untersuchungsbogens des deutschen Sportbundes zwecks zielorientierter Untersuchung des Skelettsystems.

Problem

Vor Beginn einer jeden Wettkampfsaison sollte eine orthopädische Kaderuntersuchung stehen, damit schon frühzeitig bestehende Sportschäden erkannt und präventive Maßnahmen ergriffen werden können.

Hierfür ist es sinnvoll, sich an dem sportärztlichen Untersuchungsbogen des Deutschen Sportbundes zu orientieren.

Lösung und Alternativen

Der Deutsche Sportbund hat einen sportmedizinischen Untersuchungsbogen Teil Orthopädie in Gebrauch, der für alle Sportarten eingesetzt werden kann. Nachdem die persönlichen Daten erfasst wurden, sind die Anzahl der Trainingsjahre festzustellen, einschließlich der Trainingseinheiten und -stunden pro Woche.

Die Erfassung der biometrischen Daten beinhaltet:
- Körpergröße
- Fingerbodenabstand
- Gekreuzter Handgriff (Abb. 1)
- Beinlängendifferenz
- Ott-, Schober-Zeichen

Die Untersuchungsergebnisse der Wirbelsäule sollen als pathologische Abweichung angegeben werden, wenn 20% Abweichung von der Norm besteht. Die gilt im Weiteren für alle Gelenke, wenn nicht besonders darauf hingewiesen wird.

Bei der Untersuchung der Wirbelsäule sollten folgende Aspekte Berücksichtigung finden:
- Schiefhals (Fachärztliche Abklärung)
- Rückenmuskulaturstörung
- Thoraxdeformierung oder -funktionsstörung

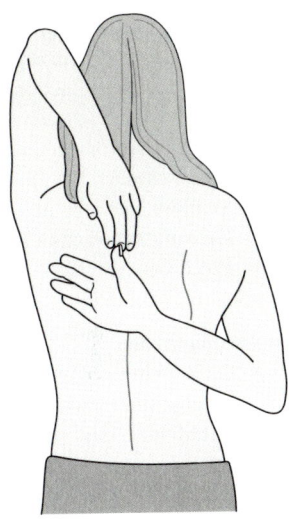

Abb. 1. Gekreuzter Handgriff

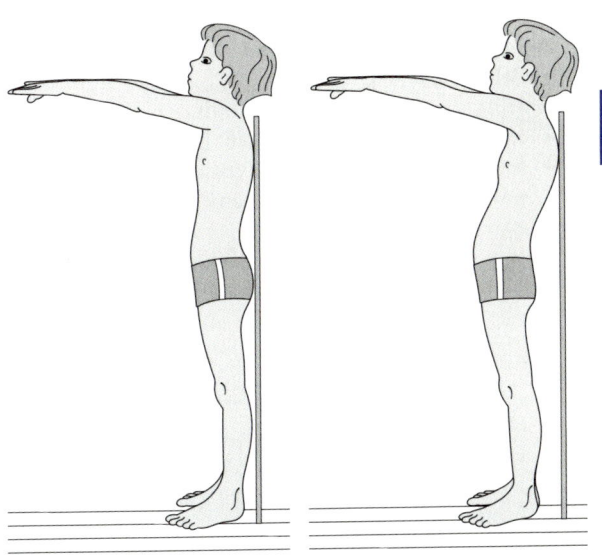

Abb. 2. Haltungsschwäche (Test nach Matthiass): links normal; rechts pathologisch

- Bauchwandstörung (hierunter zählen auch Leistenbrüche ggf. Überweisung zum Chirurgen)
- Flachrücken (Flachrücken ist eine Konstitutionsvariante, die nicht obligatorisch krankhaft ist)
- Rundrücken/hohlrunder Rücken
- Klopfschmerz WS (Fachärztliche Abklärung)
- Skoliose (weitere Abklärung z. B. Röntgenbild)
- Haltungsschwäche (Test nach Matthiass, Abb. 2)
- HWS-Beweglichkeit/Rumpfbeweglichkeit (Neutral-Null-Methode)

Untere Gliedmaßen
- O-/X-Beine (Winkel >20° ist in keinem Alter o. B., sonst auf Wachstumsentwicklung achten)
- Drehfehler der unteren Gliedmaßen (Präarthrotische Deformität, **Cave:** Leistungssport!)
- Genua recurvata (Winkel >8° ist pathologisch)
- Fußdeformitäten (Sportbehinderung/Verbesserung der Leistungsfähigkeit durch Korrektur)
- Zehendeformität
- Störung der Muskulatur der Beine (Atrophie, Hypertrophie, Koordinationsstörung)
- Sehnenschaden
- Hüftgelenksbeweglichkeit (Kindheits-, Familienanamnese)
- Kniegelenksbeweglichkeit (>8° pathologisch)
- Bandlockerung, Meniskusschaden (Seitenbandtest, Lachmann-Test, vordere Schublade, Steinmann I+II, Apley-Sign, Seitenvergleich, ggf. MRT)
- Beweglichkeit der Sprunggelenke/Füße
- Bandlockerung (Seitenvergleich/ggf. gehaltene Aufnahmen OSG)

Obere Gliedmaßen
- Störung der Muskulatur (Atrophie, Hypertrophie, Koordinationsstörung)
- Federnde Elle
- Bandinstabilität Daumen
- Fehlerhafte Armachse (Cubitus varus/C. valgus/Überstreckbarkeit >8°)
- Sehnenschaden

- Schultergelenksbeweglichkeit (Seitenvergleich)
- Schultergelenkstest
- Ellenbogengelenksbeweglichkeit
- Störung Hand/Finger
- Handgelenksbeweglichkeit

Hypermobilität/Bandschwäche
- Überstreckbarkeit der Fingergrundgelenke ($>20°$)
- Überstreckbarkeit Ellenbogengelenk ($>8°$)

Die Befunde sollten zunächst mit dem Sportler nach der Untersuchung besprochen werden. Der Sportler sollte mit klar strukturierten Hausaufgaben die Untersuchung verlassen. Des Weiteren sollten der Trainer und der betreuende Physiotherapeut bzw. Rehatrainer darüber informiert werden, wie die Defizite zu verändern sind.

Weiterführende Tipps
→ Kaderuntersuchung, internistische; → Vorsorgeuntersuchung, Freizeitsportler; → Schulsport, Teilnahmebedingungen.

Literatur
Bundesausschuss Leistungssport (2002) Sportmedizinischer Untersuchungsbogen. Standarddefinition Teil Orthopädie

K

Klavikulainstabilität horizontale, operative Strategien

Ziel

Operative Beseitigung der horizontalen Klavikulainstabilität mittels Faszienraffung und PDS-Augmentation.

Problem

Nach Tossy-Verletzungen oder nach vorhergehenden lateralen Klavikularesektionen aufgrund einer AC-Arthrose bzw. einer Diskusschädigung können unmittelbar postoperativ Restbeschwerden verbleiben, deren Ursache in einer horizontalen Klavikulainstabilität zu suchen ist.

Lösung und Alternativen

Bei klinisch und in der transaxillären Aufnahme auch radiologisch nachgewiesener horizontaler Klavikulainstabilität mit entsprechender Beschwerdesymptomatik ist eine isolierte Weaver-Dunn-Resektionsarthroplastik meist nicht ausreichend. Zur optimalen Stabilisierung kann eine korakoklavikuläre und akromioklavikuläre PDS-Kordelfixierung mit zusätzlicher Verschiebe- und Dopplungsplastik der Deltotrapezoidfaszie vorgenommen werden. Mit dessen Hilfe wird der Deltamuskel bis über den Processus coracoideus gespalten. Es wird ein Faden um den Processus coracoideus gelegt, der mit 3×1 oder 1,5 mm PDS-Kordel verknüpft ist. Hierdurch werden die Kordeln unter dem Processus coracoideus herumgezogen und i. S. einer Achtertour um das laterale Klavikulaende medial des AC-Gelenks geführt (Abb. 1). Weiter lateral werden in der Klavikula je zwei 1–1,5 mm Bohrlöcher angelegt und ca. 1 cm lateral der medialen Akromiongrenze auch dort zwei korrespondierende Bohrlöcher angefertigt. Durch diese wird eine PDS-Kordel der Stärke 1 oder 1,5 achterförmig gezogen (Abb. 2).

Nach Resektion des lateralen Klavikulaendes und Reposition der Gelenkpartner werden die vor der Implantation vorgedehnten Kordeln geknüpft. Die aufgrund der Dicke der Kordel prominenten Knoten liegen am besten am dorsalen Oberrand der Klavikula, wo sie von der kräftigen Trapeziusinsertion gut bedeckt sind. Zusätzlich wird eine se-

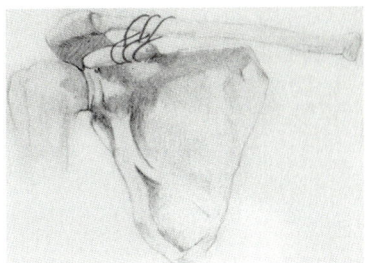

Abb. 1. Korakoklavikuläre PDS-Kordelstabilisierung mit beschriebener Achtertourführung

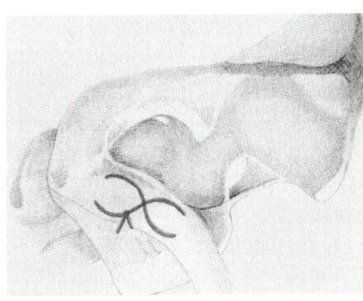

Abb. 2. Akromioklavikuläre PDS-Kordelstabilisierung

lektive Deltotrapezoidfaszienplastik vorgenommen. Es wird bei der Inzision der Deltotrapezoidfaszie und der Kapselöffnung versucht, die Deltotrapezoidfaszie jeweils mit dem Deltaanteil und dem Trapeziusanteil separat darzustellen und mit Haltenähten anzuschlingen. Die insuffiziente, narbig elongierte Deltotrapezoidfaszie wird dann überlappend verschlossen. Die Spannungsverhältnisse können dabei optimal dosiert werden, indem die Deltafaszie unter die Trapeziusfaszie oder die Trapeziusfaszie unter die Deltafaszie transponiert wird (Abb. 3). Die Faszien werden mit Nähten an der eingeschlagenen ACG-Kapsel fixiert, z. T. auch transossär an Klavikula und Akromion, welche knöchern angefrischt werden.

Postoperativ 1–2 Wochen Protektion im Gilchrist mit passiven schmerzgesteuerten nicht limitierenden Übungen, anschließend assistierte und aktive Krankengymnastik zur Wiederherstellung der Beweglichkeit. Daran anschließend Kraftaufbau, Koordinationstraining, ggf. Gebrauchsschulung.

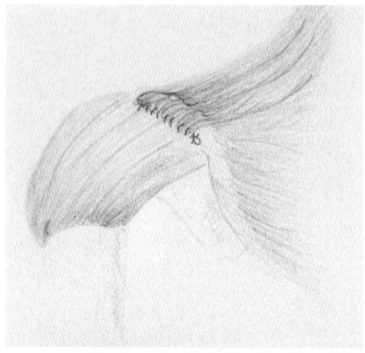

Abb. 3. Deltotrapezoidfaszienplastik mit entsprechender Raffung und Refixation

Weiterführende Tipps

→ Schulteroperationen, Nachbehandlung; → Klavikularesektion, Fesselung des Klavikulastumpfes (Tipps & Tricks für den Orthopäden).

Quelle

C. H. Siebert, K. Birnbaum, K.-D. Heller: Tipps & Tricks für den Orthopäden, Springer-Verlag 2001

Literatur

Hedtmann A, Fett H, Ludwig J (1998) Die Behandlung veralteter, posttraumatischer Acromioklavikulargelenkinstabilität und -arthrosen. Orthopäde 8/27:556–566

Knieinstabilität, Messmethoden

Ziel

Die Darstellung einer kostengünstigen und leicht benutzbaren Alternative für die instrumentelle Messung der Knieinstabilität.

Problem

Das Interesse an instrumentellen Messmethoden zur Bestimmung der Kniegelenksstabilität hat in den letzten Jahren stetig zugenommen. Die bisher auf dem Markt verfügbaren Messinstrumente waren teuer, nicht immer leicht zu handhaben und nicht zu sterilisieren.

Lösung und Alternativen

Der Rolimeter-Knietester (AirCast GmbH, Neubeuern) stellt ein kompaktes und zuverlässiges Gerät zur quantitativen Beurteilung der vorderen und hinteren Knieinstabilität beim Lachmann-Test, der Schubladen-Testung und der Bestimmung des dorsalen Durchhangs dar. Das aus Edelstahl hergestellte Rolimeter ist sterilisierbar und somit interessant für den Einsatz auch im Operationssaal.

Der Knietester wird im tibialen Kniebereich fixiert (Abb. 1) und der Taster auf der Tuberositas tibiae eingestellt. Eine Arretierungsmutter aus Kunststoff dient als Referenzabnahme. Der Wert der Translation kann anhand einer Skala auf dem geeichten Maßstab abgelesen werden (Abb. 2). Es wird empfohlen, drei Messungen durchzuführen und davon den Mittelwert zu berechnen.

Als Alternative zu den instrumentellen Tests ist die Stressradiographie zwecks Objektivierung der Instabilität zu erwähnen.

K

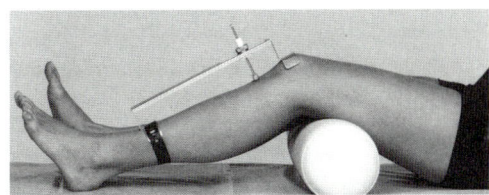

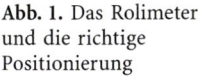

Abb. 1. Das Rolimeter und die richtige Positionierung

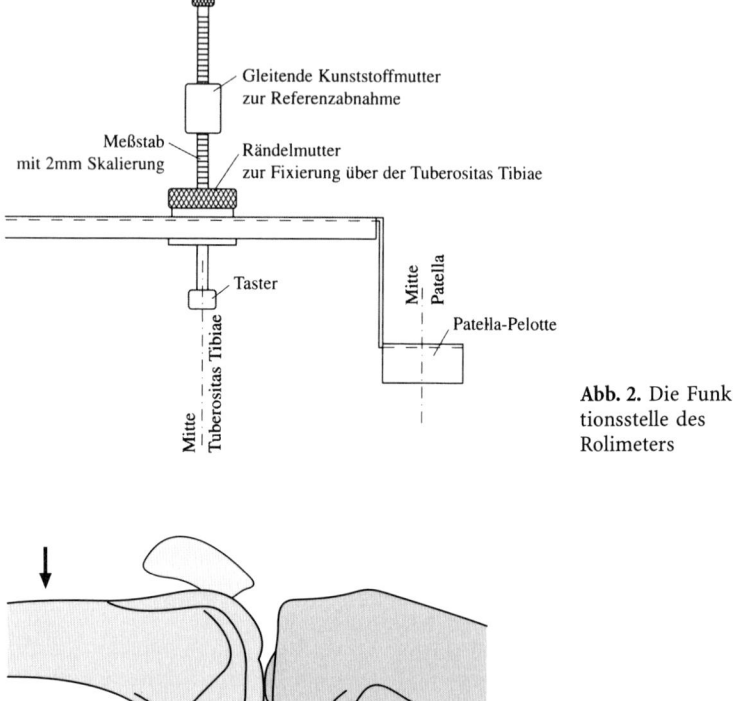

Gleitende Kunststoffmutter
zur Referenzabnahme

Meßstab
mit 2mm Skalierung

Rändelmutter
zur Fixierung über der Tuberositas Tibiae

Taster

Mitte
Patella

Patella-Pelotte

Mitte
Tuberositas Tibiae

Abb. 2. Die Funktionsstelle des Rolimeters

Abb. 3. Position bei der Stressradiographie

Der Patient liegt mit dem Gesäß am Ende des Tisches. Der Unterschenkel ist auf einer Halterung gelagert. Der Oberschenkel ist frei. Die Kniegelenkswinkel soll 20° betragen. Am Oberschenkel wird ein 9 kg Gewicht am Oberrand der Patella befestigt.

Die Röntgenkassette ist medial platziert (Abb. 3). Im Röntgenbild stellen der posteriore Femurcondylus und das posteriore Tibiaplateau die Referenzpunkte dar (Abb. 4).

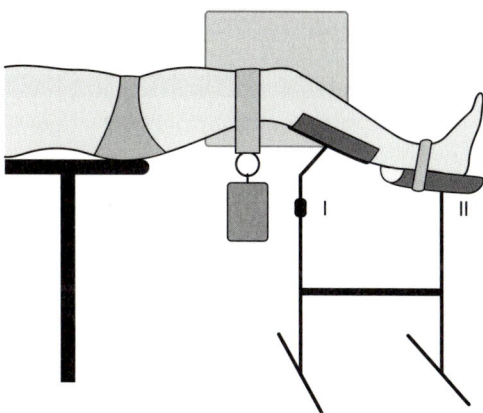

Abb. 4. Referenzpunkte
zur Bestimmung der
Translation

Weiterführende Tipps

→ Kreuzband-Verletzung hintere, klinischer Test (Tipps & Tricks für
den Orthopäden); → Knieverletzung, radiologische Darstellung (Tipps
& Tricks für den Traumatologen); → Kreuzband-Verletzungen, hintere, diagnostische Abklärung; → Eminentia intercondylaris-Ausriss,
minimal invasive OP-Technik.

Literatur

Ganko A, Engebretsen L, Ozer H (2000) The Rolimeter: a new arthrometer
    compared with the KT-1000. Knee Surg Sports Traumatol Arthrosc 8:36–39
Lerat JL, Moyen BL, Cladiere, Besse JL, Abidi H (2000) Knee instability after
    injury to the anterior cruciate ligament. JBJS 82-B:42–47

Knieschmerz, vorderer, Diagnostik und Therapie

Ziel

Darstellung eines minimal-invasiven Diagnostik- und Therapieverfahrens beim vorderen Knieschmerz.

Problem

Der vordere Knieschmerz ist eine der häufigsten Ursachen für Kniegelenksbeschwerden im Wachstumsalter. Die Komplexität lässt sich anhand der Vielzahl von Diagnosen (Chondropathia patellae bis patellares Schmerzsyndrom) ablesen. Die konservative Therapie steht im Vordergrund der Behandlungsrichtlinien. Bei einer länger als 6 Monate bestehenden Schmerzsymptomatik und Aussschluss von Achsfehlstellungen, femoropatellaren Malalignement, Kraftdefiziten, eingeschränkter Beweglichkeit und Kniebinnenläsionen stellt das Hypertensions-Syndrom eine differenzialdiagnostische Überlegung dar. Das Hypertensions-Syndrom ist definiert als eine intraossäre Druckerhöhung über 25 mmHg sowie ein positiver Schmerzprovokationstest.

Lösung und Alternativen

Zur Diagnostik des Hypertensions-Syndroms wird ein sogenannter Schmerzprovokationstest durchgeführt. Zur Anwendung kommt ein Spezialinstrumentarium der Fa. Richard Wolf GmbH (Abb. 1).
Nach sterilem Abwaschen und Abdecken im Punktionsgebiet lateralseitig der Patella nach den üblichen Richtlinien der Kniegelenkspunktion werden zunächst die zu penetrierenden Weichteile mit einem Lokalanästhetikum (Meaverin 0,5%, 5 ml) infiltriert. Danach wird die 2,0 mm dicke Stahlrohrkanüle mit einem Innendurchmesser von 1,8 mm mit dem einliegenden Mandrin mit manueller Rotation transkutan in den spongiösen Bereich der Patella gebracht. Die Punktionsstelle liegt an der lateralen Patellafacette in einem rechten Winkel zur Beinachse in Höhe der Schnittebene zwischen sagittaler und frontaler Achse. Anschließend wird 1–2 ml sterile Kochsalzlösung mit einer Spritze durch die Kanüle gespült, woraufhin es zu einer Druckerhöhung intramedullär kommt.

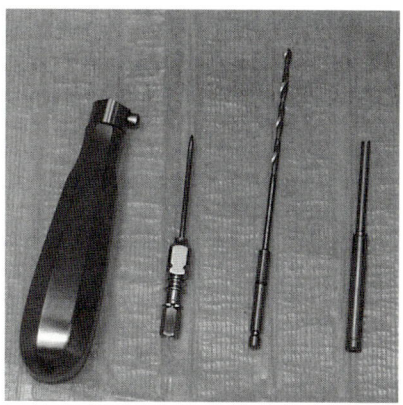

Abb. 1. Spezialinstrumentarium
der Fa. Richard Wolf GmbH

Die auftretenden Beschwerden werden von dem Patient bezüglich
der Lokalisation, des Schmerzcharakters und der Schmerzstärke beurteilt. Schmerzcharakter, -stärke und -lokalisation müssen den Beschwerden des Patienten entsprechen. Bei positivem Schmerzprovokationstest besteht die Indikation zur Patelladekompressionsbohrung.
Diese kann sowohl im Rahmen einer Arthroskopie als auch in Lokalanästhesie durchgeführt werden.

Über eine anteromedial bzw. anterolateral gelegene paraligamentäre
Stichinzision wird ein speziell konzipierter Bohrer in Richtung des
Patellapols stumpf eingebracht. Die Bohrung wird unter Verwendung
einer Gewebeschutzhülse vom distalen Patellapol ausgehend zunächst
tangential und anschließend zur Patellamitte hin ausgeführt.

Dieses Manöver wird sowohl über das laterale wie das mediale Portal
ausgeführt. Es resultiert eine w-förmige Bohrung (Abb. 2). Diese Bohrung sollte die Kortikalis vollständig durchbrechen und eine Bohrtiefe
von 1–1,5 cm erreichen. Es empfiehlt sich die Kniescheibe am kraniel-
len Patellapol manuell zu fixieren, um eine stabile Position während
der Bohrung zu gewährleisten. Postoperativ ist eine Teilbelastung von
20 kg für 5 Tage angezeigt. Nach 10 Tagen ist die Vollbelastung erlaubt. Sportfähigkeit besteht nach 3 Wochen.

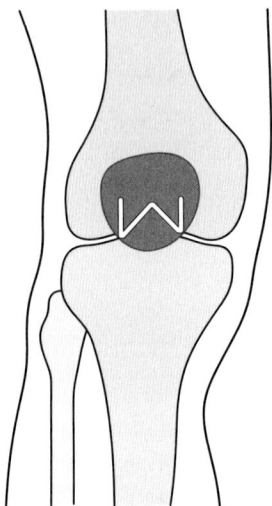

Abb. 2. Schematische Darstellung der distalen Patelladekompressionsbohrung in w-förmiger Anordnung

Weiterführende Tipps

→ Knieverletzung, Darstellung, radiologische (Tipps & Tricks für den Traumatologen); → Patella bipartitia schmerzhafte, operative Therapie (Tipps & Tricks für den Orthopäden); → Patellare Gelenkfläche, verbesserter Zugang.

Literatur

Miltner O, Siebert CH, Schneider U (2003) Hypertensionssyndrom der Patella. Sportorthopädie – Sporttraumatologie 19:25–29

Schneider U, Breusch SJ, Thomsen M (2000) A new concept in the treatment of anterior knee pain: patellar hypertension syndrome. Orthopedics 23: 581–586.

Kompartment-Syndrom, chronisch-funktionell

Ziel

Vorstellung des funktionellen Kompartment-Syndroms als differenzialdiagnostische Überlegung bei unklaren, belastungsabhängigen Unterschenkelschmerzen.

Problem

Das Kompartment-Syndrom ist definiert als Zustand eines erhöhten Gewebedruckes innerhalb eines geschlossenen osteofibrösen Raumes, welcher zu Mikrozirkulationsstörungen und anschließender neuromuskulärer Funktionsstörung führt. Das traumatische Kompartment-Syndrom wird vom funktionellen Kompartment-Syndrom nach Muskelbelastungen, welches in einer akuten (mit meist irreversiblen Muskelschäden) und chronischen Form vorliegen kann, unterschieden.

Als die am häufigsten betroffenen Muskellogen gelten die Unterschenkellogen. Unter allen Sportarten sind die Läufer und Geher am häufigsten vom Kompartment-Syndrom betroffen.

Lösung und Alternativen

Die Anamnese und der klinische Befund sind zur Diagnosesicherung für das chronische Kompartment-Syndrom von wichtiger Bedeutung. Bereits die Schmerzlokalisation gibt eindeutige Hinweise auf eine Differenzierung zwischen Tibiakantensyndrom, Nervenkompression des N. peroneus superficialis und Tibialis-anterior-Syndrom (Abb. 1). Die Sonographie und die Labordiagnostik erbringen keine richtungsweisenden Hinweise.

Die intrakompartimentale Druckmessung stellt die einzige zuverlässige Untersuchungsmethode dar. Bei normotensiven Sportlern wird ein Gewebsdruck zwischen 40 und 50 mmHg als kritische Schwelle angesehen. Bei Laufbelastungen zeigt der Druck in der Regel eine individuelle Druckspitze in den ersten 10 Belastungsminuten, um danach wieder leicht abzufallen. Der Druck zeigt eine Abhängigkeit von der jeweiligen Phase eines Laufzyklus.

K

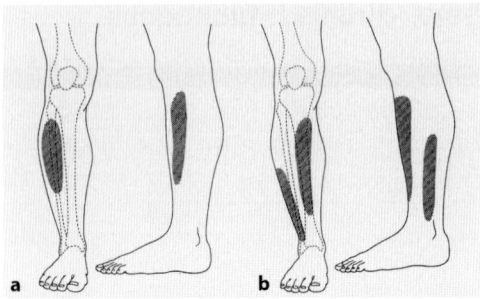

Abb. 1 a, b. Schmerzloka-lisation beim Tibialis-an-terior-Syndrom (**a**) sowie beim Tibiakantensyn-drom und Kompressions-syndrom des N. peroneus superficialis (**b**)

Notwendig für eine korrekte Messung ist eine dynamische Druckmes-sung mit online-Registrierung des Druckes während der Belastung und die Beobachtung des Abfalles nach der Belastung.

Die Therapie des chronisch funktionellen Kompartment-Syndroms er-folgt in Abhängigkeit von der sportlichen Ausrichtung des Sportlers. Bei einem konservativen Vorgehen mit Reduktion der Aktivität in Kombination mit physikalischer Therapie kommt es meist zu einer Beschwerdefreiheit. Adjuvante balneophysikalische Therapieformen zeigen bei Fortführung der Belastung keinen nachhaltigen Erfolg.

Bei Wunsch nach uneingeschränkter sportlicher Belastung und hohem Leistungsniveau kann im Einzelfall eine Fasziotomie indiziert sein. Diese kann sowohl offen als auch endoskopisch durchgeführt werden.

Weiterführende Tipps

→ Kompartmentdruckmessung, mobile (Tipps & Tricks für den Trau-matologen); → Dehnen, Technik; → Elektrotherapie, Einsatzmöglich-keiten

Literatur

Jerosch J (2001) Das funktionelle Kompartment-Syndrom im Sport. Deut Zeitschr Sportmed 52:142–143

Leversedge FJ, Casey PJ, Seiler JG, Xerogeneanes JW (2002) Endoscopically as-sisted fasciotomy. Am J Sports Med 30:272–278

Koordinationstraining, Propriozeption

Ziel

Erreichen einer Fähigkeit, motorische Aktionen in vor- und unvorhersehbaren Aktionen sicher und ökonomisch zu beherrschen. Verbesserung der inter- und intramuskulären Koordination durch propriozeptives Training.

Problem

Im Trainingsprozess lässt sich allgemein feststellen, dass einzelne Komponenten der Koordination zu unterschiedlichen Zeitpunkten ihr Entwicklungsoptimum haben. Die rechtzeitige Schulung dieser Fähigkeiten ist deshalb für den später erreichbaren Grad der Entwicklungsfähigkeit entscheidend. Auch im Bereich der Rehabilitation finden sich koordinative Störungen des Bewegungsapparates insbesondere als Folge von Sportverletzungen und Muskeldysbalancen. Diese Defizite gilt es im therapeutischen Training zu erkennen und durch geeignete Aufgabenstellung zu behandeln.

Lösung und Alternativen

Um im allgemeinen Trainingsprozess und in der rehabilitativen Steuerung des postoperativen oder -traumatischen Management die koordinativen Fähigkeiten und Fertigkeiten zu schulen, muss das Erlernen und Beherrschen neuer und alter Bewegungsfertigkeiten im Vordergrund stehen. Um dieses Ziel zu realisieren, bedient man sich verschiedener Trainingsmethoden.

1. Variation der Bewegungsausführung
   - Sprünge/Anhocken/Grätsche
   - Widergleiche Ausführung der Übungen
   - Tempo-/Rhythmuswechsel
2. Veränderung der äußeren Bedingung
   - Gelände- oder Geräteveränderung (Abb. 1, 2)
   - Partnerwechsel
   - Verkleinerung der Unterstützungsfläche
3. Kombinieren von Bewegungsfertigkeiten
   - Spielkombination

K

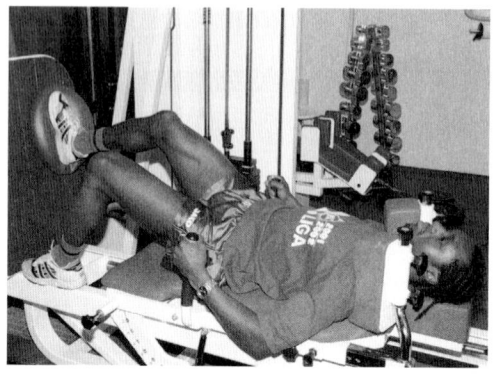

Abb. 1. Einbeiniges Üben an der Funktionsstemme mit dem Balance-Pad

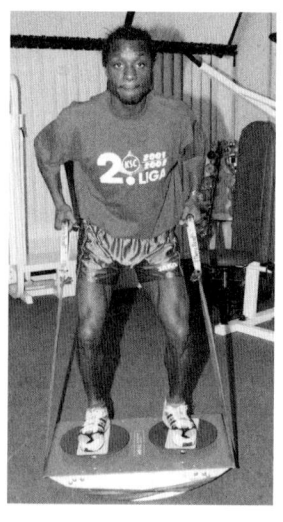

Abb. 2. Kniebeugen auf der Koordinationswippe mit Thera-Tube-Fixierung

4. Üben unter Zeitdruck
   - Reaktionsschulung
5. Variation der Bewegungsaufnahme
   - Blick nach oben/unten
   - Verbundene Augen
   - Üben vor dem Spiegel
   - Präzisionsbewegungen

6. Üben nach Vorbelastung
   - Ausführen der Übungen am Ende der Trainingseinheit
   - Mehrere Übungen hintereinander ausführen lassen

Für den langfristigen Trainingsprozess gilt: Koordinationstraining vor Konditionstraining.

Methodische Grundsätze

- Koordinative Fähigkeiten sind komplex zu verbessern
- Propriozeptives Training soll im nicht ermüdeten Zustand erfolgen
- Gewandtheit ist rechtzeitig aufgrund der physiologischen Altersinvolution zu schulen.

Materialien

- Matten/medizinische Matten
- Kästen
- Weichbodenmatten/Balance Pads (Hygienic Corp., USA)
- Bälle/Medizinbälle
- Trampolin
- Seile/Stäbe/Thera-Tube (Thera-Band GmbH)
- Wackelbretter/Kreisel/Koordinationswippe (Sport-tec) etc.

Koordinative Fähigkeiten gehören zu den sportmotorischen Grundfertigkeiten und stehen in enger Wechselbeziehung zu den motorischen Fertigkeiten und Techniken. Abgeleitet für die medizinische Trainingstherapie und das funktionelle muskuläre Aufbautraining ergeben sich daraus folgende trainingsmethodische Konsequenzen: Die Übungsauswahl ist von der Verletzung und dem Verletzungsgrad abhängig. Während des Trainings müssen die Belastungsstrukturen und die Komplexität variiert werden.

Koordinationstraining beinhaltet in erster Linie dynamische Muskelarbeit, die jedoch mit einer statischen Haltearbeit verbunden ist. Innerhalb des Koordinationstrainings sollen längere Pausen eingeschaltet werden. Bei Ermüdung ist das Training abzubrechen. Dieses Koordinationstraining wird in allen Phasen des Aufbautrainings integriert.

K

Weiterführende Tipps

→ Periostitis tibiae (Shint-splints), Therapie; → Abtraining, Anleitung; → Sport, Alter.

Literatur

Ehrich D, Gebel R (2000) Therapie und Aufbau nach Sportverletzungen, Blv-Sportpraxis, Zürich

Meinel K, Schnabel G (1987) Bewegungslehre – Sportmotorik. Volkseigener Verlag Berlin

Geiger L (1992) Überlastungsschäden im Sport. Vieweg Verlag, Braunschweig

Kreuzbandverletzung hintere, klinischer Test

Ziel

Darstellung des posteromedialen Pivot-shift-Tests, um Verletzungen des hinteren Kreuzbandes sicherer zu diagnostizieren.

Problem

Bei der Beurteilung eines Kniebinnentraumas kann die Differenzierung der vorderen Kreuzbandverletzung gegenüber der hinteren Kreuzbandläsion, v. a. wenn die Kollateralbänder ebenfalls betroffen sind, schwierig sein. Nicht immer fällt das Knie spontan in die hintere Schublade oder gibt die Arthroskopie, geschweige das NMR, letzte Sicherheit. Die Erweiterung des klinischen Untersuchungsganges um den posteromedialen Pivot-Shift kann die Diagnosefindung vereinfachen.

Lösung und Alternativen

Der Patient liegt in Rückenlage. Der Untersucher führt als Erstes eine hintere Schublade (hintere Subluxation des Tibiaplateaus) durch, dann wird das Knie über 45° flektiert und ein Innenrotations-, Stauchungs- und Varus-Stress appliziert (Abb. 1). Bei der Extensionsbewegung springt das Tibiaplateau zwischen 40° und 20° in die korrekte Position zurück (Abb. 2). Gelegentlich wird auch eine ruckartige Endrotation (Femur nach Innen) bei der Extensionsbewegung beobachtet. Aufgrund der Schmerzhaftigkeit und der dadurch resultierenden Muskelspannung (v. a. M. quadriceps, M. gastrocnemius) gelingt die Untersuchung, ähnlich wie der Standard-Pivot-Shift fast nur in Narkose. Der Vergleich mit der gesunden Gegenseite sollte herangezogen werden. Der Bewegungablauf kann auch umgedreht werden, aber der Test verliert dadurch an Zuverlässigkeit. Ein pathologisches Testergebnis weist auf eine Kombinationsverletzung des HKB, medialen Kollateralbandes und der posteromedialen Kapsel hin. Bei unklarem Befund und vermehrter anterior-posterior Schublade kann der Test die Differenzierung zwischen den verletzten Bandstrukturen erleichtern, v. a. wenn bei medialer Bandruptur Unklarheit besteht, ob das vordere oder das hintere Kreuzband verletzt worden ist.

K

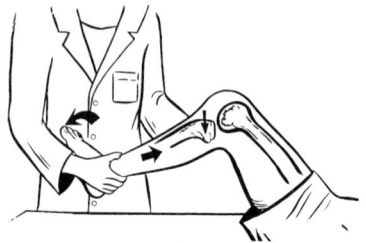

Abb. 1. Darstellung der Ausgangsposition. Die Pfeile kennzeichnen die
Druckrichtung (die linke Untersucherhand verursacht zusätzlich einen
Varusstress)

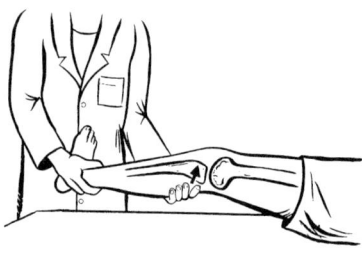

Abb. 2. Ruckartige „Reposition" bei
der Extensionsbewegung

Bei der Arthroskopie kann, falls das Knie in der hinteren Schublade
zu liegen kommt, die vermehrte Laxizität des VKB eine Läsion dieser
hinteren Struktur vortäuschen. Die kernspintomographische Abklärung eines Kniebinnentraumas erleichtert zusätzlich die korrekte Diagnosefindung.

Weiterführende Tipps

→ Innenmeniskushinterhorn, arthroskopische Darstellung; → Kniegelenkarthrose, modifizierte Röntgentechnik (Tipps & Tricks für den
Orthopäden); → Knieverletzung, radiologische Darstellung; → Popli-
teussehnenausriss, Versorgung (Tipps & Tricks für den Traumatologen); → Kreuzband-Verletzungen, hintere, diagnostische Abklärung.

Quelle

C. H. Siebert, K. Birnbaum, K.-D. Heller: Tipps & Tricks für den Orthopäden, Springer-Verlag 2001

Literatur

Owens TC (1994) Posteromedial pivot shift of the knee: A new test for rupture
of the posterior cruciate ligament. J Bone Joint Surg 76-A:532–539

Kreuzband-Verletzungen, hintere, diagnostische Abklärung

Ziel

Verbesserung der diagnostischen Sicherheit bei der Evaluation einer hinteren Kreuzband-Verletzung.

Problem

Obwohl die klinische Untersuchung eines Kniegelenkes zum Standard-Werkzeug eines jeden Sportmediziners gehört, stellt die sichere Abklärung des hinteren Kreuzbandes immer wieder ein Problembereich dar. Gerade bei Kombinationsverletzungen kann die Diagnose „HKB-Ruptur" schnell untergehen und im weiteren Verlauf für böse Überraschungen sorgen. Auch wenn die NMR-Untersuchung vieles vereinfacht, muss eine sichere klinische Beurteilung des Ausmaßes der relevanten Instabilität gefordert werden.

Die hintere Schublade, wie auch die Überprüfung der hinteren Instabilität mittels z. B. KT-1000 sind nur eindeutig, wenn der Untersucher sich über die Ausgangsstellung des Kniegelenkes im Klaren ist. Sonst kann allein schon die Differenzierung zwischen vorderer und hinterer Instabilität schwierig sein. Schmerzen und muskulärer Widerstand können das Untersuchungsergebnis v. a. bei frischen Knieverletzungen zusätzlich verfälschen. Auch die chronische HKB-Instabilität mit einem in der hinteren Schublade fixierten Kniegelenk kann die Beurteilung erschweren. Eine sichere Diagnostik ist aber zu fordern, bevor Entscheidungen bezüglich der therapeutischen Konsequenzen möglich sind.

Lösung und Alternativen

Die klinische Untersuchung des verletzten Sportlers erfolgt wie üblich in Rückenlage. Im Vergleich zur gesunden Gegenseite kann eine zurückversetzte Tuberositas tibia nach Verletzung des hinteren Kreuzbandes im seitlichen Profil bereits auffallen. Während das VKB besser bei 30° zu untersuchen ist, kommen für das HKB v. a. Tests in 90° Beugung zum Einsatz. Das in 90° aufgestellte Knie fällt bei verletztem HKB spontan im Sinne einer posterioren Subluxation in die hintere

K

Schublade („gravity sign test"). Bei geschwollenen Gelenken kann die Beurteilbarkeit aber eingeschränkt sein.

Der Quadrizeps-Kontraktions-Test gestattet eine schnelle klinische Überprüfung dieses Befundes. Während der Untersucher von der Seite das Knie beobachtet, spannt der Sportler seinen M. quadriceps bei fixiertem Fuß aktiv an. Es kommt zur anterioren Translation des Tibiaplateaus aus der Subluxationsstellung zurück in die normale Ausgangsposition als Zeichen für die HKB-Ruptur (Abb. 1).

Diese hintere Schublade kann radiologisch in Form der „gravity sag view" (GSV) im seitlichen Strahlengang dokumentiert werden. Der Sportler wird in Rückenlage mit gebeugter Hüfte auf den Röntgen-

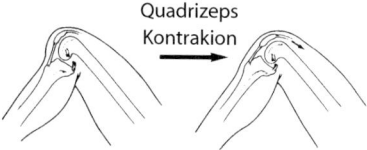

Quadrizeps Kontrakion

Abb. 1. Aktive Reposition des Tibiaplateaus durch Quadriceps-Anspannung aus der hinteren Schublade („gravity sag")

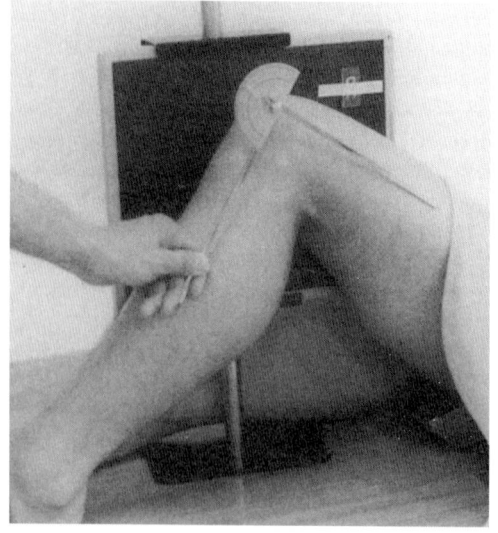

Abb. 2. Standardisierte Röntgendokumentation des „gravity sags" bei 90° aufgestelltem Knie

tisch gelegt. Das betroffene Knie wird in 90° aufgestellt, während der Fuß in Neutralstellung der Tibia ausgerichtet wird (Abb. 2). Die Röntgenplatte kommt medial zwischen den Beinen zu stehen und der Zentralstrahl kommt von lateral. Bei exakter Ausrichtung liegen die Konturen der beiden Kondylen übereinander. Der Versatz im Sinne der tibio-femoralen Stufe kann im Vergleich zur gesunden Gegenseite mit Hilfslinien reproduzierbar bestimmt werden (Abb. 3). Unterschiede von mehr als 3 mm werden als Hinweis auf eine HKB-Läsion gewertet. Während so das Eigengewicht des Beines den „gravity sag" verursacht, kann der Effekt bei der gehaltenen Aufnahme durch einen zusätzlichen hinteren Schubladentest verstärkt werden. Um den Untersucher vor Röntgenstrahlen zu schützen, sollte der Druck für diese hintere Schublade standardisiert (z. B. mit 200 N) durch einen Halte-Apparat appliziert werden (Telos-Gerät, Telos GmbH, Marburg).

Die posteriore tibiale Translation kann auch radiologisch in der axialen Röntgenaufnahme dokumentiert werden. In Rückenlage mit der Tibia in Neutralposition und bei 70° Knieflexion werden auf einem Film beide Kniegelenke axial dargestellt. Der Röntgenstrahl sollte parallel zur Patella-Längsachse eintreffen und wird von distal nach proximal 10° aufsteigend appliziert (Abb. 4). Um das Ausmaß der hin-

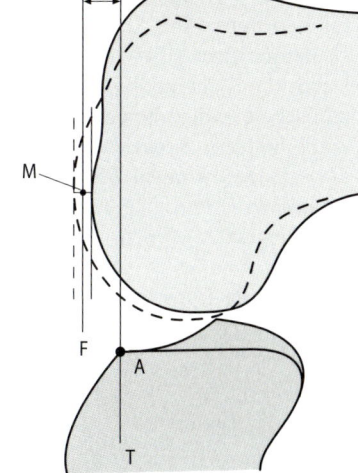

Abb. 3. Auswertung der GSV-Aufnahme. Durchgezogene Kontur entspricht lateralem Kondylus. Zwischen beiden Kondylenprofilen wird der Mittelpunkt (*M*) bestimmt und dadurch die Linie entlang des Femurs (*F*) angelegt. Durch das anteriore Tibiaplateau (*A*) wird die Tibia-Linie (*T*) angelegt. Der Abstand zwischen beiden Linien entspricht dem Step-off (*SO*), der zwecks Vergleich zur Gegenseite herangezogen wird

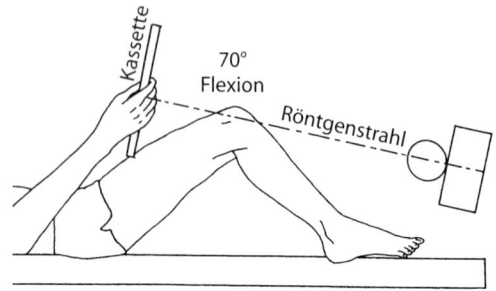

Abb. 4. Röntgentechnik zur Dokumentation der hinteren Translation des Tibiaplateaus im axialen Bild. Beachte Ausrichtung des Röntgenstrahles

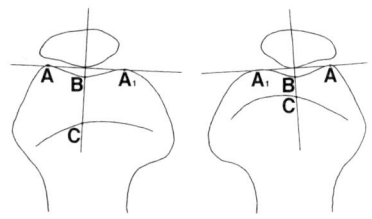

Abb. 5. Zur Tangente (AA_1) entlang der Kondylen wird die Senkrechte im Zentrum des femoropatellaren Gleitlagers bis zur ventralen Tibiakontur (C) angelegt. Vergleich der Strecken BC ergibt Hinweis auf posterioren Versatz der Tibia

teren Instabilität zu messen, wird der Abstand zwischen den Verbindungslinien entlang des Femurkondylus und der ventralen Tibiakontur bestimmt (Abb. 5). Eine Seitendifferenz von mehr als 3 mm wird als pathologisch gewertet.

Durch die Kombination der beschriebenen, einfachen und preiswerten klinischen und radiologischen Untersuchungen wird die Beurteilung eines hinteren Kreuzband-Schadens vereinfacht. Dank ihrer Reproduzierbarkeit können die Verfahren zur Verlaufskontrolle sowie zur Evaluation chronischer Instabilitäten u. a. im Rahmen einer Begutachtung eingesetzt werden.

Weiterführende Tipps

→ Knieinstabilität, Messmethoden; → Kreuzbandverletzung, hintere, klinischer Test.

Literatur

Daniel DM, Stone ML, Barnett P, Sachs R (1988) Use of the quadriceps active test to diagnose posterior cruciate-ligament disruption and measure posterior laxity of the knee. J Bone Joint Surg 70-A:386–391

Puddu G, Giann E, Chambat P, DePaulis F (2000) The axial view in evaluating tibial translation in cases of insufficiency of the posterior cruciate ligament. Arthroscopy 16:217–220

Shino K, Mitsuoka T, Horibe S, Hamada M, Nakata K, Nakamura N (2000) The gravity sag view: A simple radiographic technique to show posterior laxity of the knee. Arthroscopy 16:670–672

Strobel MJ, Weiler A, Schulz MS, Russe K, Eichhorn HJ (2002) Fixed posterior subluxation in posterior cruciate ligament-deficient knees. Am J Sports Med 30:32–35

Kryotherapie, Kompressionssystem

Ziel

Alternative Eisanwendung sowohl postoperativ als auch in der Betreuung von Sportlern gemäß des üblichen PECH (Pause-Eis-Compression-Hochlagerung)-Schemas.

Problem

Die Anwendung von Eis bzw. Kälte hat ihren uneingeschränkten Stellenwert sowohl postoperativ als auch direkt nach Trauma. In der Regel wird sie vom Sportler selbst oder auch vom Physiotherapeuten durchgeführt. In den letzten Jahren hat sich zur Eis- bzw. Kältebehandlung noch die gleichzeitige Kompressionsbehandlung durchgesetzt. In der Praxis hat es sich oft als äußerst schwierig herausgestellt, den gewählten Kälteträger (Eiscups, Eislolli, Schwamm usw.) mit der Kompressionsbinde so zu platzieren, dass keine Druckstellen oder Abschnürungen entstehen. Durch ein entsprechendes geschlossenes System kann die Mazeration der Haut vermieden und die Anwendung vereinfacht werden.

Lösung und Alternativen

Das kombinierte Kühl- und Kompressionssystem Cryo-Cuff® (Aircast GmbH) besteht aus 3 Teilen: einer Manschette mit isolierender Außenfläche (jeweils Knie, Sprunggelenk, Schulter), einem Thermobehälter und einem abnehmbaren Schlauch, der beide Teile verbindet.

Der Thermobehälter fasst etwa 4 l Gemisch aus Eis und Wasser. Das Eiswasser behält darin etwa 6–8 h seine Temperatur. Die Manschette wird um das betroffene Gelenk gelegt und mit 2 Klettbändern gut fixiert. Anschließend wird der Verbindungsschlauch an der Manschette angeschlossen. Nach Öffnen des Druckausgleichsventils auf der Oberseite des Behälters wird dieser etwa 40 cm über Manschettenhöhe angehoben, so dass das Eiswasser in die Manschette fließt, bis der gewünschte Druck von ca. 30 mmHg erreicht ist (Abb. 1).

Hat sich das Wasser im Cryo-Cuff® erwärmt, wird der Schlauch erneut angeschlossen, das Druckausgleichventil geöffnet und der Kühlbehälter auf den Boden gestellt, so dass die erwärmte Flüssigkeit in den Behälter zurückfließt.

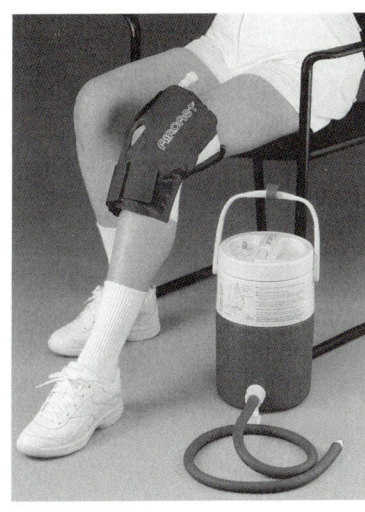

Abb. 1. Cryo-Cuff-System am Kniegelenk

Das Cryo-Cuff®-System gewährleistet eine gleichmäßige Druckverteilung über die gesamte Fläche. Die Kühltemperatur von etwa 10–15 °C
verhindert Erfrierungen und kann somit für 24 h über Tage hinweg
das Gelenk komprimieren und kühlen.

Weiterführende Tipps

→ Kälteanwendung (Tipps & Tricks für den Traumatologen); → „Cryokinetics", Gelenksschwellung.

Literatur

Schröder D, Pässler HH (1994) Combination of cold and compression after
surgery. A prospective randomized study. Knee Surg Sports Traumatol Arthrosc 2:158–165

Laktat, Messung

Ziel

Die Laktatmessung hat sich in der sportmedizinischen Leistungsdiagnostik etabliert. Neben den üblichen laborchemischen Bestim-
mungen ermöglichen portable Handgeräte den Einsatz bei Feldtes-
ten.

Problem

Das Salz der Milchsäure, das Laktat, ist das Endprodukt des anaeroben Glucose-Stoffwechsels und gilt als Marker für ein aufgetretenes
Sauerstoffdefizit. Dieses Defizit kann krankhaft, aber auch belas-
tungsbedingt sein. Für die Leistungsdiagnostik und Trainingssteuerung kann anhand einer Laktat-Leistungskurve (Laktatkonzentration
bei unterschiedlichen Belastungsstufen) der Trainingszustand abgeleitet werden. Die Bestimmung der aeroben /anaeroben Schwelle
(meist bei ca. 4 mmol/l), also der Übergang zwischen aerober und
anaerober Energiebereitstellung, hat sich v. a. im Ausdauerbereich
für die verschiedensten Sportarten als hilfreich erwiesen. Zunehmend findet das Verfahren aber auch Einzug in die Bereiche Fitness,
Freizeitsport und Rehabilitation.
Um die Messungen vor Ort durchzuführen, ist eine stabile, reproduzierbare Methode mit möglichst geringer Störanfälligkeit in einem
handlichen Gerät unterzubringen. Die Möglichkeit eines netzunab-
hängigen Batteriebetriebes ist zu fordern. Bei portablen Analysege-
räten hat sich die photometrische Bestimmungsmethode für Laktat
bewährt, da ein geringerer Stromverbrauch, Unempfindlichkeit von
Umgebungseinflüssen und ein Fehlen von Verschleißmaterialien Vorteile gegenüber der in klinischen Großlaboren üblichen polarogra-
phischen Methode bietet. Nichtsdestotrotz muss die technische, aber
auch biologische Variabilität der Messergebnisse berücksichtigt werden. Zusätzlich sollte die erforderliche Blutprobe möglichst klein und
leicht zu gewinnen und die Ergebnisse sollten schnell ablesbar sein.
Zusatzinformationen, wie z. B. die zusätzliche Hämoglobin-Bestim-
mung kann ebenfalls von Interesse sein. Zu beachten bleibt eine weitere wesentliche Fehlerquelle in Form von Verunreinigungen durch
Schweiß (**Cave:** höhere Laktatkonzentrationen als im Blut!).

Tabelle 1. Portable Geräte zwecks photometrischer Laktatbestimmung (ohne Anspruch auf Vollständigkeit)

Gerät	Hersteller
Miniphotometer plus LP 20	Dr. Lange GmbH & Co. KG
Lactat-Photometer DP 100	Diaglobal GmbH
Vario-Photometer DP 300	Diaglobal GmbH
Little Champion Lactate Analyser	Analox Instruments Ltd. UK
Accutrend Lactate (Teststreifen)	Kreienbaum Wissenschaftliche Messsysteme

Lösung und Alternativen

Um ein Equilibrium für die Laktatkonzentration in den unterschiedlichen wasserlöslichen Kompartimenten des Körpers zu erzielen, sollte eine Mindestbelastungsdauer von 3 min angestrebt werden. Für die sportmedizinische Untersuchung hat sich die Entnahme am Ohrläppchen gegenüber der Fingerbeere durchgesetzt. Um eine möglichst hohe Anpassung der Laktatkonzentration zu erzielen, sollte eine hyperämisierende Salbe eingesetzt werden. Proben sollten sofort analysiert oder direkt nach Abnahme gekühlt werden. Je nach Reagenz kann die Probe dann auch mehrere Stunden später bearbeitet werden.

Je nach Sportart und Einsatzbereich, Feldbedingungen (z.B. Schwankungen der Temperatur), Ansprüche bezüglich Genauigkeit, Schnelligkeit, Portabilität und ggf. Bestimmung weiterer Parameter sowie finanziellen Möglichkeiten bietet der Markt unterschiedliche Geräte an (Tab. 1). Neben den Anschaffungskosten müssen auch die späteren Materialkosten pro Probe mit ins Kalkül gezogen werden. Obwohl die gemessenen Blutlaktatkonzentrationen je nach Gerät schwanken können, bieten Verlaufskontrollen während einer Saison mit ein- und demselben Apparat wertvolle Aussagen bezüglich des Trainingszustandes der Athleten. Dieses Vorgehen ist sicherlich genauer als eine alleinige Steuerung über die Messung der Pulsfrequenz.

Weiterführende Tipps

→ Herzfrequenz, Trainingssteuerung; → Leistungsdiagnostik, Funktionslabor; → Abtraining, Anleitung.

Literatur

Beneke R, Boldt F, Richter Th, Kress A, Leithäuser R, Behn C (1994) Laktatmessung in der Sportmedizin. Dtsch Zeitschr Sportmed 45:60–69

Heck H, Schulz H (2002) Methoden der anaeroben Leistungsdiagnostik. Dtsch Zeitschr Sportmed 53:202–212

Röcker K, Dickhut HH (2001) Praxis der Laktatmessung. Dtsch Zeitschr Sportmed 52:33–34

Leistungsdiagnostik, Funktionslabor

Ziel

Vermittlung von Grundlagen der Leistungsdiagnostik.

Problem

Gute Trainingsergebnisse im Sport lassen sich nicht nur durch gezielten Muskelaufbau erreichen. Insbesondere Ausdauerleistungen erfordern eine gut abgestimmte Koordination zwischen Herz-Kreislauf-
system und quergestreifter Muskulatur.

Lösung und Alternativen

Muskelkontraktion ist im physikalischen Sinne mechanische Arbeit
und erfordert die Bereitstellung von Energie. Diese Energie liegt dort
in Form von energiereichen Phosphaten vor (ATP), die bei der Spal-
tung des Actomyosins verbraucht werden. Das erforderliche ATP wird
vor Ort in der Muskulatur überwiegend aus Glukose gewonnen. Vereinfacht stehen hierfür zwei biochemische Wege zur Verfügung:

1. Aerober Weg:
   Glukose wird unter Bereitstellung von Sauerstoff zu Pyruvat abge-
   baut. Das entstandene Pyruvat wird in einen weiteren Stoffwechsel-
   weg, den sogenannten Zitronensäurezyklus eingeschleust, der jedoch
   sauerstoffabhängig ist und bei fehlendem Sauerstoff nicht möglich
   ist. Dieser Weg der Energiegewinnung ist sehr effektiv und produziert
   insgesamt aus einem Molekül Glukose 37 Moleküle ATP (Abb. 1).

2. Anaerober Weg:
   Die weitaus ineffektivere Energiegewinnung tritt dann ein, wenn
   nicht genug Sauerstoff verfügbar ist. Unter diesen Bedingungen
   werden aus einem Molekül Glukose nicht mehr 37, sondern nur 2
   Moleküle ATP gewonnen. Als Endprodukt dieses Weges fällt zusätzlich vermehrt Laktat (Milchsäure) an, welches zu einer Übersäue-
   rung des Blutes führt. Diese Verschiebung des Gleichgewichts ist
   im Blut indirekt durch Nachweis der zunehmenden Azidose oder
   direkt durch Laktatmessung nachzuweisen.

Voraussetzung für eine einwandfreie Funktion dieses Energiesystems
sind genügend chemisches Substrat in Form von Kohlehydraten (v. a.
Glukose) am Ort der Energiegewinnung und gleichzeitig genügend

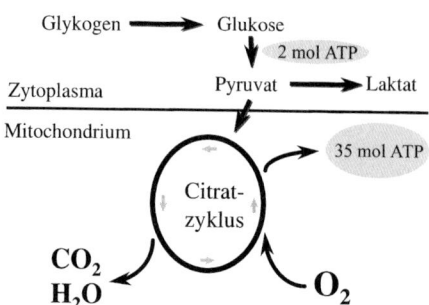

Abb. 1. Biochemische Wege der Energiegewinnung

verfügbarer Sauerstoff, um eine möglichst ökonomische Energiegewinnung durch den aeroben Weg im Muskel sicherzustellen.
Die Verfügbarkeit von Sauerstoff setzt voraus, dass
- durch die Lunge genügend davon aufgenommen werden kann und
- dass dieser im Blut durch den Kreislauf rasch zum Muskel transportiert wird.

Nur so kann der mit der Belastung steigende Bedarf in der Peripherie gedeckt werden. Der Körper erbringt eine gute Ausdauerleistung, solange eine aerobe Energiegewinnung stattfindet.
Verschiedene Kompartimente müssen also uneingeschränkt funktionieren:
- Lunge
- Kreislauf
- Muskulatur

Eine Behinderung bereits eines dieser Kompartimente würde die Leistungsfähigkeit beeinträchtigen.
Abhängig vom Trainingszustand des Organismus wird bei steigender Belastung ein Punkt erreicht, an dem das System der überwiegend aeroben Energiegewinnung überlastet ist. Dies geschieht dann, wenn nicht mehr genug Sauerstoff antransportiert wird bzw. verfügbar ist oder wenn der lokale Stoffwechsel im Muskel überfordert wird. Von diesem Punkt an überwiegt der anaerobe – viel ineffektivere – Weg des Stoffwechsels. Die erreichte Leistung wird kurze Zeit später nicht mehr zu halten sein. Es fällt eine große Menge Laktat an. Dieses Laktat muss im Blut durch das Bikarbonat-Puffersystem abgepuffert werden. Durch

diese Pufferung entsteht vermehrt CO_2, welches über die Lunge abgeatmet werden muss. Der Atemantrieb wird gesteigert und die Ventilation steigt überproportional an. Durch ein entsprechendes Training kann erreicht werden, dass der Muskelstoffwechsel möglichst lange den energetisch effektiveren aeroben Weg beschreitet.

Folgende Größen sind bedeutsam für die Leistungsfähigkeit des Systems:

- die maximal mögliche Sauerstoffaufnahme
- die Leistungsstufe, an der die anaerobe Schwelle überschritten wird,
- die momentane Sauerstoffaufnahme an der anaeroben Schwelle (VO2-AT).

Für die spätere Festlegung bestimmter Trainingsziele ist zudem die jeweilige Herzfrequenz interessant. Die Herzfrequenz lässt sich mit einfacheren Mitteln messen und die entsprechenden Zielbereiche lassen sich so anhand der Frequenz erreichen.

Interessant für die Leistungsdiagnostik ist also, den aerob-anaeroben Übergang individuell zu lokalisieren. Dies gelingt im Funktionslabor unter einer definierten Belastung mit dem Laufband oder dem Fahrradergometer (Abb. 2). Die anaerobe Schwelle ist mit verschiedenen Verfahren zu bestimmen:

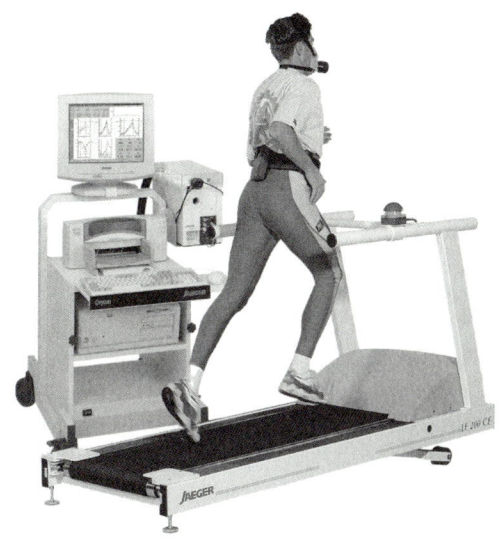

Abb. 2. Spiroergometrie. Kreislauf: EKG, HF, RR. Ventilation: AMV, VO2, VCO2 (Atemmaske/ Mundstück). Stoffwechsel: Laktat (Kapillarblut)

L

- Laktatmethode:
Unter Belastung wird in regelmäßigen Zeitabständen ein Tropfen Blut gewonnen und darin Laktat bestimmt. Die anaerobe Schwelle kann vereinfachend bei einem Laktatwert von 4 mmol/l angenommen werden. Es gibt hierzu jedoch auch diverse andere Kriterien.
- Bestimmung der respiratorischen anaeroben Schwelle:
Während der gesamten Belastung wird über ein Mundstück die Aufnahme des Sauerstoffes und die Abgabe des Kohlendioxids bestimmt. Die respiratorische anaerobe Schwelle kann anhand des überproportionalen Ansteigens der Kohlendioxidabatmung und der Steigerung der Ventilation festgelegt werden.

Weiterführende Tipps

→ Notfallkoffer, internistischer; → Laktat, Messung.

Literatur

ACC/AHA guidelines for exercise testing: a report of the American College of Cardiology/American Task Force on Practice Guidelines Committee on Exercise Testing. J Am Coll Cardiol 30:260–315

Keul J, Simon G, Berg A, Dickhuth HH, Görtler I, Kübel R (1979) Bestimmung der individuellen anaeroben Schwelle zur Leistungsbewertung und Trainingsgestaltung. Deut Zeitschr Sportmed 30:212–218

Mader A, Liesen H, Phillipi H, Rost R, Schürch P, Hollmann W (1976) Zur Beurteilung der sportartspezifischen Ausdauerleistungsfähigkeit im Labor. Sportarzt Sportmed 4:80

Rühle KH (2001) Praxisleitfaden der Spiroergometrie. Kohlhammer Stuttgart-Berlin-Köln

Wasserman K, Hansen JE (1999) Principles of Exercise Testing and Interpretation. 3rd edition, Lippincott Williams and Wilkins

Lungenerkrankungen, Sportfähigkeit

Ziel

Steigerung der Ausdauerleistungsfähigkeit und Lebensqualität bei Patienten mit Lungenerkrankungen.

Problem

Für einen optimalen Gasaustausch ist Voraussetzung, dass das respiratorische System in allen seinen Funktionseinheiten uneingeschränkt funktioniert:
1. Ventilation
2. Diffusion
3. Perfusion

Alle Atemwegserkrankungen stören dieses System in mindestens einem dieser Kompartimente. Das Sauerstoffangebot in der Peripherie wird eingeschränkt und die aerobe Leistungsfähigkeit ist herabgesetzt. Als zusätzlicher Faktor führt die gesteigerte Atemarbeit zu einer Ermüdung der Atemmuskulatur, wodurch die ventilatorische Komponente nochmals geschwächt wird. Eine weitere Leistungsminderung ist die unvermeidbare Folge.
Wie für zahlreiche andere Erkrankungen gilt auch für die Atemwege: Richtig dosiertes Training fördert die Leistungsfähigkeit und verbessert die Lebensqualität. Erfahrungen werden insbesondere durch Patienten mit obstruktiven Atemwegserkrankungen mitgeteilt. So wird beim Asthmatiker sowohl die subjektiv empfundene Luftnot als auch die belastungsinduzierte Auslöseschwelle von Anfällen günstig beeinflusst.

Lösung und Alternativen

Nicht alle Patienten werden von einem dosierten Training profitieren. Erfahrungen gibt es insbesondere für die Gruppe der obstruktiven Atemwegserkrankungen. Wichtig ist durch Voruntersuchung geeignete Patienten zu identifizieren und eventuelle Kontraindikationen zu erkennen. Vornehmlich diejenigen Erkrankten, die eine schwere Einschränkung der Lungenfunktion mit belastungsinduzierter Hypoxämie oder schwe-

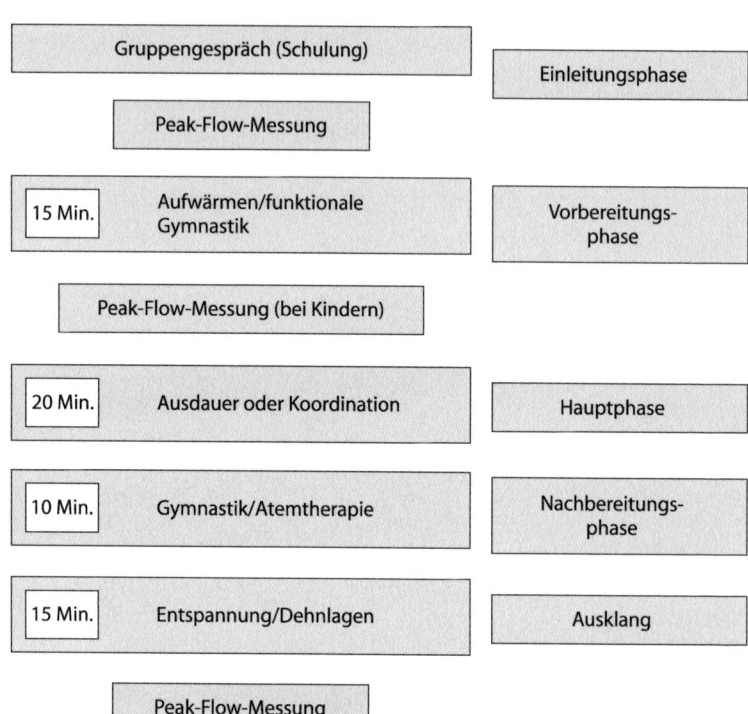

Abb. 1. Lungensport – Beispiel für den Ablauf einer Übungseinheit von etwa 60 min. Geeignete Sportarten und Trainingsformen (Quelle: Worth et al., 2000)

rer pulmonalarterieller Hypertonie unter Belastung aufweisen, sollten nicht an Sport mit größerer Anforderung an das kardiopulmonale System teilnehmen.

Hierbei helfen die Kriterien der Atemwegsliga und der AG Lungensport (Abb. 1).

Ärztliche Eignungsuntersuchung für Patienten mit Lungenerkrankungen

Bei erwachsenen Sportlern mit manifesten Lungenerkrankungen sollten vor Aufnahme einer regelmäßigen sportlichen Betätigung folgende Untersuchungen stattfinden:

- Anamnese
- Körperliche Untersuchung
- Lungenfunktionstestung ggf. mit Bronchospasmolyse (kurzwirksame Beta-2-Sympathomimetika)
- EKG
- Eventuell Belastungsuntersuchung, Ergospirometrie oder Blutgasanalysen unter Belastungsbedingungen
- Röntgen-Thorax (nicht älter als 3 Monate)

Für die Teilnahme an Lungensportgruppen werden folgende Kriterien empfohlen:
1. Mindestbelastbarkeit von 50 W (>0,7 W/kgKG) über einen Zeitraum von 3 min im steady-state von Herzfrequenz und Atmung – Untersuchung 30 min nach 2 Hüben eines kurzwirksamen Betamimetikums
2. FEV1%VC >60% des Sollwertes
3. pO_2 >55 mmHg unter Belastung mit 50 W
4. Unter Belastung systolischer Blutdruck <220 mmHg und diastolischer Blutdruck <120 mmHg
5. Keine Ischämiezeichen oder bedrohlichen Herzrhythmusstörungen unter Belastung.

Ausschlusskriterien
1. Symptomatische KHK
2. Dekompensierte Herzinsuffizienz
3. Hämodynamisch wirksame Rhythmusstörungen
4. Unzureichend eingestellte arterielle Hypertonie
5. Respiratorische Globalinsuffizienz
6. Bedeutsame respiratorische Partialinsuffizienz (pO_2 <50 mmHg bzw. arterielle Sauerstoffsättigung unter 80% in Ruhe)
7. Zustand nach Dekompensation eines Cor pulmonale
8. Rechtsherzbelastung bei pulmonaler Hypertonie
9. Höhergradige Lungenfunktionseinschränkung: FEV1<50% des Sollwertes, FEV1<60% des Sollwertes nach Bronchospasmolyse
10. Belastbarkeit unter 50 W
11. Instabiles Asthma bronchiale
12. Medikamentös nicht eingestelltes Belastungsasthma
13. Starkes Übergewicht (relativ)

Lungenerkrankungen und Vereinssport

Diese Kriterien lassen sich sicherlich auch für den Vereinssport mit einzelnen betroffenen Sportlern anwenden, wobei sportliche Betätigung eine nur leichtgradige Erkrankung und stabile medikamentöse Einstellung voraussetzt.

Analog zu den mittlerweile sehr verbreiteten Koronarsportgruppen bieten spezielle Lungensportgruppen auch denjenigen Möglichkeiten, deren Erkrankung die Teilnahme am allgemeinen Training nicht zulässt (Abb. 1). Geschulte Übungsleiter und fachlich versierte medizinische Betreuung ermöglichen neben einem zugeschnittenen Trainingsprogramm auch die Schulung im Umgang mit den Symptomen der Erkrankung.

Grundsätzlich vorzuziehen sind Ausdauersportarten. Besonders empfehlenswert sind Schwimmen und Radfahren, aber auch andere Ausdauersportarten sind geeignet. Asthmatiker mit einem Belastungsasthma sollten 15–30 min vor Trainingsbeginn ihre Prämedikation einnehmen. Das Training sollte mit einer nicht zu kurz bemessenen Aufwärmphase >10–15 min eingeleitet werden. Hierdurch können Ausmaß und Häufigkeit belastungsinduzierter obstruktiver Episoden reduziert werden.

Patienten mit einer Hypoxie oder einer pulmonalen Hypertonie unter Belastung können an einem Training dieser Art nicht teilnehmen. Sportliche Aktivitäten sollten sich hier auf die Kräftigung einzelner Muskelgruppen beschränken. Eine nennenswerte Belastung des Kreislaufsystems ist zu vermeiden.

Weiterführende Tipps

→ Asthma bronchiale, Sportfähigkeit; → Schulsport, Teilnahmebedingungen.

Literatur

Cochrane LM, Clark CJ (1990) Benefits and problems of a physical training programme for asthmatic patients. Thorax 45:345–351

Worth H, Meyer A, Folgering A, Kirsten D, Lechler J, Magnussen H, Pleyer K, Schmidt S, Schmitz S, Schmitz M, Taube K, Wettengel R (2000) Empfehlungen der deutschen Atemwegsliga zum Sport und körperlichen Training bei obstruktiven Atemwegserkrankungen. Atemw Lungenkrh 26:239–248

Muskelkater, Beratung

Ziel

Darstellung der Trainings- und Therapiemöglichkeiten beim Muskelkater.

Problem

Muskelkater (engl.: Delayed muscle soreness DOMS) beginnt frühestens nach einigen Stunden meist exzentrischer Kontraktionen mit unvollständiger intramuskulärer Koordination. Hohe Dehnungsbelastungen bewirken eine Zerreißung von Z-Scheiben und Auflösung der Sarkomerstruktur bei einzelnen Fibrillen. Diese Schäden können unmittelbar nach Belastung beobachtet werden; somit sind die Mikroverletzungen als weiterhin akzeptierte Ursache für den Muskelkater festzustellen.

Mit dieser „Erkrankung" wird der Sportmediziner sehr häufig in den jeweiligen Saisonvorbereitungen konfrontiert. Dabei stellt sich die Frage, inwieweit der Sportler in der nächsten Trainingseinheit belastet werden kann und welche physikalischen Maßnahmen sinnvoll sind.

Lösung und Alternativen

Am sinnvollsten ist es dem Sportler Ruhigstellung und Schonung zu empfehlen. In Abhängigkeit des Leistungsvermögens und finanzieller Konsequenzen trifft dieser Vorschlag nicht immer auf Gegenliebe.

Hohe Kraftbelastungen sollten vermieden werden. Die Wiederholung des Muskelkater erzeugenden Trainingsprogrammes sollte, wenn überhaupt, mit geringerer Kraft und Dauer durchgeführt werden. Passives Dehnen in Verbindung mit leichten konzentrischen Belastungen lässt vorübergehend den Muskelkaterschmerz abschwächen.

Der Schmerz des Muskelkaters entsteht durch Autolyse zerstörter Faserstrukturen, Ödeme und unter Umständen auch Entzündungen. Die Anwendung der Wärmetherapie findet darin ihren Sinn, dass eine Krampflockerung und Ödemausschwemmung stattfindet. Die vom Sportler sehr gerne eingeforderte Massage bringt keine Besserung, was bei frischen Verletzungen auch nicht zu erwarten ist.

M

Der Einsatz von bewährten Medikamenten aus dem Gebiet der Sportmedizin wie NSAR, Muskelrelaxanzien, Antioxidanzien, Enzymen usw. erbringt keine eindeutige Wirkung.
Vielmehr sollte sowohl auf den Sportler eingewirkt werden gut vorbereitet in die Saisonvorbereitung zu gehen, als auch mit dem Trainer über einen sinnvollen Aufbau des Training gesprochen werden.

Weiterführende Tipps
→ Muskelverletzung, Versorgung.

Literatur
Böning D (2000) Muskelkater. Deut Zeitschr Sportmed 51:63–64
Clarkson PM (1997) Eccentric exercise and muscle damage. Int J Sportsmed 18:314–317

Muskelverletzung, Versorgung

Ziel

Darstellung der optimierten Behandlung von Muskelverletzungen durch den Sportmediziner.

Problem

Verletzungen im Bereich der Muskulatur und der Sehnen gehören nach Knochen- und Gelenksverletzungen, zu den häufigsten in der Sportmedizin. Sie treten vornehmlich am Anfang der Trainingseinheit bzw. des Wettkampfes auf. Zurückzuführen ist dies auf ein fehlendes, mangelhaftes oder fehlerhaftes Aufwärmen, kalte, feuchte Witterung, Ermüdung und einen schlechten Allgemeinzustand sowie auf Überlastungen, vornehmlich bei fehlendem Ausgleich und gleichzeitiger inadäquater Trainingssteuerung.

Die korrekte Therapie beginnt bereits bei der Erstversorgung und endet erst bei vollständiger Wiederherstellung, d.h. bei problemloser Wiederaufnahme des Mannschaftstrainings.

Lösung und Alternativen

Neben den vorbeugenden Maßnahmen wie einem richtigen Aufwärmen, sauberer Technik, adäquatem Sportgerät und einem guten Allgemeinzustand, sollte die Behandlung einer akuten Muskelverletzung folgende Phasen unbedingt korrekt durchlaufen:

1. Erstversorgung
2. Medikamentöse Therapie
3. Physikalische Therapie
4. Rehabilitation
5. Wettkampftraining.

M

Erstversorgung

Die Erstversorgung von Muskelverletzungen muss unmittelbar im Anschluss an die Verletzung beginnen. Dies geschieht nach dem bekannten und bewährten „PECH-Schema" (Pause-Eis-Compression-Hochlagerung). Die Ziele der Erstversorgung stellen das frühzeitige Stoppen der Gewebsblutung, Schmerzbekämpfung, Minimierung der Schwellung und Verhinderung weiterer Schäden dar.

Medikamentöse Therapie

Unter Beachtung der Kontraindikationen hat sich die Gabe von NSAR in den ersten Tagen nach frischen Muskelverletzungen bewährt. Über die Verabreichung von Lokalanästhetika direkt in das verletzte Areal liegen unterschiedliche Meinungen und wissenschaftliche Studien vor. Kortisoninjektionen sollten aufgrund der hemmenden Wirkung auf Fibroblasten und die Kollagensynthese als obsolet betrachtet werden. Muskelrelaxanzien sollten in den ersten Tagen miteingesetzt werden. Ebenfalls können Enzympräparate mitverwandt werden.

Physikalische Therapie

Die *Therapieziele* sind zunächst die folgenden:

- Schmerzlinderung
- Bildung einer festen und gleichzeitig elastischen Narbe
- Durchblutungsverbesserung
- Bestmögliches Gangbild

Die *Therapiemaßnahmen* sehen wie folgt aus:

Schmerzlinderung

- Relative Ruhigstellung durch Entlastung
- Eventuell Einsatz von Unterarmgehstützen. Im weiteren Verlauf richtet sich die Belastungssteigerung nach den Symptomen (Schmerzgrenze beachten)
- Gegebenenfalls Einsatz von Tape-Verband
- Elektrotherapeutische Maßnahmen
  - Iontophorese mit nicht steroidalen Antiphlogistika
  - Diadynamische Ströme von Bernard
  - Ultraschall

Bildung einer festen und gleichzeitig elastischen Narbe

- Dosierte tiefe Quermassage
- Aktive Bewegungsübungen in Entlastung, durch die „Antagonisten" gesteuert

Durchblutungsverbesserung

- Lokales Kurzzeiteis (Cryostick, „Cryojet")
- Feuchte Wärme auf Distanz (Heiße Rolle)
- Lymphdrainage
- Muskelpumpe Unterschenkel

Gangbild
- Gangschulung

Rehabilitation

Die *Therapieziele* sind zunächst die folgenden:
- Bewegungsausmaß
- Kraft/Koordination
- Sportartspezifische Bewegungsabläufe, einschließlich Gangbild bzw. Laufbild
- Ausdauerleistung

Die entsprechenden *Therapiemaßnahmen* sehen wie folgt aus:

Bewegungsausmaß
- Aktive Bewegungsübungen unter Belastung in funktionellen Ausgangsstellungen, durch die „Antagonisten" gesteuert.

Kraft/Koordination
- Beginn der Kräftigung in Funktionsstellung: isometrisch, dann konzentrisch und zum Schluss exzentrisch. Progressive Steigerung.
- Beginn Medizinische Trainingstherapie, zunächst im Kraftausdauerbereich, dann im Hypertrophie bzw. Maximalkraftbereich. Durchführung unter ständiger Kontrolle des Sportlers – Schmerzfrei!
- Koordinationsübungen und Bein-Fußachsen-Training zunächst auf stabilem, später auf labilem Untergrund.

Sportartspezifische Bewegungsabläufe, einschließlich Gangbild

Durchführung von sportartspezifischen Bewegungsabläufen unter therapeutischer Kontrolle:
- Steigerungsmöglichkeiten:
- Erst ohne, dann mit Sportgerät (Ball)
- Von einfachen zu komplexen Bewegungsabläufen
- Geschwindigkeit steigern

M

Ausdauerleistung
- Lauftraining im Ausdauerbereich
- Aquajogging

Wettkampftraining

Die *Therapieziele* sind zunächst die folgenden:

- Seitengleiches Bewegungsausmaß
- Seitengleiche Kraft/Koordination
- Harmonische sportartspezifische Bewegungsabläufe, mit Gegner und Sportgerät
- Optimale Ausdauerleistung

Die entsprechenden *Therapiemaßnahmen* sehen wie folgt aus:

Seitengleiches Bewegungsausmaß

- Die oben genannten Maßnahmen werden gesteigert, belastendere (auch passive) Dehntechniken durchgeführt
- Erarbeitung eines Auf- und Abwärmprogramms

Seitengleiche Kraft/Koordination

Gesteigerte Koordinationssübungen und Bein-Fußachsen-Training:

- Auf labilem Untergrund
- Unter Ausschaltung der visuellen Kontrolle
- Mit Gegner

Harmonische sportartspezifische Bewegungsabläufe, mit Gegner und Sportgerät

Durchführung von sportartspezifischen Bewegungsabläufen unter therapeutischer Kontrolle:

- Mit Sportgerät und Gegner
- Komplexe Bewegungsabläufe
- Hohe Geschwindigkeit

Optimale Ausdauerleistung

- Lauftraining mit Sprinteinheiten
- Stepper
- Fahrradergometer

Weiterführende Tipps

→ Muskelkater, Beratung; → Dehnen, Technik.

Literatur

Bily W, Kern H (1998) Diagnose, Erstversorgung und Klassifikation von Muskelverletzungen in der Sportmedizin. Sportverl Sportschad 12:87–93

Haaker R (1998) Sportverletzungen – was tun? Prophylaxe und sportphysiotherapeutische Behandlung, Springer Verlag, 2. Aufl.

Nahrungsergänzungsmittel

Ziel

Übersicht über die für den Sportler besonders wichtigen Vitamine, Spurenelemente und anderen ergogenen Substanzen, deren Effekt auf die körperliche Leistungsfähigkeit, mögliche Risiken und die Substitutionsindikation.

Problem

Sportler greifen oft zu Nahrungsergänzungsmitteln, weil sie nicht sicher sind, ob eine normale Ernährung ausreicht, um ein härteres Training zu ermöglichen, um die Leistung zu steigern, aufgrund von Empfehlungen aus dem sportlichen Umfeld oder einfach, weil die Werbung ein spezielles Präparat als „Wundermittel" anpreist. Der Grund dafür liegt darin, dass bei vielen Sportlern das Wissen über Ernährungsgrundlagen und die Bedeutung von Zusatzstoffen wie Vitamine, Spurenelemente oder sonstige ergogene Substanzen oftmals lückenhaft ist.

Lösung und Alternativen

Nahrungsergänzungsmittel sind industriell gefertigte Lebensmittel, die in artifizieller Form in hoher Konzentration als Pulver oder als Tabletten eingenommen werden. Der Vertrieb von Nahrungsergänzungsmitteln ist ein internationales Millionengeschäft. Bedenklich ist, dass in den von der Industrie angebotenen Fertigprodukten oftmals Stimulanzien wie Koffein, Guarana oder Ephedrin zugesetzt werden, damit der Sportler sich subjektiv „besser" fühlt. Durch Zusatzstoffe (die zum Teil auch nicht auf der Verpackung deklariert sind) kann es bei den oftmals als Kombinationspräparat vertriebenen Nahrungsergänzungsmitteln zu Verstößen gegen die Dopingregeln kommen. Generell sollten Sportler Nahrungsergänzungsmittel nicht verwenden, bevor sie zusammen mit einem in der Sporternährung Erfahrenen das Produkt und dessen potenziellen Nutzen und Risiken geprüft haben.

Körperliche Belastung kann zu einem erhöhten Bedarf, Umsatz und Verbrauch von Vitaminen und Spurenelementen führen. Bei richtiger, ausgewogener Ernährung sind aber trotzdem keine Vitamin- oder Mineralien-Substitutionen nötig.

Grundsätzlich besteht eine Indikation für eine zusätzliche Gabe von Vitaminen und Spurenelementen nur bei echten Defiziten. Diese können auftreten bei Sportlern mit geringer Nahrungsaufnahme in gewichtsabhängigen Sportarten, Sportlern mit einseitiger Diät, z. B einer kohlenhydratreichen Kost mit niedrigem Anteil an Mikronährstoffen und in der Rekonvaleszenz nach Erkrankungen oder Verletzungen. Für jedes eingesetzte Nahrungsergänzungsmittel sollte auch eine medizinische Rationale bestehen.

Die täglich erforderliche Dosis für Elektrolyte, Vitamine und Spurenelemente kann man den Empfehlungen der Deutschen Gesellschaft für Ernährung entnehmen (http://www.dge.de/Pages/navigation/fach_infos/fachpublikationen.html).

Vitamine

Vitamine sind wichtig für die Synthese vieler Enzyme im Energiestoffwechsel und als Antioxidantien zur Reduktion freier Radikale. Durch die erhöhte Stoffwechselaktivität besteht beim Sportler ein erhöhter Vitaminbedarf. Dieser ist aber gegenüber dem Nichtsportler nur gering erhöht und kann über die normale Ernährung problemlos ausgeglichen werden.

Die Diagnose eines Vitaminmangels erfolgt durch Messung der Serum- oder Urinkonzentration des jeweiligen Vitamins oder durch enzymatische Tests. Da dies in der Regel aber zu aufwändig und vor allem im Breitensport zu teuer ist, wird aus pragmatischen Gründen von vielen Sportlern bzw. Betreuern eine Vitamin-Supplementation durchgeführt, so dass ein eventueller Vitaminmangel (ohne dass er nachgewiesen wäre) sicher ausgeglichen wird. Besteht kein Vitaminmangel, so hat eine Supplementation mit den Vitaminen A, C, D, E oder des B-Komplexes über eine ausgewogene Ernährung hinaus keinen Nachweis einer verbesserten körperlichen Leistungsfähigkeit erbracht. Nur bei einem spezifischen Vitamin-Mangel ist eine Substitution sinnvoll.

Trotz allem wird im Sport eine sehr liberale und weit verbreitete Vitamin-Supplementation betrieben, hierbei vor allem im Bodybuildingbereich in Dosen, die bis zum 10fachen der täglich empfohlenen Aufnahme betragen. Eine Überdosierung von Vitamin E kann zu Muskelschwäche und Müdigkeit führen, eine Überdosis Vitamin A zu Kopfschmerzen, Hautveränderungen, Knochenveränderungen und Blutungen. Eine zu hohe Dosis an Vitamin C fördert die Bildung von Nierensteinen und wirkt in hohen Dosen abführend.

Die beste Art einem Vitaminmangel vorzubeugen, ist eine ausreichende Versorgung mit einer reichhaltigen und abwechslungsreichen Kost mit viel Obst und Gemüse sicherzustellen.

Zink

Zink ist wichtig für Aufbau, Wachstum und Reparatur des Muskels, für das Immunsystem und als Bestandteil vieler Enzyme. Bei ca. 80% der Bevölkerung wird über die normale Ernährung die täglich empfohlene Zinkmenge von 12–15 mg nicht eingenommen. Bei Sportlern liegt ebenfalls oftmals als Folge einer kohlenhydratreichen und protein- und fettarmen Diät ein Zinkmangel vor. Zudem verlieren Sportler vermehrt Zink über den Urin und Schweiß.

Ein höhergradiger Zinkmangel wird durch eine Bestimmung der Serum-Zinkkonzentration diagnostiziert. Bei nur mäßigem Zinkmangel finden sich noch normale Zinkserumspiegel, so dass die Diagnose dieser leichten Mangelzustände erschwert ist. Durch Zinksubstitution scheint sich die Ausdauerleistungsfähigkeit zu verbessern und die Infektanfälligkeit des Athleten zu reduzieren.

Gute Zinkquellen sind Innereien, Fleisch, Milchprodukte, verschiedene Fischarten und besonders Schalentiere (Muscheln). Pflanzliche Lebensmittel enthalten nur wenig Zink. Bei Zinkmangel treten unter anderem Müdigkeit, Leistungsverlust, Appetitlosigkeit, Verzögerungen in der Wundheilung, Infektanfälligkeit, Durchfall, Haarausfall und Wachstumsstörungen auf. Zu Zinkmangelzuständen kommt es vorwiegend nach erhöhtem Alkoholkonsum, Entzündungen, Operationen und Schwangerschaften.

Eine überhöhte Zinkzufuhr kann zu Störungen des Kupferstoffwechsels sowie Übelkeit und Erbrechen führen. Die Schwelle für eine Zinkvergiftung liegt jedoch mit dem 10fachen der täglichen Zufuhrempfehlung sehr hoch.

Eisen

Eisen spielt eine wichtige Rolle in der Synthese von Hämoglobin und Myoglobin. Ein Eisenmangel ist einer der häufigsten Mangelerscheinungen bei Sportlern, vor allem bei menstruierenden Frauen. Die körperliche Leistungsfähigkeit des Sportlers wird jedoch meist erst dann durch den Eisenmangel beeinträchtigt, wenn sich eine manifeste Eisenmangel-Anämie ausbildet.

Ein Eisenmangel bei Sportlern kann durch eine reduzierte Aufnahme eisenhaltiger Lebensmittel wie Fleisch oder Fisch entstehen, vor allem bei einseitiger vegetarischer Ernährung. Auch vermehrte Eisenverluste über den Schweiß, Urin und Menstruation sind möglich. Deshalb sollten vor allem Frauen, Vegetarier und Ausdauersportler auf ein mögliches Eisendefizit hin untersucht werden. Beim Eisenmangel fällt zuerst ein Abfall der Speicherform des Eisens, des Ferritins, auf. Erst bei weiterer Eisenverarmung sind pathologische Eisenserumspiegel messbar. Da die Reversibilität einer Eisenmangelanämie einige Monate dauern kann, sollte schon vor Entwicklung einer Anämie bei erniedrigten Spiegeln von Serumeisen oder Ferritin eine Substitution eingeleitet werden.

Kreatin

Kreatin ist eine natürlich vorkommende Substanz, die in der Leber synthetisiert und zu 95% im Skelettmuskel gespeichert wird. Der tägliche Bedarf des Menschen an Kreatin beträgt 2 g, wovon ca. die Hälfte vor allem in Form von tierischem Eiweiß zugeführt wird. Ein Kilogramm Fleisch oder Fisch enthält ca. 3–5 g Kreatin. Bei vegetarischer Kost wird Kreatin vermehrt endogen synthetisiert, so dass auch bei sporttreibenden Vegetariern normalerweise kein Kreatin-Mangel besteht. Phosphokreatin dient im Muskel als Energiequelle für die rasche Resynthese von Adenosintriphosphat bei kurzen intensiven Belastungen.

Eine Kreatin-Substitution mit 20–30 g/d führt oft zu einer reversiblen Gewichtszunahme von 2 kg, die durch eine verstärkte Wasserretention bei reduziertem Urinvolumen hervorgerufen wird. Die Substitution erfolgt vor allem in den Kraftsportarten und beim Bodybuilding in Form einer „Kreatin-Kur". Dabei wird über 3–7 Tage eine Aufsättigungsdosis von 20 g Kreatin pro Tag genommen, gefolgt von einer Erhaltungsdosis von 2–5 g/d. Es ist zu beachten, dass ca. 30% der Menschen Nonresponder für eine Kreatin-Substitution sind.

Kreatin fällt zur Zeit noch nicht unter die Dopingbestimmungen des IOC. Einen eindeutigen Nachweis für eine Verbesserung der Leistungsfähigkeit gibt es bislang aber auch nicht. Nur wenige Studien zeigen eine kurzfristige Steigerung der Leistung bei wiederholten, hochintensiven und dynamischen Belastungen durch Kreatin. Die Langzeitfolgen einer Kreatin-Substitution sind bislang unbekannt. Bei zu hoher Dosierung kann es zu gesundheitlichen Risiken kommen.

N

Deshalb sollte im Rahmen einer sportmedizinischen Beratung von einer Kreatin-Supplementierung momentan abgeraten werden.

Protein

Bei Sportlern ist der Protein-Bedarf etwas erhöht. Ausdauerathleten sollten eine Protein-Menge von 1,2–1,4 g/kgKG/d zu sich nehmen, Kraftsportler ca. 1,6–1,7 g/kgKG/d. Dieser Proteinbedarf kann ohne Probleme und ohne Protein- oder Aminosäure-Supplemente mittels einer ausgewogenen Mischkost sichergestellt werden.

Dennoch werden im Kraftsport und vor allem im Bodybuilding zum Teil exorbitante Proteinmengen ohne einen positiven Effekt zusätzlich eingenommen. Eine zu hohe Proteinzufuhr kann zu einem verstärkten Kalziumverlust führen. Ab einer Einnahme von mehr als 4 g Protein/kgKG/d sind Nierenschäden möglich. Gastrointestinale Probleme sind häufig.

Antioxidantien

Antioxidantien, wie z.B. Vitamin A, E und C, β-Carotin, Kupfer und Selen, sind Radikalfänger und spielen eine wichtige Rolle im Schutz der Zellmembranen vor oxidativem Schaden durch freie Radikale. Der gesteigerte Stoffwechsel beim Sport vor allem im Bereich der Muskulatur führt zu einem vermehrten Anfall an freien Radikalen. Durch regelmäßige sportliche Aktivität passt sich der Organismus an dieses Phänomen mittels einer Steigerung der antioxidativen Kapazität an, so dass es keinen sicheren Beweis dafür gibt, dass der aktive Sportler eine Substitution mit Antioxidantien durchführen sollte.

Weiterführende Tipps

→ Elektrolytsubstitution, Ausdauerbelastung; → Doping, Grundlagen; → Doping, Recht; → Sport, Anämie.

Literatur

Evans WJ (2000) Vitamin E, vitamin C, and exercise. Am J Clin Nutr 72: 647S–652S
Manore MM (2000) Effect of physical activity on thiamine, riboflavin, and vitamin B-6 requirements. Am J Clin Nutr 72:598S–606S

Nasenpflaster, Atmung

Ziel

Es soll eine Möglichkeit der Verbesserung der Nasenatmung durch ein Nasenpflaster dargestellt werden.

Problem

Das Bronchialsystem stellt ein sensibles Organ dar, welches auf Umweltreize und Schadstoffe sehr empfindlich reagiert. Die Nase als Reinigungs-, Aufwärm- und Anfeuchtsystem ist aber bei vielen Menschen für größere Luftmengen zu klein. Bei starken körperlichen Belastungen schalten wir aus diesem Grund auf Mundatmung um.

Lösung und Alternativen

Durch den Einsatz von Nasenpflaster (Abb. 1) bei aeroben Ausdauerbelastungen, bei Ballsportarten mit typischen Intervallbelastungen, bei extremen Temperaturen (Kälte) und bei Sportlern mit Asthma oder Atopie kann eine verbesserte Nasenatmung erreicht werden.

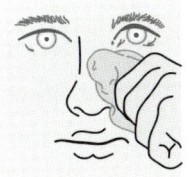
Reinigen und trocknen Sie die Ober- und Seitenflächen der Nase.

a

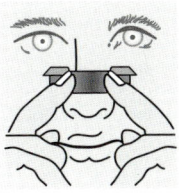
Drücken Sie das Pflaster an den Nasenflügeln an.

c

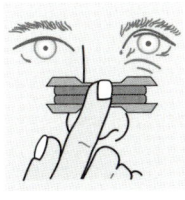
Entfernen Sie das Trägerpapier und positionieren Sie das Pflaster zwischen Nasenwurzel und Nasenspitze.

b

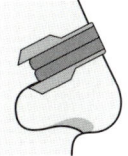
Richtige Plazierung: Die unteren Pflasterenden sitzen auf Ihren Nasenflügeln.

d

Abb. 1a–d. Richtiges Anlegen des Nasenpflasters

Hieraus entsteht ein Leistungsvorteil, da die Nasenatmung automatisch länger und mit weniger Energieaufwand beibehalten werden kann.

Im Rahmen von Studien konnte gezeigt werden, dass der Einsatz von Nasenpflaster einen Anstieg der maximalen Leistungsfähigkeit und der maximalen Sauerstoffaufnahme mit sich bringt.

Weiterführende Tipps

→ Sport, Hitze.

Literatur

Villiger B (1996) Kleines Pflaster, große Wirkung. Läufer 6:44–47

Notfallbehandlung, juristische Aspekte

Ziel

Es sollen dem behandelnden Sportmediziner am Spielfeldrand die juristischen Fallstricke dargestellt werden.

Problem

Während der Funktion als Vereinsarzt stellt man sich immer wieder folgende Fragen:

- „Wie ist eigentlich meine rechtliche Situation gegenüber dem Sportler?"
- „Muss ich mit einem Anspruch stellenden Schriftsatz des den Sportler vertretenden Rechtsanwalts rechnen oder muss ich gar befürchten, dass mein Tun oder Unterlassen vom Staatsanwalt beanstandet wird?"

Lösung und Alternativen

Nach dem Bürgerlichen Gesetzbuch bedarf es zur Begründung eines Schuldverhältnisses durch Rechtsgeschäfte eines Vertrages zwischen den Beteiligten.

Bei der Betreuung am Spielfeldrand kommt dies zustande wenn der Verein oder Veranstalter mit entsprechend ausgebildeten Ärzten einen Versorgungs-, Betreuungs- und Behandlungsvertrag abschließt, demzufolge dieser Arzt dann die Vereinsmannschaft und den einzelnen Sportler/Spieler behandelt. Der Sportler erwirbt im Falle einer Verletzung einen eigenen Leistungsanspruch auf Behandlung dem Arzt gegenüber; er hat somit das Forderungsrecht auf "kunstgerechte" Behandlung.

Die Sorgfaltspflicht des Arztes gegenüber dem verunfallten Sportler ist nicht zu unterscheiden von der gebotenen Sorgfalt, die der jeweilige Standard der medizinischen Wissenschaft und Erfahrung vorgibt.

Dies auf den Vereinsarzt am Spielfeldrand übertragen bedeutet:

1. Eine oberflächliche Untersuchung auf dem Spielfeld reicht nicht aus.
2. Die Betreuung endet nicht damit, dass der Spieler aus dem Spiel genommen wurde, sondern es muss auch die weitere Versorgung (z. B. Krankenhaus) gewährleistet sein.

N

Die ärztliche Aufklärung nimmt in der heutigen Zeit einen immer größeren Platz in der medizinischen Betreuung von Patienten ein. Wie sieht dies aber am Spielfeldrand unter den allen bekannten Bedingungen aus?

1. Wenn der Spieler zusammengebrochen, bewusstlos oder unter schwerem Schock steht, gibt es keine Aufklärungspflicht. Hier gilt der mutmaßliche Wille des Spielers: „Doc, hilf mir!"
2. Im echten Notfall muss sofort und ohne Zeitverzögerung geholfen werden.
3. Alternativbehandlungen (z.B. Kabine oder Krankenhaus) sollte der Arzt mit dem Spieler besprechen.
4. Bei der Frage des Wiedereintritts in das sportliche Geschehen hängt die Entscheidung zum größten Teil vom verletzten Spieler ab. Bei Unvernunft bzw. zu großem sportlichen Ehrgeiz des Spielers und der daraus resultierenden Gefahr für seine Gesundheit, muss der Arzt die Entscheidung treffen und ein Machtwort sprechen.

Für den Sportarzt gilt wie für alle Ärzte, dass eine möglichst gewissenhafte und exakte Patientenkrankenakte zu führen ist. Auch ist er verpflichtet alles, was er dem verletzten Sportler appliziert, an Medikamenten verordnet, an Sofortmaßnahmen hat angedeihen lassen und was er dem Spieler und der Vereinsführung für die weitere Versorgung empfohlen hat, exakt fest zu halten.

Der Vereinsarzt unterliegt – wie jeder andere Mediziner – der Schweigepflicht. Wer dagegen verstößt, riskiert eine Freiheitsstrafe bis zu einem Jahr oder eine Geldstrafe. Dieser Sachverhalt sollte mit der Vereinsführung und dem Sportler besprochen werden und besonders das Verhalten gegenüber der Presse festgelegt werden.

Weiterführende Tipps

→ Doping, Grundlagen; → Gehirnerschütterung, Beurteilung am Spielfeldrand; → Doping, Recht.

Literatur

Schlund GH (2001) Die ärztliche Notfallbehandlung am Spielfeldrand. Deut Zeitschr Sportmed 52:258–261

Notfälle im Sport, internistische

Ziel

Erkennen internistischer Notfallsituationen und Einleitung einfacher Sofortmaßnahmen.

Problem

Immer wieder werden Todesfälle mitgeteilt, die sich im Training oder aber auch bei Sportveranstaltungen ereignet haben. Derart dramatische Vorfälle werden oft durch Erkrankungen des kardiopulmonalen Systems verursacht. Konsequente Vorsorgeuntersuchungen vermögen sicherlich das Risiko zu minimieren, können aber Notfallsituationen nicht sicher verhindern.

Bei größeren Veranstaltungen sind durch die Anwesenheit der Rettungsdienste entsprechende Rettungsmittel und geschultes Personal binnen kürzester Zeit verfügbar. Im freien Training können sich Notsituationen unter weitaus ungünstigeren Voraussetzungen ereignen. Rasche Hilfe in kurzer Zeit ist oft nicht zu erwarten, so dass man sich zunächst mit einfachen Mitteln helfen muss.

Lösung und Alternativen

Lebensbedrohliche Notfallsituationen durch internistische Krankheitsbilder sind nicht immer direkt ersichtlich. Um so wichtiger ist es Kardinalsymptome zu erkennen und richtig zu werten.

Ohne Hilfsmittel kann man sich einen groben Überblick verschaffen, indem man sich an folgenden Merkmalen orientiert:

- Atmung
  - Atemfrequenz normal unter Ruhebedingungen 12–16/min, nach körperlicher Belastung entsprechend höher
- Hautkolorit
  - Rosig und gut durchblutet
  - Nach Anstrengung u.U. schwitzig
  - Nicht zyanotisch
- Kreislauf
  - Puls möglichst an großen Gefäßen tasten (A. femoralis, A. carotis)
  - Herzfrequenz regelmäßig und angepasst an die vorausgegangene Belastung

N

⇒ Ruhe-HF 60–100/min
⇒ Nach Ende der Belastung Normalisierung der Herzfrequenz in angemessenem Zeitintervall
- Blutdruckmessung bzw. grobe Einschätzung anhand des Pulses
• Verletzungen
  - Trauma und Blutverlust ausschließen
• Bewusstseinslage
  - Klar und orientiert zu Ort, Zeit und Person
  - Besteht eine Erinnerungslücke?

Atemstillstand und/oder Kreislaufstillstand
Unverzüglich kardiopulmonale Reanimation einleiten:
• Atemwege freimachen
  - Gebissteile, Erbrochenes, Fremdkörper entfernen!
• Suffiziente Beatmung beginnen
  - Kopf überstrecken
  - Mund/Nase- oder Mund/Mund-Beatmung
  - Sobald verfügbar Beatmung mit Atembeutel und Maske unter Sauerstoffinsufflation
  - Intubation erst, wenn Ruhe und Übersicht gewonnen
  - Eine suffiziente Beatmung ist wichtiger als schnelle Intubation
• Herzdruckmassage
  - Unteres Drittel des Sternums
  - **Cave:** Leber-/Milzverletzung!
  - Frequenz 80–100/min
  - Verhältnis Herzdruck: Beatmung
    ⇒ Bei zwei Helfern 5 : 1
    ⇒ Bei einem Helfer 15 : 2

Stabile Seitenlage
Nur bei Bewusstlosigkeit und stabilen Atmungs- und Kreislaufverhältnissen (Abb. 1).

Notruf
In nahezu allen GSM-Mobilfunk-Netzen Europas ist die nächstgelegene Rettungsleitstelle mit dem Mobiltelefon über die einheitliche Nummer 112 zu erreichen. Diese Nummer ist bei den meisten Geräten ohne Netzeinwahl, damit auch ohne Kenntnis einer PIN-Nummer zu wählen.

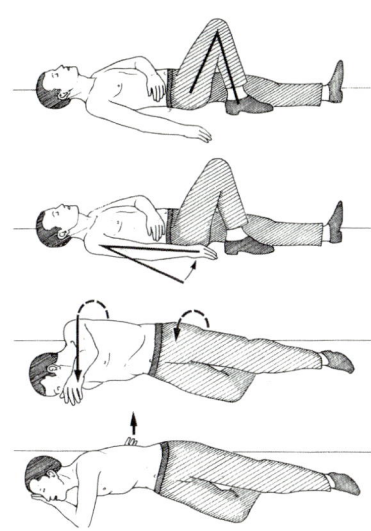

Abb. 1. Stabile Seitenlage

Der Rettungsleitstelle müssen folgende Informationen übermittelt werden:
- Wer meldet?
- Was ist passiert?
- Wo (genaue Ortsangabe!)?
- Wieviele Personen sind verletzt bzw. bedürfen Hilfe?
- Welche Rettungsmittel werden benötigt?
- Nicht vergessen: Nummer des Telefons für eventuelle Rückfragen übermitteln (beim Handy automatische Rufnummernübermittlung aktiviert?)

Differenzialdiagnosen und Sofortmaßnahmen der wichtigsten Symptomkomplexe

Akuter Thoraxschmerz/akute Luftnot
- Akuter Myokardinfarkt
  - Typisch ist der akut einsetzende retrosternale oder linksthorakale Schmerz mit oder ohne Ausstrahlung in den linken Arm oder in die Halsregion

N

- KHK-Anamnese, typische Vormedikation mit ASS oder Betablocker
- Typische belastungsabhängige pektanginöse Beschwerden zuvor
- Lungenembolie
  - Plötzlich atemabhängiger Thoraxschmerz
  - Hämoptysen (blutiger Auswurf)
  - Tachykardie, Tachypnoe, Zyanose
  - Thrombosezeichen der unteren Extremitäten (als Emboliequelle)
- Aortendissektion
  - Heftigster Vernichtungsschmerz, oft im Bereich der Wirbelsäule oder des Schulterblattes empfunden
  - Meist jahrelange Hypertonieanamnese
- Pneumothorax
  - Thorakaler Schmerz, oft nach plötzlicher Bewegung
  - Luftnot
  - Typischer Perkussions- und Auskultationsbefund (siehe auch Tipp Pneumothorax)

Sofortmaßnahmen

Die beschriebenen Symptome bzw. Erkrankungen können Ausdruck akuter Lebensbedrohung sein und erfordern eine sofortige Abklärung. Die notwendigen diagnostischen Schritte können nur in einer entsprechend ausgestatteten medizinischen Einrichtung erfolgen. Der schonende Transport ist umgehend zu veranlassen.

Schwindel/Synkope/Bewusstlosigkeit

- Hypertensive Entgleisung
  - Schwindel, Sehstörung, Kopfschmerz bis hin zu neurologischen Ausfällen
  - Hypertonieanamnese und Vormedikation erfragen
  - **Sofortmaßnahme:** Bei gesicherter Diagnose sofortige Blutdrucksenkung durch Gabe von z.B. Nitrendipin (z.B. als Bayotensin akut® sublingual) oder Nitrospray (z.B. als Nitrolingual®). Engmaschige Überwachung der Blutdruckwerte und ggf. Anpassung der vorbestehenden Medikation.
- Orthostatischer Kollaps
  - Bei plötzlichem Aufrichten oder auch nach intensivem Training durch Dilatation der peripheren Gefäße bei gleichzeitgem Flüssigkeitverlust durch Schwitzen. Dadurch relativer Volumenmangel.

- **Sofortmaßnahme:** Oberkörper flach und Beine hoch lagern.
- Die Kreislaufsymptomatik sollte sich binnen weniger Minuten bessern, sonst an andere Ursachen denken!

- Hypoglykämie
  - Schwindel, Schwitzigkeit, Heißhunger, u. U. auch Bewusstseinsverlust
  - Betrifft meist Diabetiker, die die Symptome oft auch kennen
  - Gefahr, wenn normale antidiabetische Medikation eingenommen wurde, dann aber nicht gegessen und vermehrt Sport betrieben wird.
  - **Sofortmaßnahme:** Gabe von Kohlehydraten als Traubenzucker, stark gesüßtem Kaffee oder Tee.
  - **Cave:** Auch unter der Verdachtsdiagnose einer Hyperglykämie niemals Insulin verabreichen!

- Allergische Reaktion
Folgende Manifestationen einer allergischen Reaktion:
  - Hautexanthem
  - Plötzliches Auftreten von Quaddeln, Schwellungen der Lippen, der Zunge oder der Augenlider
  - Augentränen; Naselaufen (als „Heuschnupfen" in der Pollenzeit)
  - Asthmaanfall
  - Kreislaufreaktion bis hin zum allergischen Schock mit hoher Sterblichkeit
  - **Sofortmaßnahmen:** Nach Möglichkeit Allergenkontakt beenden und venösen Zugang legen. Schwellungen im Bereich der oberen Atemwege, Asthmaanfälle und generalisierte Kreislaufreaktionen sind potenziell lebensbedrohlich. Sofortige Gabe von:
    ⇒ Prednison (SoluDecortin®) 25–1000 mg i.v.
    ⇒ Dimetindenmaleat (Fenistil®) 4 mg i.v.
    ⇒ Ranitidin (Sostril®) 5 mg i.v.

Bei *Asthmaanfall* 2 Hübe Salbutamol (Sultanol®) DA oder Fenoterol (Berotec®) DA; weitere Therapie siehe Tipp Asthma bronchiale.
Patienten mit einer *bekannten Insektengiftallergie* führen gewöhnlich ein **Notfall-Injektionsset** mit sich, dies sofort nach Anweisung applizieren!
Bei bedrohlichen allergischen Reaktionen ist eine anschließende medizinische Überwachung obligat, da es nach Abbau der Erstmedikati-

on noch nach Stunden zu einer ebenfalls bedrohlichen Verschlechterung in Form einer verzögerten Reaktion kommen kann.

- Generalisierter zerebraler Krampfanfall
  - Verdrehen der Augen und typische krampfende Bewegungen aller Extremitäten.
  - Oft Zungenbissverletzung/Einnässen
  - Nach Beendigung des Anfalles tritt eine sogenannte postiktale Phase auf, in der der Betroffene ansprechbar ist, jedoch noch desorientiert ist und keine plausiblen Angaben machen kann. Ein Aufklaren der Bewusstseinslage sollte binnen 15–30 min erfolgen.
  - **Sofortmaßnahmen:** Schutz des Betroffenen vor Verletzungen, indem man ihn von scharfen Kanten wegzieht. Extremitäten abpolstern. Mundkeil zum Schutz des Kiefers und der Zähne zwischen die Zahnreihen schieben.
  - Wenn verfügbar, venösen Zugang legen und Diazepam (Valium®) 5–10 mg langsam i.v. spritzen.
  - Ist kein Anfallsleiden vorbekannt, sollte unverzüglich eine Diagnostik durch einen Neurologen veranlasst werden (Ausschluss einer hirnorganischen Erkrankung)

Weiterführende Tipps

→ Notfallkoffer, internistischer; → Asthma bronchiale, Sportfähigkeit; → Gehirnerschütterung, Beurteilung am Spielfeldrand; → Pneumothorax, Differenzialdiagnostik.

Notfallkoffer, internistischer

Ziel

Ausstattung eines Notfallkoffers für internistische Notfälle.

Problem

Insbesondere beim Training mit Risikopatienten sollte auf die Verfügbarkeit einer entsprechenden Notfallausstattung nicht verzichtet werden. Als klassisches Beispiel ist der Sport mit Koronargruppen zu nennen, bei dem immer wieder Notfallsituationen bis zur kardiopulmonalen Reanimation auftreten können. Entsprechende Erfahrung beim Einsatz der jeweiligen Medikamente und Instrumente ist zu fordern.

Lösung und Alternativen

Vorschlag für die Ausstattung eines Notfallkoffers:
- Allgemeines
  - Venöse Verweilkanülen (großlumig und kleinlumig: 14G, 18G, 20G)
  - Stöpsel
  - 3-Wegehähne
  - Einmalspritzen á 2, 5, 10 und 20 ml
  - Injektionskanülen (Nr. 1, 2)
  - Pflaster schmal und breit (jeweils 1 Rolle)
  - Infusionssysteme
  - Blutdruckmessgerät
  - Taschenlampe
  - Magensonde
  - Mundkeil
  - Schere
  - Steriles Gel (z.B. Instillagel®)
  - Ampullensägen
  - Stauschlauch
  - Handschuhe steril und unsteril

N

- Beatmungsbeutel mit
  - Maske (ggf. Kindermaske!)
  - PEEP-Ventil
  - Sauerstoffanschlussschlauch
- Intubations-Gerätschaft
  - Intubationshandgriff (gesondert verpackte Batterien günstiger als Akku)
  - Spatel (2 Erwachsenen-Spatel verschiedener Größe, 1 Kinderspatel, 1 Säuglingsspatel)
  - Magillzange, 2 gerade Klemmen
  - Führungsmandrin
- Intubations-Zubehör
  - Guedel-Tuben 1, 3, 5
  - Intubationstuben in diversen Größen (7,5–10)
  - Ansatzstücke zur Konnektion an Beatmungsbeutel
  - Absaugkatheter
- Notfallmedikamente
  - Sublinguale/inhalative Anwendung:
    ⇒ Nitro-Spray
    ⇒ Nitrendipin 5 mg Phiole sublingual (Bayotensin akut® 5×)
    ⇒ Fenoterol DA (Berotec 100 DA®)
  - Ampullen
    ⇒ Adenosin (Adrekar® 2 Amp.)
    ⇒ Ajmalin (Gilurytmal® 5×50 mg)
    ⇒ Amiodaron (Cordarex® 5×150 mg Amp.)
    ⇒ Calcium 10% (2 Amp.)
    ⇒ Calcium 20% (2 Amp.)
    ⇒ Clonazepam (Rivotril® 5×1 mg Amp.)
    ⇒ Diazepam (Valium® 5×10 mg Amp.)
    ⇒ Dimetindenmaleat (Fenistil® 2×4 mg Amp.)
    ⇒ Dobutrex (2×250 mg Amp.)
    ⇒ Dopamin (2×500 mg Amp.)
    ⇒ Esmolol (Brevibloc® 2×2,5 mg Amp.)
    ⇒ Etomidat (Hypnomidate® 5×20 mg Amp.)
    ⇒ Furosemid (Lasix® 5×20 mg Amp.)
    ⇒ Glucose 40% (2 Amp.)
    ⇒ Ipratropiumbromid (Itrop® 5×0,5 mg Amp.)
    ⇒ Lidocain 2% (Xylocain 2% 5 Amp.)
    ⇒ Magnesiocard (4 Amp.)

⇒ Midazolam (Dormicum® 5×5 mg und 5×15 mg Amp.)
⇒ Norepinephrin (Arterenol Injektionslösung 1:1000® 10 Amp.)
⇒ Prednison 250 mg (Solu Decortin® 2 Amp.)
⇒ Ranitidin (Sostril® 2×50 mg Amp.)
⇒ Suprarenin (10 Amp.)
⇒ Urapidil (Ebrantil® 5×25 mg Amp.)
⇒ Verapamil (Isoptin® 5×5 mg und 2×50 mg Amp.)
– Infusionslösungen
⇒ NaCl 0,9% 250 ml
⇒ Ringerlösung 500 ml
⇒ NaHCO₃ 250 ml

Für den *Koronarsport* ist zusätzlich ein Defibrillator mit Monitorsystem obligat. Der anwesende Arzt muss über genügende Erfahrung in der Notfall- bzw. Intensivmedizin verfügen.
Aufgeführt ist die Ausstattung eines kompletten Notfallkoffers, wie sie in Notfallambulanzen erforderlich ist. Inwieweit ein Koffer derart vollständig vorgehalten werden muss, hängt vom Einsatzzweck ab.

Weiterführende Tipps

→ Notfälle im Sport, internistische; → Herzrhythmusstörungen, bradykarde; → Herzrhythmusstörungen, tachykarde; → Herzschädigung, traumatische; → Herzsportgruppe, ambulante.

N

Patella bipartita schmerzhafte, operative Therapie

Ziel

Darstellung einer operativen Maßnahme für die Behandlung der schmerzhaften Patella bipartita unter Schonung der Gelenkfläche.

Problem

In der Mehrzahl der Fälle bedarf die Patella bipartita keiner operativen Therapie. Bei den Patienten, die aufgrund von therapieresistenten Beschwerden ihren Aktivitäten nicht mehr nachgehen können, sollte eine chirurgische Sanierung aber in Erwägung gezogen werden. Da das Kniescheibenfragment aber z. T. größere Anteile der Gelenkfläche beherbergt und die osteosynthetische Fixation in keinem Verhältnis zu der Beschwerdesymptomatik steht, fällt es im Einzelfall schwer, das richtige Maß an operativer Intervention zu finden.

Lösung und Alternativen

Eine arthroskopische Sanierung des Gelenks sollte heutzutage jeglicher Form der offenen Revision vorgeschaltet werden. Die Beurteilung der Knorpelverhältnisse kann für die Festlegung der weiteren Therapie hilfreich sein.

Der Zugang zur Kniescheibe entspricht einer kurzen, schräg verlaufenden Inzision direkt über dem kleineren Fragment (Abb. 1). Die Einstrahlung des M. vastus lateralis wird dargestellt und im Faserverlauf gespalten. Der Muskelansatz wird subperiostal von dem Fragment abgelöst, während die Kontinuität zur eigentlichen Patella erhalten wird. Somit wird das Fragment von der Zugübertragung der Kniestrecker ausgeklammert, ohne die muskuläre Balance und die Patellaführung wesentlich zu beeinträchtigen (Abb. 2). Somit kann keine Kraft mehr direkt im Bereich der schmerzhaften Patella bipartita einwirken; der Muskelzug setzt erst wieder an der eigentlichen Patella an.

Nach dorsal, also von der Fläche, die dem Gelenk zugewandt ist, sollten die Weichteile und die Synovia nicht abgelöst werden, da sonst die Durchblutung des Fragmentes gestört werden kann. Die Stabilität der Verbindung zwischen Haupt- und Nebenanteil der Kniescheibe wird dann manuell bei der Kniebeugung kontrolliert. Bei grober In-

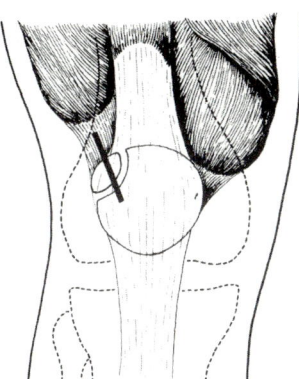

Abb. 1. Schnittführung bei operativer Revision im Faserverlauf des M. vastus lateralis

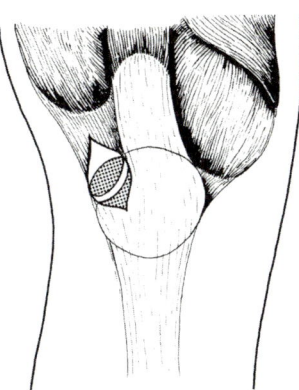

Abb. 2. Desinseration im Bereich des Fragmentes

stabilität sollte das Fragment ggf. entfernt werden. Eine Erweiterung des Spaltes zwischen den beiden Knochenteilen wird aber häufig beobachtet. Es folgt der schichtweise Wundverschluss in üblicher Manier.

Postoperativ wird das Kniegelenk für 10–14 Tage unter Vollbelastung in einer Schiene immobilisiert. Bewegungsübungen können frühzeitig eingeleitet werden. Freigabe zum Sport erfolgt nach ca. 4 Wochen. Im Verlauf wurde postoperativ bei einzelnen jüngeren Patienten eine spontane Fusion zwischen den beiden Anteilen der Kniescheibe beobachtet. Ein vergleichbares Vorgehen kann bei der Patella tripartita

oder multipartita in Einzelfällen angewandt werden. Frische traumatische Veränderungen müssen im Vorfeld ausgeschlossen werden.
Als alternative Vorgehensweisen sind die Exzision des Fragmentes (kleines Fragment), deren Refixation im Sinne einer Osteosynthese (großer Gelenkanteil), wie auch das laterale Release in der Literatur beschrieben.

Weiterführende Tipps

→ Knorpeldefekte, Mikrofrakturierung; → Ischiofemorale Blockade, Narkoseverfahren (Tipps & Tricks für den Orthopäden); → Knieverletzung, radiologische Darstellung (Tipps & Tricks für den Traumatologen); → Patellare Gelenkfläche, verbesserter Zugang.

Quelle

C. H. Siebert, K. Birnbaum, K.-D. Heller (2001) Tipps & Tricks für den Orthopäden, Springer-Verlag

Literatur

Mori Y, Okumo H, Iketani H, Kuroki Y (1995) Efficacy of lateral retinacular release for painful bipartite patella. Am J Sports Med 23:13–18
Ogata K (1994) Painful bipartite patella – A new approach to operative treatment. J Bone Joint Surg 76-A:573–578

Patellare Gelenkfläche, verbesserter Zugang

Ziel

Vereinfachung der Versorgung von retropatellaren Knorpelschäden, v. a. im Bereich der lateralen Patellafacette im Sinne einer minimal invasiven Versorgung.

Problem

Trotz der Position der Patella im Gleitlager und der Ausrichtung der Gelenkflächen ist eine Visualisierung der Knorpelfläche mit der 30°-Optik arthroskopisch gut möglich. Ein direkter senkrechter Zugang für Drähte, Bohrer, Pfrieme oder Fräsen auf diese Fläche ist ohne ausreichende Kippung der Kniescheibe dagegen nicht durchführbar. Abgewinkelte Instrumente ermöglichen zwar einen Zugang durch die Arthroskopie-Portale, aber v. a. bei sklerotischen Knochenflächen stellt die Eröffnung des subchondralen Knochens im Bereich der Patellafacette aufgrund der indirekten Krafteinleitung ein Problem dar. Um einen iatrogenen Schaden durch Abrutschen der Instrumente zu vermeiden, kann ein direkter Zugangsweg mehr Sicherheit bieten.

Die Refixation von osteochondralen Fragmenten der Kniescheibe kann nur über eine Mini-Arthrotomie erfolgen, wenn eine ausreichende Kippung der Gelenkfläche für die Dauer des Eingriffes möglich ist. Ohne Hilfsmittel kann der Assistent aber häufig eine ausreichende Darstellung des Situs nicht gewährleisten.

Lösung und Alternativen

Um senkrecht auf die Knorpeloberfläche im Bereich der Gelenkfacetten eingehen zu können, ist eine Kippung der Kniescheibe nötig. Manuell ist dies ohne Hilfsmittel nicht ausreichend möglich, ohne die arthroskopische Darstellung zu beeinträchtigen. Durch das perkutane Einbringen eines kräftigen Kirschner-Drahtes (Abb. 1) kann die Kniescheibe in die gewünschte Position gekippt werden. Somit können unter sicherer visueller Kontrolle die verschiedenen Behandlungsmaßnahmen für u. a. den III–IV° Knorpelschaden im Bereich der Patellafacette ermöglicht werden. Die Maßnahmen können nun senkrecht

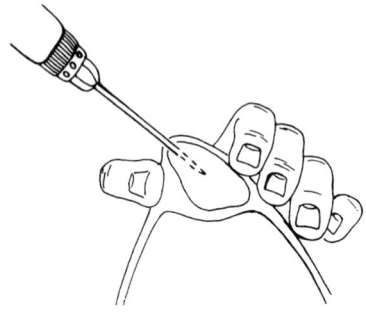

Abb. 1. Perkutane Platzierung eines Kirschner-Drahtes vom lateralen Kniescheibenrand

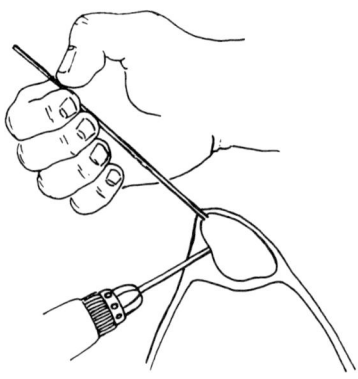

Abb. 2. Aufrichtung der Gelenkfläche zur Pridie-Bohrung. Einliegendes Arthroskop nicht dargestellt

zur Defektfläche bei geringer Abrutschgefahr durchgeführt werden (Abb. 2). Beim Einbringen des Hebels muss die Form der Kniescheibe berücksichtigt und eine iatrogene Verletzung der knorpeligen Oberfläche vermieden werden. Bei strammer Weichteilführung kann die Übersicht durch ein laterales Release noch weiter verbessert werden. Ein ähnliches Konstrukt kann auch bei offenen Eingriffen an den Patellafacetten hilfreich sein, wenn der Operateur nur eine kleine Arthrotomie wünscht und die Kniescheibe nicht vollständig „umklappen" möchte.

Durch diese Hilfsmaßnahme wird der Zugriff, v. a. auf die laterale Patellafacette für die verschiedenen arthroskopischen Behandlungsmaßnahmen vereinfacht. Eine Verbesserung ist bei anderer Lokalisation im Bereich der patellaren Gelenkfläche im Einzelfall ebenfalls möglich. Abgesprengte osteochondrale Fragmente, z. B. nach Patella-Luxation, können durch den Einsatz eines solchen Hebels über eine Mini-Arthrotomie an der Kniescheibe leichter refixiert werden. Inwiefern die intraossäre Anbohrung der Patella zu einer Stimulation der Gefäßeinsprossung führt, sei dahingestellt.

Weiterführende Tipps

→ Anbohrung, Reduktion des Hitzeschadens; → Knorpeldefekte, Mikrofrakturierung (Tipps & Tricks für den Orthopäden); → Knieschmerz, vorderer, Diagnostik und Therapie.

Literatur

Gomes JLE, Marczyk LRS, Ruthner RP (2001) Arthroscopic exposure of the patellar articular surface. Arthroscopy 17:98–100

P

Patellarsehnenruptur, Semitendinosus-Augmentation

Ziel

Durch eine biologische Augmentation einer Sehnennaht im Bereich des Lig. patellae soll die Primärstabilität erhöht werden, um die Ruhigstellungsdauer zu reduzieren und ein besseres funktionelles Endergebnis zu erzielen.

Problem

Die Ruptur der Patellarsehne ist eine seltene Verletzung, deren Ursache meist in Veränderungen der Sehne selbst zu suchen ist. Daraus folgt, dass die Qualität des zu nähenden Gewebes einiges zu wünschen übrig lässt. Die unsichere Rekonstruktion führt zwangsläufig zu einer langen Ruhigstellungsdauer und schlechten funktionellen Ergebnissen. Die Augmentation der Sehnennaht mit kräftigem Nahtmaterial oder einer Draht-Cerclage kann, in Abhängigkeit von den Weichteilverhältnissen, ein erhöhtes Infektrisiko und/oder die Notwendigkeit eines Zweiteingriffes mit sich bringen. Diese Probleme wären durch die Verwendung einer „biologischen Augmentation" zu reduzieren.

Lösung und Alternativen

Die Entnahme der Semitendinosus-Sehne ist aus der Kreuzbandchirurgie weitverbreitet. Durch einen kleinen Schnitt direkt über den Pes anserinus oder im Rahmen des primären Zuganges wird die Sehne dargestellt und im Sinne eines freien Sehnentransplantates entnommen. Das Transplantat wird dann durch Bohrkanäle quer durch die Patella sowie in Höhe des Tuberositas tibiae gefädelt und als Schlaufe um die Patellarsehnennaht gelegt (Abb. 1). Die Semitendinosus-Sehne wird durch Bohrkanäle im Bereich der Tuberositas tibiae und der Patella gefädelt. Nach Einstellung der Vorspannung werden die beiden Enden miteinander vernäht. Eine 8ter Tour wäre aber auch möglich. Die Spannungsverhältnisse müssen individuell, ggf. gemäß seitlichem Röntgenbild bei 30° Flexion im Seitenvergleich, angepasst werden. Die Semitendinosus-Sehne wird mit sich selbst, aber auch mit dem Lig. patellae vernäht. Eine frühfunktionelle Nachbehandlung kann direkt postoperativ eingeleitet werden.

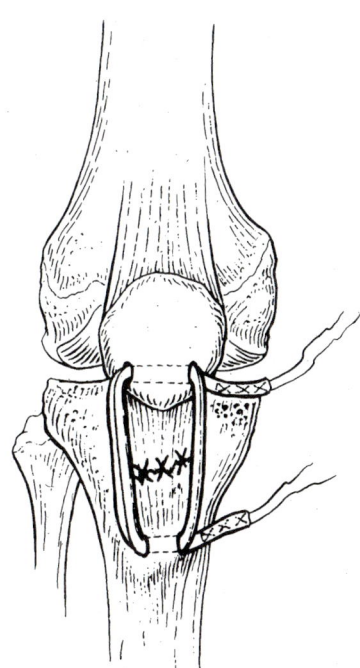

Abb. 1. Graphische Darstellung der
Augmentations-Technik

Die Augmentation kann selbstverständlich auch mit resorbierbaren
Materialien (z.B. PDS-Kordel) oder nicht-resorbierbaren Materialien
(wie z.B. Draht-Cerclage, Leeds-Keio-Band) erfolgen.

Weiterführende Tipps

→ Sehnen-Passer, schonend und preiswert; → Patellarsehne, augmen-
tierte Rekonstruktion; → Patellektomie partielle, Rekonstruktion des
Streckapparates (Tipps & Tricks für den Traumatologen); → Patella
bipartita schmerzhafte, operative Therapie.

P

Quelle

C.H. Siebert, B. Heinz: Tipps & Tricks für den Traumatologen, Springer-Verlag 2000

Literatur

Larson RV, Simonian PT (1995) Semitendinosus augmentation of acute patellar
tendon repair with immediate mobilization. Am J Sports Med 23:82–86

Pectoralis-major-Ruptur, distale, operative Versorgung

Ziel

Darstellung der operativen Versorgung einer distalen Ruptur des M. pectoralis major beim Leistungssportler.

Problem

Patienten mit Verletzungen der M. pectoralis major sind in der Vergangenheit selten zwecks sportmedizinischer Behandlung vorstellig geworden. Durch die weite Verbreitung von Gewichtstraining, auch im Fitness-Bereich, insbesondere aber in Verbindung mit einem Anabolika-Missbrauch, treten diese Verletzungen zunehmend auf. Auch bei maximaler körperlicher Belastung im Beruf, sowie bei Sportarten wie u. a. Football, Rugby, Ringen und Windsurfing wird die distale Sehnenruptur beobachtet. Die primär richtige Diagnose kann gerade bei muskulär kräftigen Patienten schwierig sein, ist aber für die Einleitung der idealen Therapie maßgeblich.

Uneinigkeit besteht bezüglich der erforderlichen Behandlungsmaßnahmen bei der distalen Sehnenruptur. Die Entscheidung ist u. a. abhängig von der beruflichen und sportlichen Aktivität des betroffenen Sportlers und seiner Erwartungshaltung. Falls es sich um die dominante obere Extremität bei dem Betroffenen handelt, sind die Konsequenzen naturgemäß weitreichender. Knöcherne Ausrisse, auch bei Jugendlichen, werden in der Literatur beschrieben. Nicht nur die Operationsindikation, sondern auch der ideale Operations-Zeitpunkt werden kritisch diskutiert. Empfehlung bezüglich der operativen Vorgehensweise, insbesondere bei veralteten Läsionen, fallen unterschiedlich aus.

Bei der klinischen Untersuchung fällt vor allem eine Asymmetrie im Bereich des Muskelreliefs der Brustmuskulatur und der Kontur der vorderen Achselfalte auf. Das Kraftdefizit kann dagegen sehr unterschiedlich ausfallen, da der Sehnenstumpf mit der Faszie verkleben kann. Funktionell ist dieser Muskel bei der Adduktion, Anteversion und Innenrotation der Schulter beteiligt. Ein Kraftvergleich zur gesunden Gegenseite, z. B. mit einem isokinetischen

P

Messsystem bestimmt, kann bei der Entscheidungsfindung hilfreich sein. Eine Kompensation gelingt z.T. durch die Mm. latissimus dorsi und deltoideus. An eine Lähmung der Nn. pectoralis medialis und lateralis, die direkt aus dem Plexus entspringen, sei der Vollständigkeit halber erinnert.

Lösung und Alternativen

Der M. pectoralis major entspringt von der Clavicula, vom Sternum und der 2.–7. Rippe und zieht zur Crista tuberculi major des Humerus. Der laterale Rand des Muskels bildet die vordere Achselfalte.

Die Ruptur, meist an der Insertion oder dem muskulotendinösen Übergang, führt zu z.T. erheblichen Schwellungen, Einblutungen und Schmerzen im Bereich der vorderen Brustwand. Die klinische Differenzierung zwischen inkompletter und kompletter Ruptur kann somit unmöglich sein. Hier kann der Einsatz von Sonographie und Kernspintomographie für Klarheit sorgen. Die distale Sehnenläsion kann zu einer ausgeprägten Retraktion des Muskelbauches führen. Nach Verifizierung einer kompletten Ruptur kann die Indikation zur operativen Rekonstruktion gestellt werden.

Die Rekonstruktion kann in Beach-chair-Position mit frei abgedecktem Arm erfolgen. Ein deltopectoraler Zugang wird benutzt. Der Sehnenstumpf wird dargestellt und mit mehreren kräftigen, nicht resorbierbaren Fäden armiert, die durch die Sehnensubstanz ausgeleitet werden (Abb. 1). Der Muskel muss, v.a. bei verzögerter Versorgung und entsprechender Retraktion ausreichend mobilisiert werden. Der Sulcus intertubercularis und somit die Crista tuberculi majoris werden identifiziert und die ursprüngliche Ansatzregion der Sehne definiert. Hier wird eine Knochennut vorbereitet – bei stabilem Sehnenstumpf humeralseitig wird die Nut leicht nach medial versetzt, um das Gewebe abschließend im Sinne einer Gewebsdopplung übernähen zu können. Die Knochenkanäle für die transossäre Fixierung werden 1 cm weiter medial angelegt (Abb. 2). Eine Verankerung mit metallischem, aber auch resorbierbarem Fadenanker ist ebenfalls beschrieben. Die Refixation erfolgt bei 20° Adduktion und Innenrotation der Schulter (Abb. 3). Die Ruhigstellung erfolgt z.B. mittels einer Thorax-Abduktions-Schiene mit dem Arm in jeweils 20° Anteversion, Innenrotation und Abduktion für bis zu 4–6 Wochen. Passive Mobilisation unter Vermeidung von Außenrotation und Abduktion kann nach Sta-

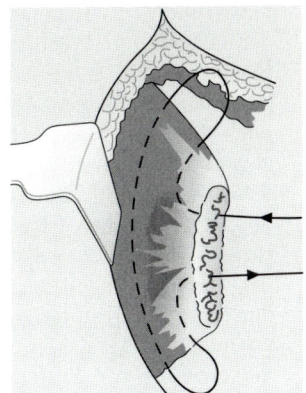

Abb. 1. Graphische Darstellung der konventionellen Refixation im Bereich einer linken Schulter. Armierung des M. pectoralis majus mit Ausleitung des Fadens durch den Stumpf

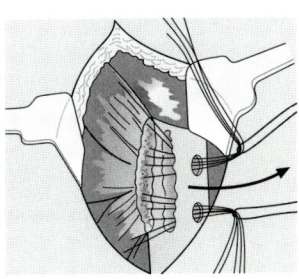

Abb. 2. Nach Vorbereitung der knöchernen Nut und transossären Kanäle erfolgt das Einbringen des Nahtmaterials

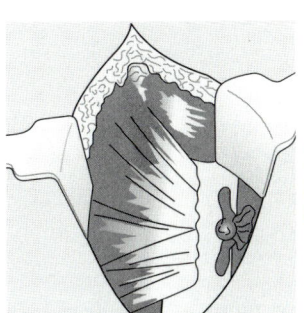

Abb. 3. Zustand nach Einzug des Muskelansatz und Refixation in der Knochennut auf Höhe der Crista tuberculi majoris

P

bilisierung der Weichteile erfolgen. Übungen gegen Widerstand werden erst nach 12 Wochen gestattet. Kontaktsportarten können nach 6 Monaten wieder aufgenommen werden.

Patienten im höheren Alter oder bei geringerem Kraftbedarf im Bereich der betroffenen Schulter, aber auch Teilrupturen können nach entsprechender Aufklärung bezüglich der kosmetischen Aspekte und dem Kraftverlust konservativ behandelt werden. Für junge, aktive Sportler mit hohen Belastungen der Schulter wird die operative Versorgung der akuten, vollständigen Ruptur empfohlen.

Bei einem nachgewiesenen, als störend empfundenen Kraftdefizit durch die distal rupturierte Pectoralis-Sehne kann die Operation auch sekundär bei veralteten Schäden in Erwägung gezogen werden. Die Verbesserung der Kraftentwicklung bleibt aber häufig enttäuschend. Die Akutversorgung bietet allgemein günstigere Ergebnisse als die sekundäre Rekonstruktion.

Weiterführende Tipps

→ Muskelverletzung, Versorgung; → Schulter-Operationen, Lagerungshilfe; → Schulter-Operationen, Nachbehandlung.

Literatur

Schepsis AA, Grafe MW, Jones HP, Lemos MJ (2000) Rupture of the pectoralis major muscle. Am J Sports Med 28:9–15

Scott BW, Wallace WA, Barton MA (1992) Diagnosis and assessment of pectoralis major rupture by dynamometry. J Bone Joint Surg 74-B:111–113

Wolfe SW, Wickiewicz TL, Cavanaugh JT (1992) Rupture of the pectoralis major muscle. Am J Sports Med 20:587–593

Periostitis tibiae (Shint-splints), Therapie

Ziel

Darstellung eines bewährten, standardisierten konservativen Therapieschemas zur Behandlung einer Periostitis tibia und zur Vermeidung einer Chronifizierung.

Problem

Die Periostitis tibiae, vor allem bei Laufsportarten, ist ein therapieresistenter und zu Rezidiven und Chronifizierung neigender Sportschaden, dessen Behandlung viel Erfahrung und oftmals einen multifunktionellen Therapieansatz erfordert. Oftmals ist eine Überlastung der anterioren Muskelloge in Kombination mit einer funktionellen Instabilität der Sprunggelenke die Ursache. Häufig liegt eine muskuläre Imbalance zugunsten der Plantarflexoren/Supinatoren und eine Einschränkung der Dorsalextension im Sprunggelenk vor.

Lösung und Alternativen

Die Erstversorgung mittels der sog. „Hot-Ice"-Behandlung ist von wichtiger Bedeutung. Unter „Hot-Ice" versteht man eine Mischung aus Leitungswasser und Eiswürfeln (ideale Anwendungstemperatur: 1°C). Die Behandlung verfolgt folgende **Ziele**:

- Schmerzlinderung
- Durchblutungsförderung
- Detonisierung der Muskulatur
- Verbesserung des Bewegungsausmaßes des Gelenkes
- Funktionsschulung der Muskulatur
- Verbesserung der Fußstatik
- Gangschulung, Laufschulung

Die **Therapiemaßnahmen** der Wahl sind im Einzelnen:

- Zur Schmerzlinderung: Periostmassage (Abb. 1), Querfriktionen, Kryotherapie, Elektrotherapie (Iontophorese mit NSAR, gefolgt von diadynamischen Strömen)
- Durchblutungsförderung: Kryotherapie (Kurzzeit-Eis)

P

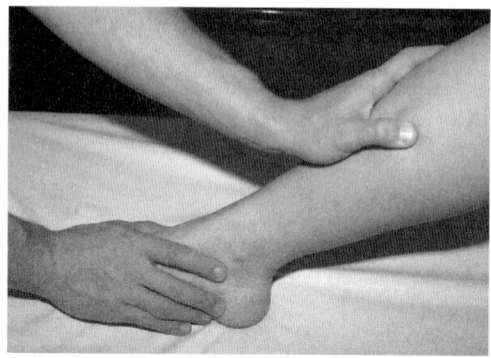

Abb. 1. Periostmassage

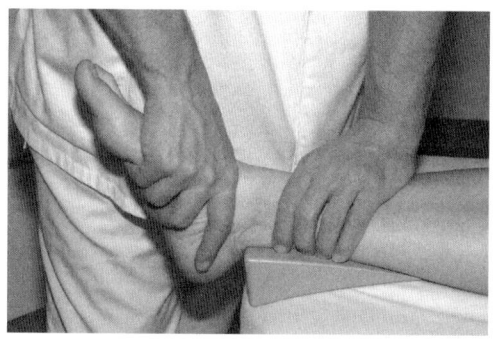

Abb. 2. Manuelle Therapie: Dorsalgleiten Talus

- Detonisierung: Diese erfolgt auf den meist ursächlich kontrakten Plantarflexoren mittels heißer Rolle und Funktionsmassage im akuten Stadium, gefolgt von aktiven Kontraktionsmaßnahmen zur Wiederherstellung der exzentrischen Kontraktionsbereitschaft der kontrakten Plantarflexoren
- Verbesserung des Bewegungsausmaßes: Traktionen des oberen Sprunggelenkes, gefolgt vom Dorsalgleiten des ventralisierten Talus (Abb. 2), sowie Dehnung der meist verkürzten Plantaraponeurose
- Funktionsschulung: Wiederherstellung der funktionellen Fußdynamik: aktive Kontraktionsmaßnahmen der Fußheber, ohne zusätzlichen Einsatz der Zehenextensoren

- Verbesserung der Fußstatik: Training der funktionellen Bein-Fuß-achsen erst auf stabilem, dann auf labilem Untergrund
- Gangschulung, Laufschulung: Korrektur des fehlerhaften Einsatzes der Fußheber

Weiterführende Tipps

→ Einlagen, Fußball; → Elektrotherapie, Einsatzmöglichkeiten; → „Cryo-kinetics", Gelenksschwellung; → Koordinationstraining, Propriozeption.

Literatur

Kolster B, Appenroth P (1994) Leitfaden für Physiotherapie – Befund, Techniken, Behandlung, Rehabilitation. Jungjohann-Verlag, Stuttgart

P

Peronealsehnenluxation, Weichteil-technische Versorgung

Ziel

Vorstellung einer einfachen und schonenden Operationstechnik für chronisch rezidivierende Peronealsehnenluxationen. Die Rekonstruktion des Retinaculum superius gelingt ohne Implantate, so dass ein Zweiteingriff entfällt.

Problem

Die primäre, traumatische Peronealsehnenluxation wird in vielen Fällen als fibulare Bandruptur eingestuft, da der Patient nach der spontanen Reposition der Sehnen häufig mit einem vergleichbaren klinischen Befund und ähnlicher Symptomatik vorstellig wird. Somit kann die eigentliche Verletzung leicht übersehen werden. Die insuffiziente Behandlung kann dann zu chronisch-rezidivierenden Luxationen der Peronealsehnen mit anhaltenden Beschwerden und Weichteilschwellung führen. Die bekannten Operationstechniken verändern das knöcherne Profil des Außenknöchels, um so eine bessere Führung der Sehnen zu erreichen. Dies bedarf aber einer aufwendigeren Vorgehensweise inklusive einer osteosynthetischen Stabilisierung.

Lösung und Alternativen

Der Patient wird in Rückenlage unter Verwendung einer Blutleere steril abgedeckt. Die Schnittführung wird dorsal geschwungen entlang der Fibulaspitze vorgenommen. Die Sehnenscheide und das Retinaculum werden dargestellt. Es wird ein dorsal gestielter Weichteillappen, bestehend aus dem ventralen Ansatz des Retinaculum superius und der entstandenen Luxationstasche, präpariert (Abb. 1, Abb. 2). Am Rand des Gleitlagers wird mittels einer oszillierenden Säge (schmales Sägeblatt) ein flacher Kanal gefertigt, an dessen Ecken mit einem 2,0 mm Bohrer Löcher durch die Gegenkortikalis vorgelegt werden. Die 0er Fäden, mit denen der Weichteillappen an den Ecken armiert worden ist, können durch die Bohrlöcher ausgeleitet werden. Der Lappen wird dann in den knöchernen Schlitz oder Kanal eingezogen.

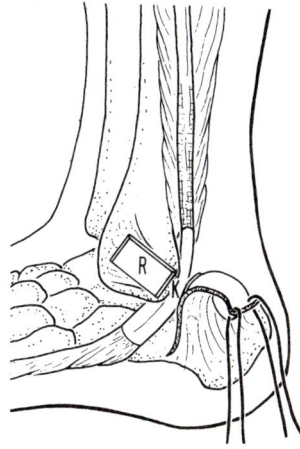

Abb. 1. Intraoperativer Situs nach Abpräparation des Retinaculumansatzes (*R*). Der gestielte Weichteillappen ist angeschlungen. Der zukünftige Kanal (*K*) befindet sich an der Basis des Hebedefektes

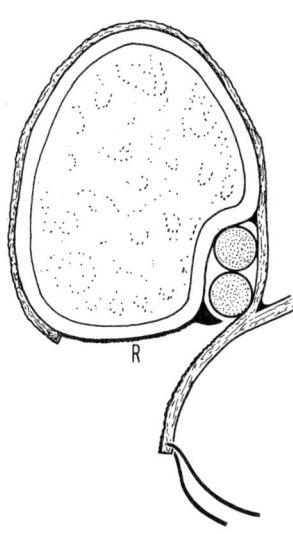

Abb. 2. Im Horizontalschnitt stellen sich die Sehnen und die präparierte Luxationstasche in Form des Retinaculumlappens (*R*) dar

Nun wird der Weichteillappen, der ggf. auf die Kanaltiefe gekürzt werden muss, straff in den Knochenschnittkanal gezogen und fixiert (Abb. 3, Abb. 4). Die Peronealsehnen sind somit wieder fest verankert. Die Sehnenscheide wird verschlossen und es folgt der schichtweise

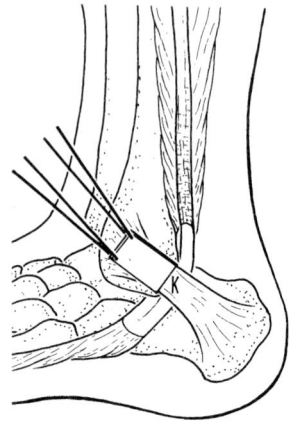

Abb. 3. Der Weichteillappen wird in den vorbereiteten Kanal (*K*) eingeführt und fest verknotet

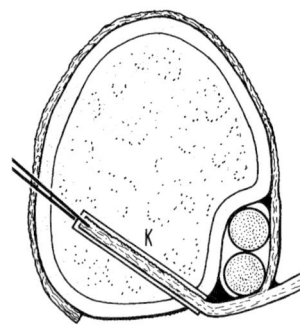

Abb. 4. Im Horizontalschnitt stellt sich die rekonstruierte „Führungshülse" (*K*) der Sehnen dar

durchgeführte Wundverschluss. Dann wird ein steriler Verband und eine dorsale, unterschenkellange Schiene angelegt. Mit Ende der 2. postoperativen Woche kann eine Sprunggelenksorthese eingesetzt werden, die mindestens bis Ende der 6. Woche getragen werden sollte. Begleitend ist eine krankengymnastische Behandlung und medikamentöse Thromboseprophylaxe erforderlich.

Die Eingriffe, die zu einer Vertiefung der knöchernen Führungsrinne der Sehnen führen, haben weiterhin Bestand, v. a. wenn es nicht gelingt, die Luxationstasche im Sinne des beschriebenen Lappens zu heben.

Weiterführende Tipps

→ Blutsperre, Anwendung (Tipps & Tricks für den Traumatologen);
→ Syndesmosenverletzung, diagnostischer und therapeutischer Stufen-plan.

Quelle

C.H. Siebert, B. Heinz: Tipps & Tricks für den Traumatologen, Sprin-ger-Verlag 2000

Literatur

Lankes P, Krüger-Franke M, Rosemeyer B (1996) Die Operationstechnik der Peronealsehnenluxation. Sportorthop Sporttraumatol 12:47–50

P

Pneumothorax, Differenzialdiagnostik

Ziel

Das Auftreten eines Pneumothorax ist als Notfallsituation anzusehen und erfordert sofortiges Handeln. Es werden die wesentlichen Ursachen und die klinischen Merkmale aufgezeigt.

Problem

Als Pneumothorax bezeichnet man die Ansammlung von Luft im Rippenfellraum. Es werden folgende Formen unterschieden (Tab. 1).

Traumatischer Pneumothorax

Durch eine direkte Verletzung der Brustwand mit Perforation kann Luft von außen in den Rippenfellraum gelangen und zum Kollaps der Lunge führen. Schwieriger zu erkennen ist ein Kollaps der Lunge nach einem stumpfen Trauma. Eine Rippenverletzung führt hierbei zumeist zur Perforation der Pleura parietalis und der Pleura visceralis mit Einriss in das Lungenparenchym. Über eine Fistel gelangt Luft von den Bronchien in den Pleuraraum.

Spontanpneumothorax

Ein Spontanpneumothorax tritt häufig bei jungen Männern auf. Als Ursache liegen oftmals Emphysemblasen im apikalen Bereich der Lunge vor, die spontan rupturieren und über die Luft in den Pleuraspalt eintreten kann. Häufig handelt es sich um langjährige Raucher oder Exraucher. In Form eines sekundären Spontanpneumothorax kann diese Erkrankung auch bei einer Vielzahl von pulmonalen Grunderkrankungen wie chronisch obstruktiven Lungenerkrankungen oder interstitiellen Lungenerkrankungen auftreten.

Spannungspneumothorax

Ein Spannungspneumothorax liegt dann vor, wenn die Läsion der Brustwand oder des Lungenparenchyms nur den Durchtritt der Luft in Richtung Pleuraraum zulässt. Es entsteht ein Ventilmechanismus, der zu einer zunehmenden Verdrängung des Mediastinums zur gesunden Seite führt. Es kommt zur Verlagerung und Kompression der gro-

Tabelle 1. Pneumothorax – Ursachen und Differenzialdiagnosen

Formen	Ursachen	Klinik	Differenzialdiagnosen	Maßnahmen
Traumatischer Pneumothorax	• Stumpfes Trauma • Direktes Trauma • Iatrogen (Injektionen, Punktionen, Katheteranlage u.a.)	• Schmerzereignis • Luftnot • Tachykardie • Zyanose • Blutdruckabfall • Hypersonorer Klopfschall und abgeschwächtes AG auf der betroffenen Seite	• Lungenembolie • Myokardinfarkt • Aortendissektion • gastrointestinale Ursachen	• Beobachtung • Sauerstoffgabe • Röntgen-Thorax • Bei ausgedehnteren Pneumothoraces Drainage • Klinikeinweisung • beim Mantelpneumothorax, u.U. Beobachtung ausreichend
Spontanpneumothorax	• Emphysem bullae apikal • Diverse entzündliche und fibrosierende Lungenerkrankungen • Tumorerkrankungen der Lunge, der Pleura und der Brustwand			
Spannungspneumothorax	• Komplizierter Verlauf zumeist nach traumatischem Pneumothorax, selten nach Spontanpneumothorax	• Stärkste Dyspnoe • Blutdruckabfall • Schocksymptome		• Lebensbedrohlicher Notfall! • Sofortige Entlastung mittels Punktion oder Drainage

P

ßen Gefäße, der verminderte Rückfluss zum rechten Herzen behindert den Auswurf des Herzens. Es stellt sich neben Luftnot rasch eine Schocksymptomatik mit Tachypnoe, Tachykardie und Blutdruckabfall ein. Ein Spannungspneumothorax ist als lebensbedrohlicher Notfall anzusehen und erfordert sofortige Maßnahmen!

Lösung und Alternativen

Der *traumatische Pneumothorax* durch eine perforierende Verletzung der Brustwand ist zumeist leicht zu erkennen. Schwieriger abzugrenzen ist ein Pneumothorax infolge eines stumpfen Traumas. Neben den bereits erwähnten klinischen Symptomen wie Luftnot, Tachykardie und möglicherweise auch Blutdruckabfall zeigt sich perkutorisch eine deutliche Seitendifferenz mit hypersonorem Klopfschall auf der betroffenen Seite. Ist ein Stethoskop verfügbar, so wird das Atemgeräusch auf der Pneumothoraxseite deutlich abgeschwächt sein.

Der *Spannungspneumothorax* bietet dramatische Akutsymptome wie heftigste, rasch zunehmende Luftnot, schnelle flache Atmung, Blässe, Tachykardie und Blutdruckabfall mit Kaltschweißigkeit und Schocksymptomatik.

Differenzialdiagnosen

Bei akutem Thoraxschmerz und Dyspnoe müssen neben dem Pneumothorax differenzialdiagnostisch abgegrenzt werden:
1. Lungenembolie
2. Myokardinfarkt
3. Aortendissektion
4. Seltener gastrointestinale Ursachen

Therapie

Beim bislang gesunden jungem Menschen führt ein *Spontanpneumothorax* selten zu lebensbedrohlichen Symptomen. Bei klinischem Verdacht sollte zunächst eine Beobachtung und – falls verfügbar – Sauerstoffgabe erfolgen. Ein Röntgenbild des Thorax sollte rasch angefertigt werden.

Beim *traumatischen Pneumothorax* ist die rasche Einlieferung in die Klinik unumgänglich. Stabilisierung der respiratorischen Situation und des Kreislaufes haben Vorrang. Auf Blutverlust ist zu achten.

Beim spontanen Pneumothorax beträgt auch nach Drainagebehandlung das Rezidivrisiko etwa 20%. Im Falle eines Rezidivs ist eine ope-

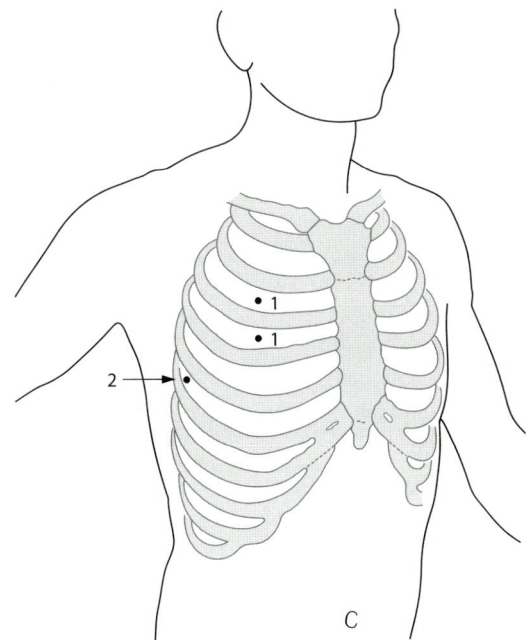

Abb. 1. Punktionsstellen für eine Thoraxpunktion bei Pneumothorax rechts 2.–3. ICR medioklavikular (*1*). 5.–6. ICR medioaxillar (*2*)

rative Versorgung durch partielle parietale Pleurektomie (thorakoskopisch oder mittels Thorakotomie) zu erwägen.

Ein *Spannungspneumothorax* muss sofort durch eine Entlastungspunktion bzw. Drainage versorgt werden. Die Punktion kann unter sterilen Kautelen an den typischen Stellen nach Diagnosesicherung erfolgen (Abb. 1).

Weiterführende Tipps

→ Notfälle im Sport, internistische; → Notfallkoffer, internistischer.

Literatur

Stamatis G (1992) Pneumothorax. In: Nolte D (Hrsg) Manuale pneumologicum, Dustri-Verlag

Sakroiliakalgelenk, Manuelle Therapie

Ziel

Vorstellung von chirotherapeutischen Verfahren zur Behandlung der Dysfunktion des Sakroiliakalgelenkes.

Problem

Häufig werden in der Sportmedizin Beschwerden im Bereich der Leisten entweder den Adduktoren, der weichen Leiste, Hüftgelenkserkrankungen oder gar Bandscheibenvorfällen zugeordnet. Die Möglichkeit der Dysfunktion des Sakroiliakalgelenkes wird sehr häufig übersehen.

Lösung und Alternativen

Dem Sakroiliakalgelenk (SIG) kommt wegen der Rolle des Kreuzbeins als Basis der Wirbelsäule eine besondere Bedeutung für die Gesamtstatik zu. Das typische Schmerzausstrahlungsgebiet stellen die Leistenregion sowie die Oberschenkelaußenseite bis zum Kniegelenk dar. Die Diagnostik am SIG gliedert sich in Inspektion, Palpation und Funktionsdiagnostik. Die Funktionsdiagnostik gliedert sich im Sinne der 3-Schritt-Diagnostik in die Gelenkspieluntersuchung, Irritationspunktpalpation und die segmentale funktionelle Irritationspunktdiagnostik (Abb. 1).

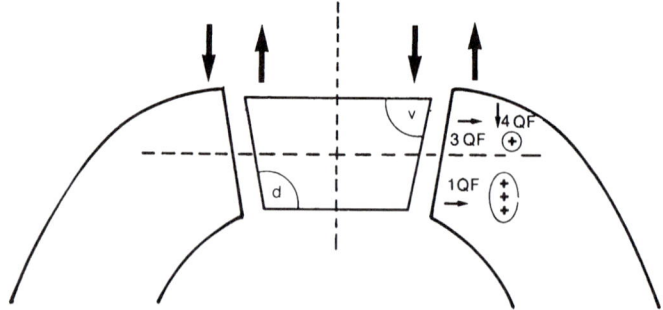

Abb. 1. Lage der Irritationspunkte und Irritationsrichtungen am Sakroiliakalgelenk

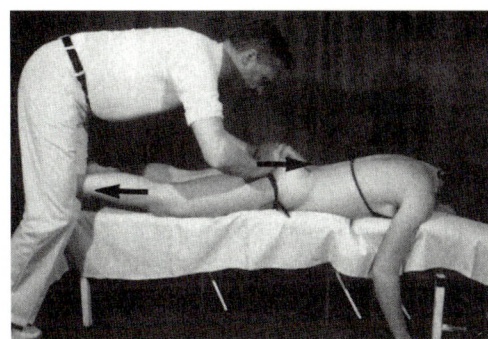

Abb. 2. Sogenannter
Panthersprung

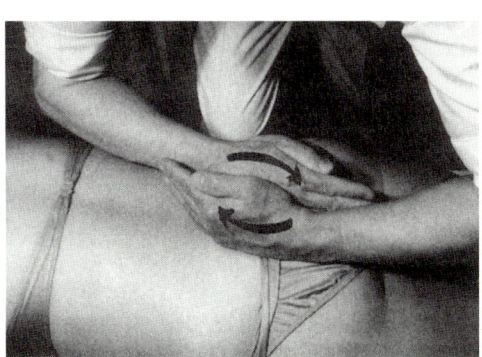

Abb. 3. Gegenläufiger
Schub Sakrum/Sakrum

Nach Abschluss der 3-Schritt-Diagnostik kann mit dem sogenannten Tanz um's Sakrum begonnen werden.
1. Manipulation am Sakroiliakalgelenk mit dem sogenannten „Panthersprung" (Abb. 2)
2. Gegenläufiger Schub Sakrum/Sakrum (Abb. 3)
3. Ventralisierende bzw. dorsalisierende Behandlungstechnik (Abb. 4).

Zur Diagnostik und Behandlung am SIG zählt auch die Untersuchung und Therapie der sogenannten variablen Beinlängendifferenz bei Blockierung des Sakroiliakalgelenkes oder Beckenverwringung.

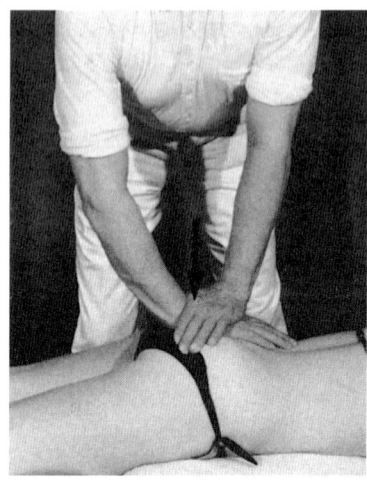

Abb. 4. Ventralisierung

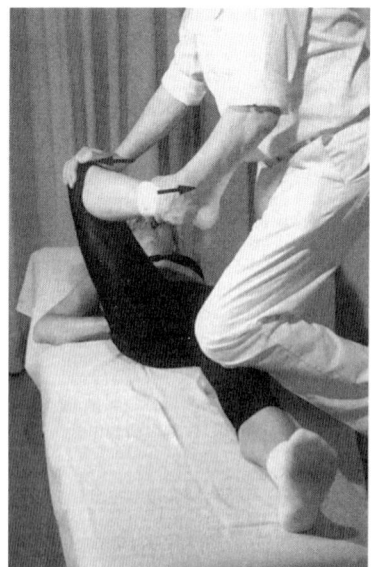 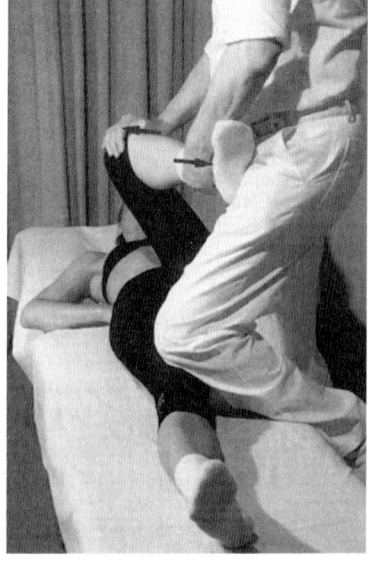

Abb. 5. Variable Beinlängendifferenz 1. Schritt (li.)/2. Schritt (re.)

Der Patient befindet sich in Rückenlage. Der Untersucher umfasst beide Knöchelgabeln. Anschließend wird der Patient aufgefordert sich aufzusetzen. Dabei wird beobachtet, ob es zu einer seitendifferenten Längenverschiebung der Beine kommt.

Anschließend tritt der Untersucher auf die Seite des „länger werdenden" Patientenbeines und es wird die Technik nach Derbolowsky durchgeführt. Das Patientenbein wird jeweils weich an die Grenze der möglichen Hüftflexion herangeführt. Aus dieser Haltung heraus wird nach einigen vorsichtig rotierenden Bewegungen zum Erfassen des Bewegungsausmaßes eine weiche mobilisierende Bewegung am „kürzer werdenden" Bein in Richtung der Abduktion-Außenrotationsverstärkung und am „länger werdenden" Bein im Sinne der Innenrotations-Adduktionsverstärkung durchgeführt (Abb. 5).

Weiterführende Tipps

→ Manualtherapie, Untersuchung 1. Rippe (Tipps & Tricks für den Orthopäden); → Injektionstherapie, Becken-/Hüftregion; → Injektionsbehandlung, Lendenwirbelsäule.

Literatur

Bischoff HP (1997) Chirotherapie und Chirotherapeutische Technik. Demeter-Verlag

S

Schulsport, Teilnahmebedingungen

Ziel

Verschiedene Erkrankungen lassen eine Teilnahme am Schulsport nicht zu oder erfordern zumindest eine vorübergehende Pause. Auf die Probleme akuter und chronischer Erkrankungen im Hinblick auf die Freistellung vom Sport in der Schule soll kurz eingegangen werden.

Problem

Die Teilnahme am Schulsport stellt für Wachstum, Entwicklung und Sozialverhalten einen wichtigen Faktor dar. Inwieweit bei angeborenen und chronischen Erkrankungen des Kindesalters eine Teilnahme am Schulsport möglich ist, muss durch die jeweils betreuenden fachärztlichen Kollegen entschieden werden, da es sich hier um sehr komplexe Krankheitsbilder handeln kann. Zu erwähnen ist sicherlich die Gruppe der angeborenen Herzfehler, die oftmals bereits im Kindesalter operativ korrigiert werden können, bei denen jedoch die körperliche Belastbarkeit nur in Kenntnis der erreichten Funktion eingeschätzt werden kann.

Eine Vielzahl akuter und passagerer Erkrankungen machen jedoch eine vorübergehende Freistellung vom Schulsport erforderlich. Hierauf soll im Folgenden eingegangen werden.

Lösung und Alternativen

Die sicherlich häufigste Ursache für eine Freistellung vom Schulsport sonst gesunder Jugendlicher stellen akute Infekte dar. Generell ist bei Infekten von intensiverer sportlicher Aktivität abzuraten, solange Symptome bestehen oder fieberhafte Temperaturen gemessen werden. Dies gilt in gleicher Weise für die häufigsten Infekte der oberen Atemwege (grippale Infekte) und des Gastrointestinaltraktes (Durchfallerkrankungen).

Hilfestellung für die Handhabung bei den häufigsten akuten Erkrankungen gibt die nachfolgende Aufstellung:

Tabelle 1. Befreiung vom Schulsport bei verschiedenen Erkrankungen

Erkrankung	Freistellung vom Sport/Dauer/Besonderheiten
Akute Bronchitis	Solange Symptome, Lymphknotenschwellungen und/oder Fieber, 48 h nach Beendigung der Symptomatik ist i. d. R. Wiederaufnahme des Sportunterrichtes möglich, zunächst moderate Ausdauerbelastung, keine Ausbelastung
Allergische Rhinitis/ Rhinokonjunktivitis (Heuschnupfen)	Freistellung nicht zwingend In Abhängigkeit von der Ausprägung der Symptomatik Hallensport ist zu bevorzugen (Kontakt zu Allergenen in der freien Natur meiden)
Allgemeinchirurgische Operationen Appendektomie Hernien Hydrocelen Sonstige unkomplizierte Abdominaleingriffe	Freistellung bis zum Abschluss der Wundheilung, danach Teilfreistellung für Spiele und Geräteturnen über 6 Wochen, bei unkomplizierten Verläufen ist dann eine Wiederaufnahme des Schulsportes möglich
Asthma bronchiale Anfallsfreies Intervall, Stabile medikamentöse Einstellung	Keine Freistellung erforderlich
Belastungsasthma	Evtl. Vormedikation mit Bronchospasmolytikum Medikamentöse Einstellung prüfen und ggf. intensivieren
Anfall oder vermehrte Beschwerden, regelmäßige nächtliche Beschwerden	Freistellung bis zum Erreichen einer stabilen Situation, Optimierung der Medikation
Chronische Bronchitis	Freistellung nur bei schweren Formen mit begleitender Atemwegsobstruktion bzw. bei akutem Infekt bei Jugendlichen sicherlich seltenere Erkrankung
Diabetes mellitus	I. d. R. handelt es sich um gut geschulte jugendliche Typ-I-Diabetiker, die Gefahren und Symptome der Hypo- und Hyperglykämien gut kennen. Ausdauersportarten und Mannschaftsballsport gut möglich. Teilfreistellung vom Schwimmen wegen der Gefährdung bei Hypoglykämie im Wasser sowie Freistellung/Verbot von Kampfsport und Risikosportarten (Schutzreflexe/Reaktion)

Tabelle 1 (Fortsetzung)

Erkrankung	Freistellung vom Sport/Dauer/Besonderheiten
Gynäkologie Menstruation Amenorrhoe/ Dysmenorrhoe Blutungsstörungen wie Hypermenorrhoe/ Dauerblutung	Freistellung i. d. R. nicht erforderlich (Einzelfallentscheidung in Absprache mit dem behandelnden Frauenarzt) Einzelfallentscheidung in Absprache mit dem behandelnden Frauenarzt
Hämophilie/ **Thrombopenie**	In Abhängigkeit von der Gerinnungssituation, bei beeinträchtigter Gerinnung sind verletzungsträchti- ge Sportarten zu meiden (Einzelfallentscheidung durch behandelnden Facharzt!) Bei Thrombozyten <80 000/mm^3: keine verletzungs- trächtigen Sportarten Bei Thrombozyten <30 000/mm^3: Sportverbot
Harnwege Akuter Harnwegsinfekt	Freistellung solange Beschwerden bzw. bis zur Nor- malisierung des Urinstatus
Akute Pyelonephritis	Bis zur Normalisierung der laborchemischen Entzündungszeichen (CRP, Blutbild und Urinstatus)
Rezidivierende Harnwegsinfekte	Freistellung bei Symptomen eines akuten Infektes, Einschränkungen beim Schwimmsport
Impfungen	Am Tage der Impfung kein Sport, ansonsten ist bei komplikationsloser Impfung eine Freistellung nicht erforderlich
Bei Impfreaktion oder Impfkomplikation	Sportverbot
Infekte allgemein	Freistellung von Schulsport und Sportverbot solan- ge Symtome, Lymphknotenschwellungen und/oder Fieber; bei schweren Infektionserkrankungen ist ei- ne längerfristige Freistellung angezeigt (Einzelfall- entscheidung durch behandelnden Arzt), zunächst Beginn mit moderater Ausdauerbelastung, keine Ausbelastung
Schädel-Hirn-Trauma **(SHT)** Commotio (SHT 1. Grades) Contusio und Compressio cerebri (SHT >1. Grades)	Je nach Schwere der Symptome und neurologi- schem Befund 14-tägige Freistellung, dann Teilfreistellung für Sprungbelastungen und Wassersport Individuell nach neurologischem Status
Unfälle, Extremitäten- **verletzungen**	Einzelfallentscheidung in Absprache mit behandeln- dem Facharzt (Traumatologe)

Weiterführende Tipps

→ Sport, Infekte; → Impfung, Empfehlungen; → Asthma bronchiale, Sportfähigkeit; → Lungenerkrankungen, Sportfähigkeit; → Gehirnerschütterung, Beurteilung am Spielfeldrand.

Literatur

Arbeitsgemeinschaft der Wissenschaftlichen Medizinischen Fachgesellschaften (2001) Leitlinien der Deutschen Gesellschaft für Sportmedizin und Prävention; 3.3. Kinder- und Jugendsport,
http://www.uni-duesseldorf.de/WWW/AWMF/ll/sp-33700.htm

S

Schultereckgelenk, implantatfreie Rekonstruktion

Ziel

Implantatfreie Rekonstruktion bei Gelenksprengung des Akromio-klavikulargelenkes.

Problem

Die bei der Versorgung von Sprengungen (Typ Tossy II und III) des Akromioklavikulargelenkes (AC-Gelenk) durchzuführende Rekonstruktion des Ligamentum acromioclaviculare und coracoclaviculare muss primär geschützt werden, denn die Beweglichkeit im Bereich des Schultergürtels macht eine effektive postoperative Ruhigstellung des AC-Gelenkes schwierig. Die Stabilisierung mit Metallimplantaten (K-Drähte, Draht-Cerclagen, Wolter-Platte etc.) führt aber immer wieder zu Materialbrüchen, sie dislozieren oder sind so voluminös, dass Probleme mit den Weichteilen oder im Bereich der subakromialen Verankerung auftreten.

Die Vielzahl der auf dem Markt erhältlichen Implantate weist auf die immer noch bestehenden Probleme bei der osteosynthetischen Versorgung des AC-Gelenkes hin.

Lösung und Alternativen

Die Augmentation der Kapsel-Band-Naht mit dem vollresorbierbaren PDS-Band hilft diese Probleme zu vermeiden:

Die vollständig resorbierbaren PDS-Bänder werden in 5 und 10 mm Breite von Ethicon (Ethicon) angeboten. Die Polydioxanosulfatmaterialien verlieren nach 6 Wochen 50% ihrer Reißfestigkeit, also erst zu einem Zeitpunkt, an dem die Bandnähte weitestgehend verheilt sind.

Die Versorgung entspricht der typischen operativen Vorgehensweise bei AC-Sprengung inklusive Inspektion des Discus und dessen Naht oder Entfernung. Zwei 3,2 mm Bohrlöcher werden in kraniokaudaler Ausrichtung direkt über dem Proc. coracoideus durch das Schlüsselbein gebohrt. Knochennah wird ein 10 mm PDS-Band schlaufenförmig um das Coracoid gelegt und durch die Bohrlöcher in der Klavikula gefädelt und vorgelegt. Im Bereich der distalen Klavikula werden v-förmig ebenfalls zwei 3,2 mm Bohrlöcher 1 cm vom Rand

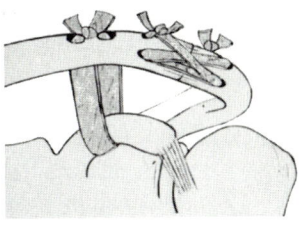

Abb. 1. Graphische Darstellung der Augmentation der akromioklavikulären Strukturen mit 5 mm PDS-Band und des Ligamentum coracoclaviculare mit 10 mm Band

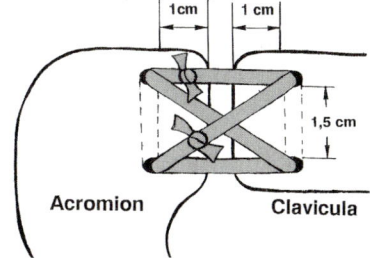

Abb. 2. Darstellung der Durchflechtungstechnik am AC-Gelenk in der Aufsicht

platziert (Abb. 1). Die Knochenbrücke zwischen beiden Bohrungen sollte 1,5 cm betragen.

In vergleichbarer Technik werden 2 Löcher am medialen Rand des Akromions vorbereitet. Ein 5 mm PDS-Band wird U-förmig, ein zweites Band X-förmig durch die Löcher gefädelt. Nach erfolgter Reposition des AC-Gelenkes werden die beiden akromioklavikularen Cerclagen und die korakoklavikuläre Verbindung in anatomischer Position verknotet (Abb. 2). Eine Überkorrektur muss vermieden werden. Es folgt die übliche Kapsel-Band-Naht und der schichtweise durchgeführte Wundverschluss.

Postoperative Ruhigstellung sowie eine Ossifikationsprophylaxe mit Indomethacin sollte für eine Woche erfolgen. Bis Ende der vierten postoperativen Woche darf die Krankengymnastik die Horizontalebene (=90°; Abduktion) nicht überschreiten.

Zur Stabilisierung des AC-Gelenkes wird eine Vielzahl von Implantaten angeboten. Am weitesten verbreitet dürfte die temporäre Arthrodese mit einem oder zwei transartikulär eingebrachten Kirschner-Drähten, ggf. in Verbindung mit einer Draht-Cerclage, sein. Die Ruhigstellung im Abduktionsgips sichert zwar auch die Bandrekonstruktionen, führt aber zu einem erheblichen Aufwand, reduziertem Patientenkomfort sowie Bewegungseinschränkung im Bereich des Schultergürtels.

Weiterführende Tipps

→ Sternoklavikulargelenk (Tipps & Tricks für den Orthopäden);
→ Klavikulafraktur, Naht-technische Versorgung; → Zuggurtung, resorbierbare (Tipps & Tricks für den Traumatologen); → Schulteroperationen, Nachbehandlung.

Quelle

C. H. Siebert, B. Heinz: Tipps & Tricks für den Traumatologen, Springer-Verlag 2000

Literatur

Hessmann M, Gotzen L, Gehling H (1995) Acromioclavicular reconstruction augmented with polydioxanonsulphate bands. Am J Sports Medicine 23:552–556

Schulterinstabilität, Hyperabduktions-Test

Ziel

Darstellung einer passiven Untersuchungstechnik bei Schulterinstabilität zwecks Evaluation des inferioren glenohumeralen Bandkomplexes.

Problem

Die klinische Untersuchung der Schulterinstabilität im Sinne eines Sulcus- oder Schubladen-Test beurteilt den Kapselbandapparat unter spannungsfreien Bedingungen. Sie dienen der Beurteilung des gesamten Kapselband-Komplexes, ohne die isolierte Evaluation eines einzelnen Bandes zu ermöglichen. Aufgrund der zentralen Rolle des inferioren glenohumeralen Bandkomplexes (IGHL) bei posttraumatischer, aber auch multidirektionaler Schulterinstabilität wäre eine spezifische Untersuchung zu wünschen.

Man geht davon aus, dass der IGHL des Sportlers bereits bei der ersten vorderen Schulterluxation beschädigt wird und bei jedem weiteren Luxationsereignis einer zunehmenden Elongation unterliegt. Ähnliches gilt bei der chronischen Schulterinstabilität bedingt durch wiederholte Mikrotraumatisierungen. Die isolierte, klinische Beurteilung des IGHL, insbesondere im Sinne einer Laxizität, sollte Einzug in den sportmedizinischen Untersuchungsgang für die Schulter erhalten.

Lösung und Alternativen

Anatomische, radiologische und klinische Untersuchungen konnten zeigen, dass das Ligamentum glenohumerale inferius im intakten Zustand die Schulterelevation und -abduktion limitiert. Es verläuft als Verstärkung der vorderen Kapselwand von der vorderen unteren glenoidalen Gelenklippe zum Humerushals knapp unterhalb der Gelenkfläche. Bei 90° Abduktion unterliegt der IGHL der maximalen Spannung. Das Ausmaß der passiven Abduktion kann somit als Indikator für den Zustand des IGHL dienen.

Beim sitzenden Sportler und durch den Untersucher fixierter Skapula wird der betroffene Arm schonend passiv maximal abduziert. Ein im

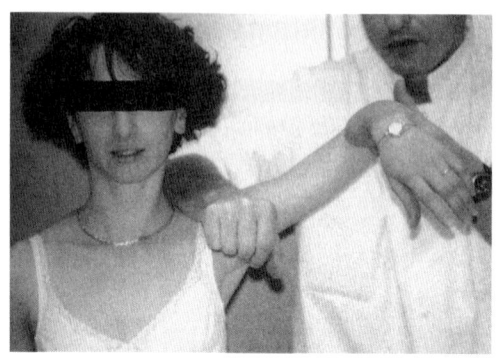

Abb. 1. Bild demonstriert pathologischen Hyperabduktions-Test (>105°) nach Gagey. Rechte Untersucherhand dient als Widerlager

Seitenvergleich vermehrter oder pathologischer Hyperabduktions-Test nach Gagey dient als Hinweis auf eine stattgehabte IGHL-Läsion. Passive Ausweichbewegungen müssen vermieden und der Test streng in der Koronarebene durchgeführt werden (Abb. 1). Eine passive Abduktion im Glenohumeral-Gelenk von mehr als 105° wird als Hinweis für eine Läsion/Laxizität des inferioren glenohumeralen Ligamentes gewertet. Der Hyperabduktions-Test von maximal 90° wird als negativ oder normal eingestuft.

Weiterführende Tipps

→ Schulterinstabilität, vordere; → Schulterluxation, akute, Röntgendiagnostik (Tipps & Tricks für den Orthopäden); → Schulterschmerz, Injektionstherapie.

Literatur

Gagey OJ, Gagey N (2001) The hyperabduction test. J Bone Joint Surg 83-B:69–74
O'Brien SJ, Neves MC, Arnoczky SP (1990) The anatomy and histology of the inferior glenohumeral ligament complex of the shoulder. Am J Sports Med 18:449–456
O'Connell PW, Nuber GW, Mileski RA, Lautenschlager E (1990) The contribution of the glenohumeral ligaments to anterior stability of the shoulder joint. Am J Sports Med 18:449–456

Schulterluxation akute, Röntgendiagnostik

Ziel

Erfassen auch seltener Luxationsformen ohne wesentliche Dislokation des Humeruskopfes in kraniokaudaler Richtung, so z. B. der
hinteren Schulterluxation.

Problem

Im Rahmen der routinemäßigen Röntgenaufnahme des Schultergelenks in 2 Ebenen (a.p.-Aufnahme mit Außen- und Innenrotation
des Oberarmes) werden seltenere Luxationsformen wie insbesondere
die hintere Schulterluxation zu nahezu 50% übersehen, da in der normalen a.p.-Aufnahme (in Wahrheit Schrägaufnahme) die eigentliche
Luxation des Humeruskopfes nicht erkannt wird.

Lösung und Alternativen

Die standardmäßige Röntgendiagnostik im Rahmen einer Schulterge-
lenkverletzung, insbesondere bei Verdacht auf eine Schulterluxation
sollte aus Aufnahmen in zwei aufeinander senkrecht stehenden Ebenen bestehen. Diesbezüglich gibt es verschiedene Alternativen. Zwei
orthograde Ebenen können durch die normale Röntgenaufnahme a.p.
des Schultergelenkes (Abb. 1) und eine Schrägaufnahme des Schultergelenkes erreicht werden. Diese Aufnahme kann durch eine transthorakale Aufnahme ergänzt werden. Der Nachteil dieser Technik besteht
jedoch darin, dass die transthorakale Aufnahme nur schwerlich zur
eigentlichen Diagnostik genutzt werden kann, da ausgeprägte Über-
lagerungen mit den knöchernen Strukturen des Thorax vorliegen.
Sinnvollerweise sollte eine Röntgenaufnahme des Schultergelenks in
2 Ebenen erfolgen (Abb. 1B, Abb. 2A).
Die wahre a.p.-Aufnahme des Schultergelenkes wird in 45° zur Sagit-
talebene angefertigt. Der Vorteil dieser Aufnahme besteht darin, dass
bei normal artikulierender Schulter ein Spalt eingesehen werden kann.
Liegt dieser Spalt bei korrekter Aufnahmetechnik nicht vor, so muss
von einer Verrenkung des Schultergelenks ausgegangen werden. Ergänzt wird diese Aufnahme durch eine transskapuläre Aufnahme, d.h.
eine hierzu senkrecht stehende Aufnahme des Schultergelenks, welche

S

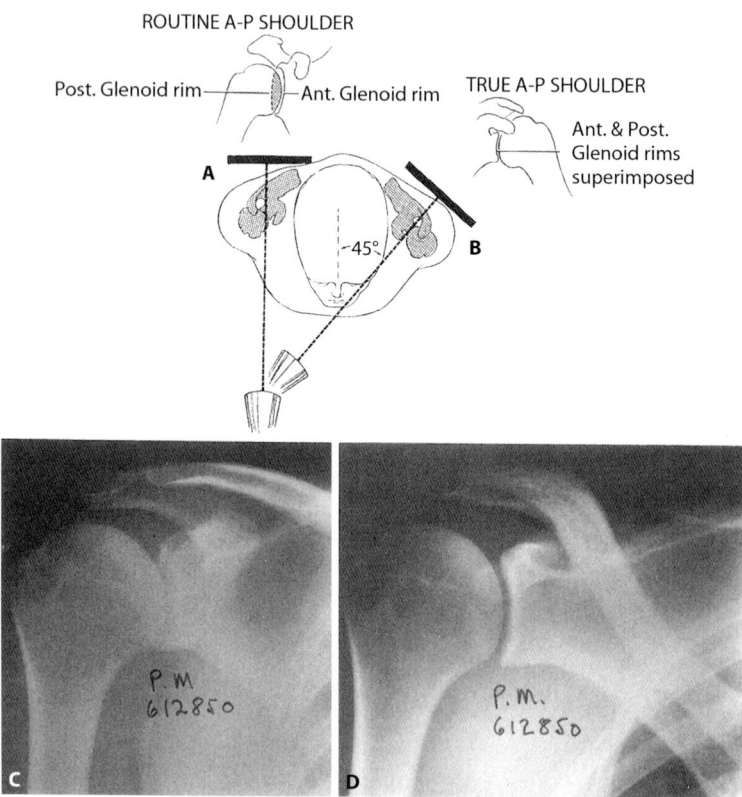

Abb. 1 A–D. Gegenüberstellung der normalen (li. unten) und der wahren (re. unten) a.p.-Aufnahme

in Abb. 2A dargestellt ist. Anhand dieser Aufnahme kann festgestellt werden, ob der Humeruskopf zentriert über der Pfanne steht oder nach ventral oder dorsal abweicht. Die Variante 1, bestehend aus normaler a.p.-Aufnahme und transthorakaler Aufnahme, sollte in allen Fällen durch eine transaxilläre Aufnahme (Abb. 3) ergänzt werden, und sofern diese schmerzbedingt nicht möglich ist, durch eine Velpeau-Aufnahme (Abb. 4), um die Dislokationsrichtung des Kopfes sicher festzustellen.

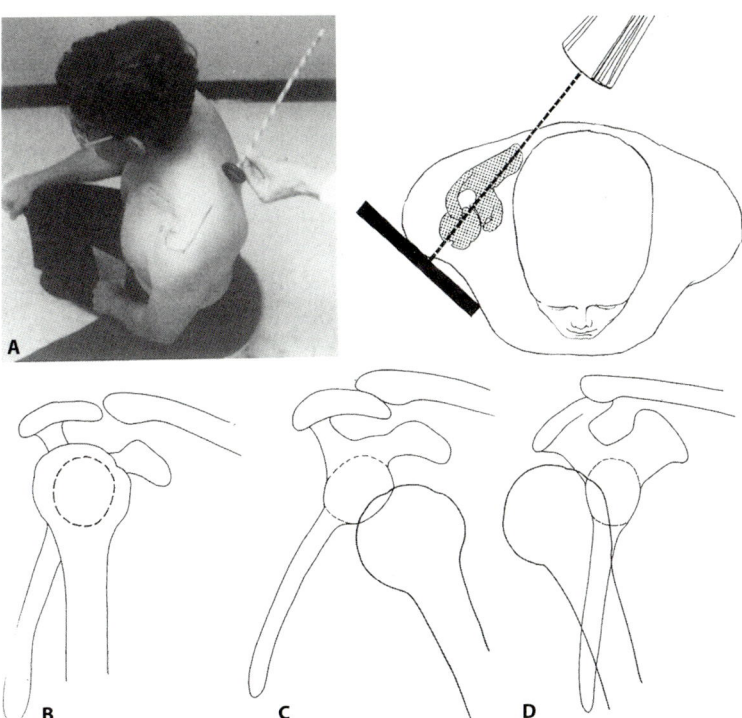

Abb. 2 A–D. Skizzierung der transskapulären Aufnahme mit Darstellung der verschiedenen Luxationsmöglichkeiten A Technik, B normale Gelenksituation, C vordere Luxation, D hintere Luxation

Weiterführende Tipps

→ Schulterluxation hintere veraltete, Reposition; → Pfanne bei Hüft-TEP, radiologische Darstellung; → Kniegelenkarthrose, modifizierte Röntgentechnik (Tipps & Tricks für den Orthopäden); → Schulterinstabilität, Hyperabduktions-Test.

S

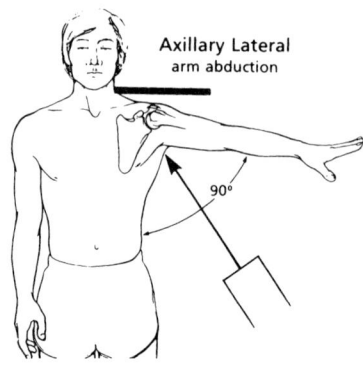

Abb. 3. Darstellung der transaxillären Aufnahme

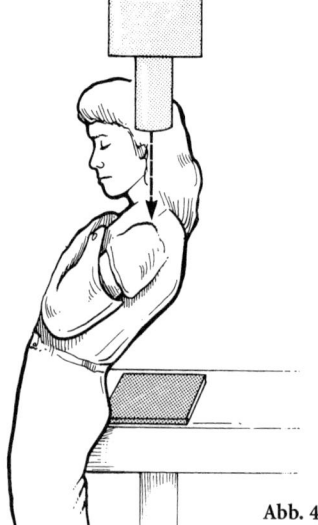

Abb. 4. Schematische Darstellung der Velpeau-Axilläraufnahme

Quelle

C. H. Siebert, K. Birnbaum, K.-D. Heller: Tipps & Tricks für den Orthopäden, Springer-Verlag 2001

Literatur

Rockwood CA, Jensen KL (1998) X-Ray evaluation of shoulder problems. In: Rockwood CA, Matsen FA. The shoulder (second edition). Saunders Company Philadelphia, pp 199–231

S

Schulter-Operationen, Lagerungshilfe

Ziel

Darstellung einer universell einsetzbaren Lagerungshilfe für Schultereingriffe.

Problem

Schulterprobleme bei Sportlern führen zum Teil zu operativen Maßnahmen. Die Lagerung für den Eingriff in einer halbsitzenden oder Beach-chair-Position kann je nach Patient und OP-Ausstattung problematisch und zeitaufwändig sein. Eine freie Abdeckung der betroffenen Schulter und oberen Extremität ist für arthroskopische sowie offene Maßnahmen erforderlich. Der vordere wie auch hintere Aspekt der Schulter muss für den Operateur zugänglich sein. Für die Arthroskopie wird für den Einsatz des dorsalen Standardportals auch ausreichend Bewegungsspielraum für die Arthroskopiekamera benötigt. Die sichere, wiederverwendbare und effiziente Lagerung der Kopfes und der Halswirbelsäule ohne den Zugriff auf die Schulter zu schweren ist von Seiten der OP-Mannschaft zu fordern.

Lösung und Alternativen

Die verformbare, mit Plastikkügelchen gefüllte Matratze wird durch den Entzug der Luft durch ein Vakuum hart und hält dann die vorgegebene Form (Abb. 1). Durch ein Anmodellieren der Matratze an den Patienten stellt dieses Hilfsmittel somit eine der individuellen Situation angepasste Lagerungs- und Transporthilfe dar. Durch das Aufheben des Vakuums wird die Matratze wieder weich und ist für den nächsten Einsatz wiederverwendbar. Zwischenzeitlich haben diese Vakuummatratzen aufgrund ihrer Vielseitigkeit auch den Einzug in den Operationsbereich erhalten. Durch ihre flächige Auflage werden die sonst gefürchteten Druckstellen vermieden. Ein Veränderung der intraoperativen Lage des Patienten wird somit unwahrscheinlich und erhöht die Sicherheit im OP.

Mit der Vakuummatratze Vac-Pac (Olympic Medical, Seattle, USA) oder Vac-Hold (TapMed Medizintechnik GmbH, Schauenburg-Hoof) ist eine individuell anmodellierbare Lagerungshilfe erhältlich. Diese

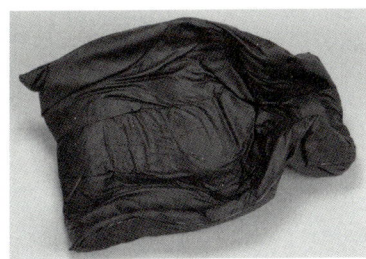

Abb. 1. Stabile Form bleibt bis Vakuum aufgelöst wird

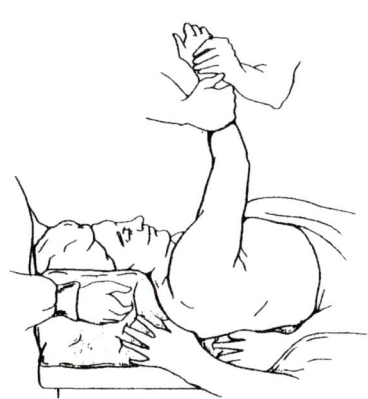

Abb. 2. Durch Zug am zu operierenden Arm bessere Darstellung des hinteren Aspektes der Schulter vor dem Andrücken des Vac-Pacs

latexfreie Matratze (z. B. 89×71 cm) sollte unter die Taille des Patienten bis 15 cm oberhalb des Kopfes vor Einleitung der Anästhesie bereits platziert werden. Das Ventil sollte auf der gegenüberliegenden Seite zum OP-Gebiet zu liegen kommen. Nach Einleitung der Narkose wird die Vakuummatratze vom Anästhesisten und Chirurgen sorgfältig anmodelliert. Der Kopf wird in anatomischer Position gehalten, wobei Druck z. B. am Ohr vermieden werden muss. Auf der OP-Seite wird die Matratze angepresst, um eine störende Prominenz der Lagerungshilfe zu vermeiden. Während der Anästhesist den Kopf hält, wird die zu operierende obere Extremität über den Körper des Patienten gezogen und das Vac-Pac platziert (Abb. 2). Auch an der Gegenseite wird für maximale Stabilität die Matratze anmodelliert. Dann wird die Matratze durch die Vakuum-Pumpe gehärtet. Patient samt Matratze werden an den Rand des Operationstisches gezogen. Der

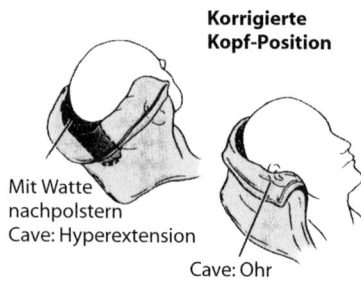

**Korrigierte
Kopf-Position**

Mit Watte
nachpolstern
Cave: Hyperextension

Cave: Ohr

Abb. 3. Nachpolstern und abschließende Positionierung des Kopfes

hintere Aspekt der Schulter und die Skapula müssen frei liegen. Nun kann der OP-Tisch in die Beach-chair-Position gebracht werden, indem der Rücken aufgerichtet und die Beine im Knie abgeklappt werden. Die Ausrichtung des Tisches sollte dem vorgesehenen Eingriff angepasst werden. Hierbei kann es zu einer Hyperextension der HWS kommen, was aber problemlos durch eine zusätzliche Polsterung des Rückkopfes korrigiert werden kann (Abb. 3). So kann eine reproduzierbare, sichere, wieder verwendbare und billige Lagerung für Schultereingriffe jeder Form erfolgen.

Weiterführende Tipps

→ Oberarmfraktur, Lagerung (Tipps & Tricks für den Traumatologen); → Schulterinstabilität, Hyperabduktionstest; → Schmerztherapie, Schulterarthroskopie (Tipps & Tricks für den Orthopäden); → Schulterschmerz, Injektionstherapie.

Literatur

Randall KR, Harding WG (2002) A safe, easy and inexpensive technique for patient positioning in shoulder surgery. Arthroscopy 18:812–814

Schulter-Operationen, Nachbehandlung

Ziel

Erstellung eines postoperativen Rehabilitationskonzepts des Schultergelenks. Der Patient soll zur Eigenverantwortung erzogen werden und die Übungen zu Hause selbst weiter durchführen können.

Problem

Schwierigkeiten bei Rehabilitation des Schultergelenks entstehen vornehmlich
- durch den in diesem Gelenk möglichen großen Bewegungsumfang,
- durch die Komplexität der Bewegungsvorgänge im subakromialen Raum,
- durch das Zusammenspiel von multiplen Muskeln, die durch intraoperativ gesetzte Traumen zunächst deutliche Schwächezustände zeigen.

Lösung und Alternativen

Je nach operativem Eingriff ist ein 3-Phasen-Programm der krankengymnastischen Nachbehandlung erstellt worden.

Phase I beinhaltet unterstützte passive Übungen zur Verbesserung der Beweglichkeit und isometrische Übungen.

Phase II zeigt aktive Übungen zur Stärkung der Schultermuskulatur und zur Erhaltung und Verbesserung der Beweglichkeit durch Streckübungen bzw. Dehnungsübungen des Schultergelenks auf.

Phase III beinhaltet Muskelkräftigungen und Lockerungsübungen des Schultergelenks.

Nach Abklingen des Wundschmerzes wird Phase I ab dem 6. postoperativen Tag bei offenen Operationen und ab dem 2. Tag bei arthroskopischen Eingriffen durchgeführt. Die dargestellten passiven Übungen werden immer unter Zuhilfenahme des gesunden Arms absolviert. Die Übungen dauern jeweils 5 bis 10 min. Alle Übungen werden bis zu 5× täglich durchgeführt. Am 12. postoperativen Tag wird bei offenen Operationen und am 5. postoperativen Tag bei arthroskopischen Eingriffen mit den isometrischen Übungen begonnen.

S

In der Phase II (ab dem 14. postoperativen Tag) kommen ergänzende aktive Übungen zur Stärkung der Schultermuskulatur und zur Erhaltung und Verbesserung der Beweglichkeit hinzu. Übungsdauer 5–10 min; Wiederholung 5× täglich.

Ab 3 Monate postoperativ erfolgt die ambulante klinische Nachuntersuchung mit Beurteilung der passiven und aktiven Bewegungsmöglichkeit. Daraufhin werden spezielle Übungen von Phase III verordnet bzw. dem Patienten gezeigt.

Das beschriebene Konzept funktioniert nur, wenn der Patient für die Dauer von 3–4 Monaten nach der Operation die Übungen 5× täglich über eine jeweilige Dauer von 5–10 min durchführt. Der Krankengymnast hat primär die Aufgabe, dem Patienten die Übungen genau zu erklären und die Kontrolle der Progressivität des Verlaufes zu überwachen.

Erläuterung zu Schulterübungen Phase I (Abb. 1)

1. Pendelübung: Bei vorgebeugtem Oberkörper mit nach vorn gerichteter Handinnenfläche und mit nach hinten gerichteter Handinnenfläche.

2. Außenrotation mit Hilfe eines Stabes: In Rückenlage Ellenbogen am Rumpf und in 90° gebeugt. Druck mit dem gesunden Arm am Stock gegen den operierten Arm nach außen.

3. Rollenzugübungen: Im Stehen – Mit dem gesunden Arm nach unten ziehen, um den operierten Arm so weit wie möglich nach oben zu bekommen.

4. Außenrotation mit Hilfe des gesunden Armes: In Rückenlage wird das Handgelenk von der gesunden Hand gehalten und über den Kopf gezogen, dann fallen beide Hände langsam an die Kopfseite, anschließend die Ellenbogen langsam zur Seite fallen lassen.

5. Extension mit Hilfe eines Stabes und des gesunden Armes: Im Stehen wird der Stab von beiden Händen gehalten und mit dem gesunden Arm wird der Stab nach hinten gedrückt.

6. Innenrotation mit Hilfe des gesunden Armes: Im Stehen – mit dem gesunden Arm wird das Handgelenk gehalten und nach oben hinter dem Rücken gehoben.

Schulterübungen Phase I

Alle Übungen fünfmal täglich, jedesmal 5 bis 10 Minuten durchführen. Die ersten sieben Übungen sind zur Verbesserung der Beweglichkeit; wichtig ist, daß jede Übung mit Hilfe des gesunden Armes, des Rollenzugs und des Armgewichtes durchgeführt wird.

Isometrische Übungen

Die sechs folgenden Übungen sind zur Erhaltung des Muskeltonus. Es ist wichtig, daß sich die Schulter während der Übung nicht bewegt.

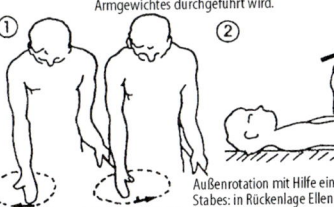

Pendelübung: bei vorgebeugtem Oberkörper mit nach vorn gerichteter Handinnenfläche. (8) Mit nach hinten gerichteter Handinnenfläche.

Außenrotation mit Hilfe eines Stabes: in Rückenlage Ellenbogen am Rumpf und in 90 Grad gebeugt. Drücken Sie mit dem gesunden Arm am Stock gegen den operierten Arm nach außen.

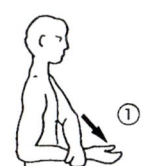

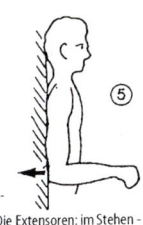

Außenrotation: in Rückenlage - mit dem Ellenbogen am Rumpf fixiert und in 90 Grad gebeugt. Der gesunde Arm dient als Druckwiderstand. Außenrotieren des operierten Armes ohne ihn zu bewegen.

Die Extensoren: im Stehen - Ellenbogen in 90 Grad gebeugt und eng am Rumpf, Druck mit dem Ellenbogen gegen die Wand nach hinten.

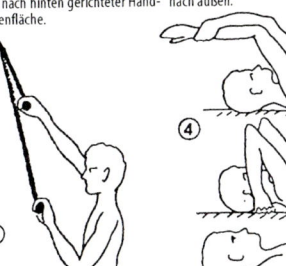

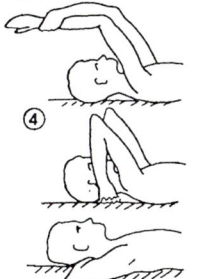

Rollenzugübungen: im Stehen - Mit dem gesunden Arm nach unten ziehen, um den operierten Arm so weit wie möglich nach oben zu bekommen.

Außenrotation mit Hilfe des gesunden Armes: in Rückenlage wird das Handgelenk von der gesunden Hand gehalten und über den Kopf gezogen, dann fallen beide Hände langsam an die Kopfseite, anschließend die Ellenbogen langsam zur Seite fallen lassen.

Innenrotation: in Rückenlage - Ellenbogen eng am Rumpf und den gesunden Arm als Druckwiderstand benutzen. Rotieren des operierten Armes nach Innen ohne ihn zu bewegen.

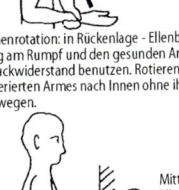

Mittlerer Deltoideus: im Stehen - Ellenbogen in 90 Grad gebeugt und eng am Rumpf gehalten, dann Druck mit dem Ellenbogen gegen die Wand nach außen.

Außenrotation: im Stehen - mit dem Ellenbogen am Rumpf und in 90 Grad Beugung. Versuch, den Arm nach außen zu drücken gegen den Türrahmen als Widerstand.

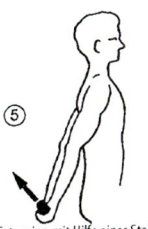

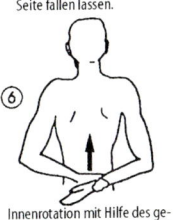

Extension mit Hilfe eines Stabes und des gesunden Armes: im Stehen wird der Stab von beiden Händen gehalten und mit dem gesunden Arm wird der Stab nach hinten gedrückt.

Innenrotation mit Hilfe des gesunden Armes: im Stehen - mit dem gesunden Arm wird das Handgelenk gehalten und nach oben hinter dem Rücken gehoben.

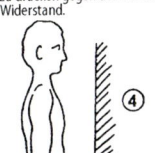

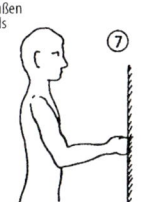

Innenrotation: im Stehen - mit dem Ellenbogen eng am Rumpf in 90 Grad Beugung ohne den operierten Arm zu bewegen, gegen den Türrahmen drücken.

Vorderer Anteil des Musculus Deltoideus: im Stehen - Ellenbogen in 90 Grad gebeugt und eng am Rumpf gehalten. Fest mit der Hand gegen die Wand drücken.

Abb. 1. Phase I – Übungen

S

Isometrische Übungen Phase I (Erhaltung des Muskeltonus)

1. Außenrotation: In Rückenlage – mit dem Ellenbogen am Rumpf fixiert und in 90° gebeugt. Der gesunde Arm dient als Druckwiderstand. Außenrotieren des operierten Armes, ohne ihn in anderen Ebenen zu bewegen.

2. Innenrotation: In Rückenlage – Ellenbogen eng am Rumpf und den gesunden Arm als Druckwiderstand benutzen. Rotieren des operierten Armes nach innen ohne weitere Bewegungen.

3. Außenrotation: Im Stehen – mit dem Ellenbogen am Rumpf und in 90° Beugung. Versuch, den Arm nach außen zu drücken gegen den Türrahmen als Widerstand.

4. Innenrotation: Im Stehen – mit dem Ellenbogen eng am Rumpf in 90° Beugung ohne den operierten Arm zu bewegen, gegen den Türrahmen drücken.

5. Die Extensoren: Im Stehen – Ellenbogen in 90° gebeugt und eng am Rumpf, Druck mit dem Ellenbogen gegen die Wand nach hinten.

6. Mittlerer Deltoideus: Im Stehen – Ellenbogen in 90° gebeugt und eng am Rumpf gehalten, dann Druck mit dem Ellenbogen gegen die Wand nach außen.

7. Vorderer Anteil des Deltoideus: Im Stehen – Ellenbogen in 90° gebeugt und eng am Rumpf gehalten. Fest mit der Hand gegen die Wand drücken.

Phase II – Aktive Übungen (Stärkung der Schultermuskulatur, Verbesserung der Beweglichkeit (Abb. 2)

1. Training des vorderen Anteils des Deltoideus: in liegender Position Halten der Hand über dem Kopf. Mit dem Ellenbogen in Beugestellung; dann langsames, stufenweises Senken des Armes.

2. Vordere Deltamuskelübung: im Stehen – Position mit Stab. Hochheben des Stabes mit gestreckten Ellenbogen. Alternativ – Arm mit dem Stab hoch heben, dann ohne Unterstützung heruntergehen.

3. Arm an den Bauch und zurück.

4. Aktives Training des hinteren Deltamuskels mit Gummiband: Das Gummiband wird mit dem Ellenbogen in 90° Beugung fixiert. Ziehen des Armes nach hinten und für 5 s festhalten.

5. Außenrotation gegen Widerstand mit dem Gummiband: Beide Ellenbogen in 90° Beugung. Ziehen des Gummibandes mit beiden Armen nach außen und für 5 s festhalten.

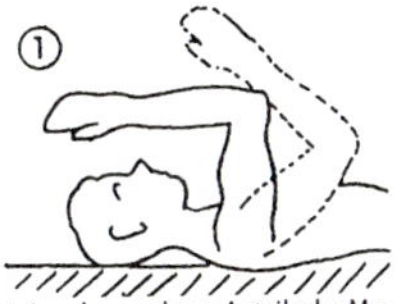

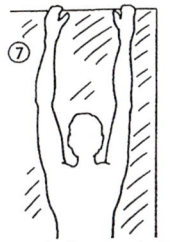
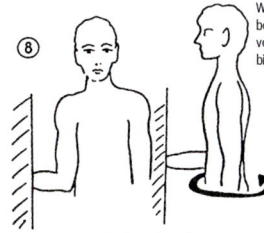
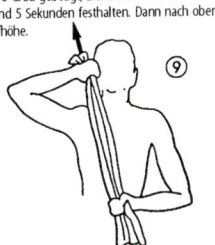

① Training des vorderen Anteils des Musculus deltoideus: in liegender Position Halten der Hand über dem Kopf. Mit dem Ellenbogen in Beugestellung, dann langsames, stufenweises Senken des Armes.

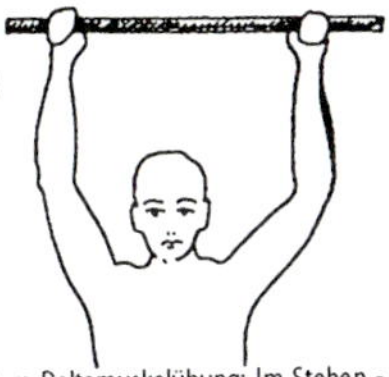

② Vordere Deltamuskelübung: Im Stehen - Position mit Stab. Hochheben des Stabes mit gestreckten Ellenbogen.

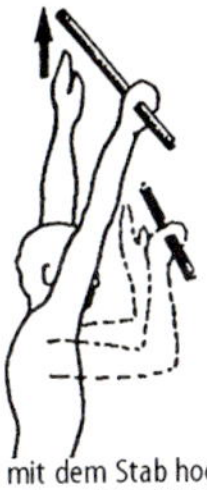

③ Arm an den Bauch und zurück.

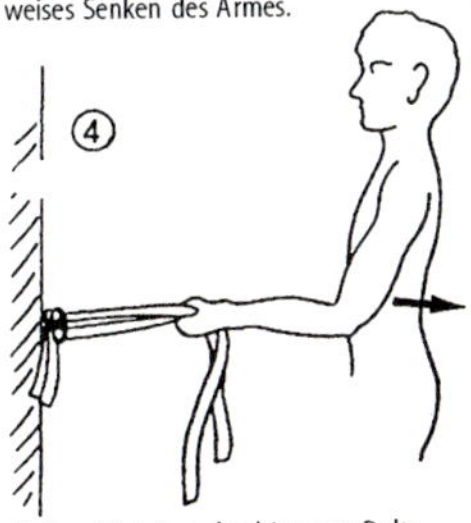

Arm mit dem Stab hochheben, dann ohne Unterstützung heruntergehen.

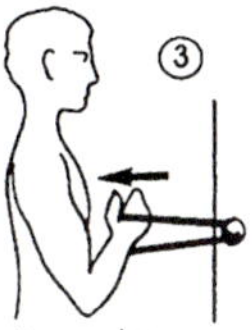

④ Aktives Training des hinteren Deltamuskels mit Gummiband: Das Gummiband wird mit dem Ellenbogen in 90 Grad Beugung fixiert. Ziehen des Armes nach hinten und für 5 Sekunden festhalten.

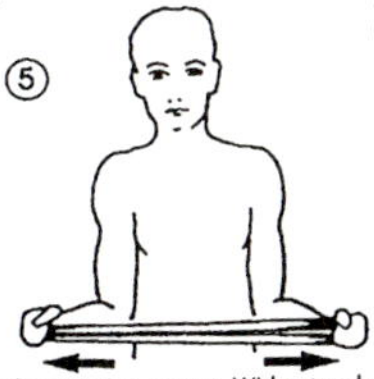

⑤ Außenrotation gegen Widerstand mit dem Gummiband: Beide Ellenbogen in 90 Grad Beugung. Ziehen des Gummibandes mit beiden Armen nach außen und für 5 Sekunden festhalten.

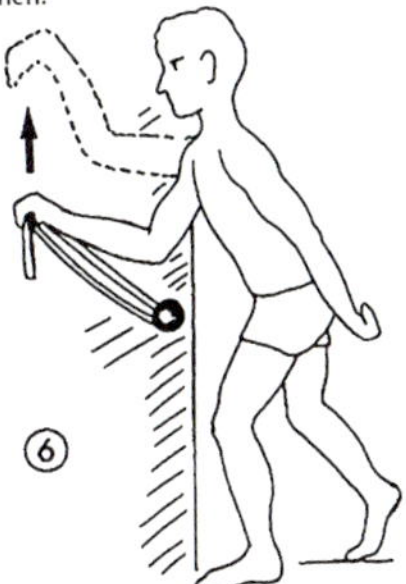

⑥ Aktives Training des vorderen Deltamuskels gegen Widerstand mit Hilfe des Gummibandes: Den Ellenbogen 90 Grad gebeugt, ziehen des Bandes nach vorne und 5 Sekunden festhalten. Dann nach oben bis Kopfhöhe.

Streckübungen
Im Stehen

⑦ Anteversionsbewegung des Armes: Mit dem Gesicht zur offenen Tür. Heben des operierten Armes mit Hilfe des gesunden Armes nach oben bis auf die Türoberkante. Dann Beugen beider Knie und an den Armen hängen lassen.

⑧ Außenrotation durch Drehen des ganzen Körpers, Ellenbogen eng am Rumpf gehalten, mit der Handinnenfläche an der Tür fixiert. Drehen des ganzen Körpers in Gegenrichtung nach außen.

⑨ Innenrotation mit einem langen Tuch: Halten des operierten Armes am Rücken und Ziehen mit dem gesunden Arm nach oben.

Andere Lockerungsübungen (gegen steife Bewegungen) können gesondert verordnet werden.

Abb. 2. Phase II – Übungen

S

6. Aktives Training des vorderen Deltamuskels gegen Widerstand mit Hilfe des Gummibandes. Den Ellenbogen in 90° gebeugt, Ziehen des Bandes nach vorne und 5 s festhalten. Dann nach oben bis Kopfhöhe.
7. Anteversionsbewegung des Armes: Mit dem Gesicht zur offenen Tür. Heben des operierten Armes mit Hilfe des gesunden Armes nach oben bis auf die Türoberkante. Dann Beugen beider Knie und an den Armen hängen lassen.
8. Außenrotation durch Drehen des ganzen Körpers, Ellenbogen eng am Rumpf gehalten, mit der Handinnenfläche an der Tür fixiert. Drehen des ganzen Körpers in Gegenrichtung nach außen.
9. Innenrotation mit einem langen Tuch: Halten des operierten Armes am Rücken und Ziehen mit dem gesunden Arm nach oben.

Phase III – Übungen zur Kräftigung des Gelenks (Abb. 3)

Kräftigungsübungen

1. Schulterextension (hinterer Deltamuskel): mit einem Gummischlauch, welcher am Türknopf befestigt ist, mit dem Ellenbogen in 90° Beugung nach hinten ziehen und 5 s festhalten.
2. Außenrotation: Beide Ellenbogen in 90° Beugung nach außen – Ziehen des Gummischlauches und festhalten für 5 s.
3. Vordere Elevation (vorderer Deltamuskel): Mit einem am Türknopf befestigten Gummischlauch, in 90° Beugung des Ellenbogens, Ziehen des Gummischlauches nach oben und 5 s festhalten.
4. Im Spiegel Arm gerade hochstrecken.
5. 1,5 kg Gewicht stemmen und 5 s halten.

Dehnungsübungen

1. Elevation: in Bauchlage, die Arme werden nach vorne gestreckt und über den Kopf gehoben.
2. Elevation: An einer Tür kann der operierte Arm durch Beugen der Kniegelenke gestreckt werden.
3. Außenrotation: Mit dem Ellenbogen am Rumpf, z.B. in einem Türrahmen stehend, hält man sich am Türrahmen fest und beugt sich nach vorne.
4. Außenrotation: Die Ellenbogen in Höhe der Schultern. Im Winkel von 90° beugen und zwischen zwei Wänden nach vorne beugen.
5. Adduktionsdehnung und Innenrotationsdehnung.

Schulterübungen Phase III

Übungen zur Kräftigung des Gelenkes und zur Rehabilitation.
An der Schulter durch Beseitigung der Versteifung und Kräftigung
der Muskulatur. Mehrmals am Tag, jedesmal 5 Minuten.
Diese Übungen sind in speziellen Fällen indiziert:

Kräftigungsübungen

Dreimal am Tag, alle Übungen zusammen 10 Minuten:

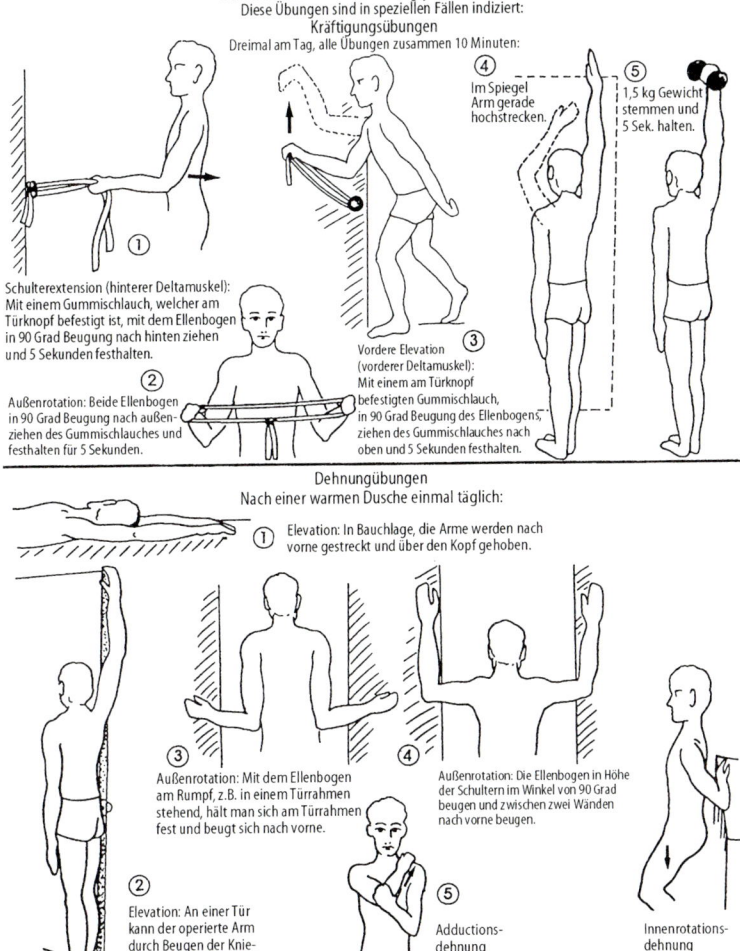

④ Im Spiegel Arm gerade hochstrecken.

⑤ 1,5 kg Gewicht stemmen und 5 Sek. halten.

① Schulterextension (hinterer Deltamuskel): Mit einem Gummischlauch, welcher am Türknopf befestigt ist, mit dem Ellenbogen in 90 Grad Beugung nach hinten ziehen und 5 Sekunden festhalten.

② Außenrotation: Beide Ellenbogen in 90 Grad Beugung nach außenziehen des Gummischlauches und festhalten für 5 Sekunden.

③ Vordere Elevation (vorderer Deltamuskel): Mit einem am Türknopf befestigten Gummischlauch, in 90 Grad Beugung des Ellenbogens, ziehen des Gummischlauches nach oben und 5 Sekunden festhalten.

Dehnungübungen

Nach einer warmen Dusche einmal täglich:

① Elevation: In Bauchlage, die Arme werden nach vorne gestreckt und über den Kopf gehoben.

③ Außenrotation: Mit dem Ellenbogen am Rumpf, z.B. in einem Türrahmen stehend, hält man sich am Türrahmen fest und beugt sich nach vorne.

④ Außenrotation: Die Ellenbogen in Höhe der Schultern im Winkel von 90 Grad beugen und zwischen zwei Wänden nach vorne beugen.

② Elevation: An einer Tür kann der operierte Arm durch Beugen der Kniegelenke gestreckt werden.

⑤ Adductionsdehnung

Innenrotationsdehnung

Andere Übungen können zusätzlich verordnet werden (je nach Indikation zur Aufhebung einer Versteifung).

Abb. 3. Phase III – Übungen

S

Weiterführende Tipps

→ Schmerztherapie, Schulterarthroskopie; → Interskalenäre Blockade des Plexus brachialis, Schmerztherapie bei Schultererkrankungen; → Transossäre Reinsertion der Supraspinatussehne, Nahttechnik (Tipps & Tricks für den Orthopäden); → Schulter-Operationen, Lagerungshilfe.

Quelle

C. H. Siebert, K. Birnbaum, K.-D. Heller: Tipps & Tricks für den Orthopäden, Springer-Verlag 2001

Literatur

Fleega BA (1999) Postoperatives krankengymnastisches Rehabilitationsprogramm nach Schulteroperationen. Manuelle Medizin 37:96–100
Jobe FW, Moynes DR, Brewster CE (1987) Rehabilitation of shoulder joint instability. Orthop Clin North Am 18:473–482
Kibler WB, Livingston B, Chandler TJ (1997) Shoulder rehabilitation: clinical application evaluation, and rehabilitation protocols. Instr Course Lect 46:43–51

Schulterschmerz, Injektionstherapie

Ziel

Darstellung einer symptombezogenen, gezielten Untersuchung und Therapie bei anhaltenden Schulterbeschwerden.

Problem

Das Schultergelenk gilt als beweglichstes Gelenk des menschlichen Körpers. Das Missverhältnis zwischen Gelenkpfanne und dem Humeruskopf ist für das große Bewegungsausmaß in allen Ebenen verantwortlich. Aufgrund dieser anatomischen Gegebenheit und den resultierenden Höchstbelastungen stellt die Schulterregion eine Problemzone v. a. bei Überkopfsportarten dar. Neben akuten Verletzungen stellen auch Überlastungsfolgen und Instabilitäten den Sportmediziner vor zum Teil schwierige Aufgaben. Trotz des Einsatzes von Sonographie, konventionellem Röntgen, CT und NMR nimmt die klinische Untersuchung weiterhin eine zentrale Rolle ein.

Eine Vielzahl von Ursachen kann für die auftretenden Beschwerden ursächlich verantwortlich sein. Die Behandlung der Überlastungssyndrome kann neben krankengymnastischen und physikalischen Maßnahmen und der Überprüfung der sportartspezifischen Bewegungsabläufe auch eine lokale Injektionstherapie beinhalten. Eine umfassende klinische Untersuchung zur korrekten Lokalisierung der Pathologie ist im Vorfeld einer solchen Maßnahme zwingend erforderlich.

Lösung und Alternativen

Nach einer ausführlichen Anamnese inklusive beruflicher und sportlicher Aktivitäten müssen im Rahmen einer kompletten klinischen Untersuchung die gelenkigen Verbindungen, statische und dynamische Stabilisatoren sowie verschiedene Bursen beurteilt werden. Bezüglich der Vielzahl an spezifischen Tests muss an dieser Stelle auf die Spezialliteratur verwiesen werden, die tabellarische Aufstellung sei als Leitfaden für den Sportmediziner zwecks systematischer Untersuchung angeboten (Tab. 1). An neurogene Ursachen (HWS!), aber auch kardio-pulmonale Ursachen (z. B. Herzinfarkt, Spontanpneumo-

S

Tabelle 1. Anatomisch orientierte klinische Untersuchung der Schulter

Anatomische Struktur	Typischer Test
Articulatio sternoclavicularis	Schulterhebetest (Achselzucken)
Articulatio akromioclavicularis	Supraklavikuläre Painful Arc (>120°)
	Hyperadduktionstest
Articulation humeri	Schürzen-, Nackengriff
Skapula	Skapula-Reiben, Gleitverhalten
Subakromialraum	Painful Arc (60–120°)
	Provokationstest n. Neer, n. Hawkins
Rotatorenmanschette	Pseudoparese
M. supraspinatus	Jobe-Test/Drop-arm sign
M. subscapularis	Lift-off-test
M. infraspinatus	Dropping sign/Außenrotation
Lange Bizepssehne	Yergason-Test
Labrum glenoidale/SLAP	O'Brien cross-arm-Test

thorax) muss bei Schulterbeschwerden ebenfalls gedacht werden. Insbesondere bei Beschwerden im Bereich des M. trapezius müssen Erkrankungen der HWS im Vorfeld ausgeschlossen werden.

Diagnostische Infiltration mit dem hausüblichen Lokalanästhetikum (nach Ausschluss einer allergischen Gefährdung) in steriler Vorgehensweise kann im Sinne der gezielten Betäubung einer pathologisch veränderten Struktur Aufschluss bezüglich der Schmerzursache liefern. Als therapeutische Maßnahme wäre dann in einem zweiten Schritt ein analoges Vorgehen zu wählen.

- Der *Subakromialraum* bzw. die Bursa subakromialis wird z.B. von posterolateral infiltriert. Die Einstichstelle liegt 1 Querfinger unterhalb und lateral der hinteren Akromionecke. Unter Berücksichtigung der Krümmung der Akromionunterfläche wird die Nadel in Richtung der Vorderkante vorgeschoben. Im Sitzen vergrößert das Eigengewicht des Armes den Subakromialraum und vereinfacht die Punktion (**Cave:** Sturzgefahr!). Der zuvor schmerzhafte Impingement-Test sollte, falls die Pathologie tatsächlich hier vorliegt, nach entsprechender Einwirkzeit (5–10 min) negativ ausfallen.

- Die Injektion des *AC-Gelenkes* erfolgt nach Palpation des Gelenkspaltes von kranial. Bei ausgeprägten arthrotischen Veränderungen kann der Einsatz eines Bildverstärkers hilfreich sein.

- Bei 10° Außenrotation in der Schulter kann der dann ventral liegende *Sulcus bicipitalis* vorsichtig mit Lokalanästhetikum umflutet werden. Eine Injektion in die lange Biceps-Sehne selbst muss dabei vermieden werden.
- Auf das *SC-Gelenk* kann direkt von ventrocranial eingegangen werden.
- Die Punktion des eigentlichen *Glenohumeralgelenkes* erfolgt in Anlehnung an das klassische dorsale Standardportal bei der Arthroskopie ca. 1 Querfinger unterhalb und medial von der posterolateralen Akromionecke. Die Nadel wird in Richtung Processus coracoideus vorgeschoben und muss den Widerstand der Gelenkkapsel überwinden.

Nach Ermittlung der entsprechenden Diagnose kann der behandelnde Sportmediziner zwecks Schmerztherapie und Eingrenzung des begleitenden entzündlichen Prozesses eine Injektion mit Lokalanästhikum und einen Kortikoid durchführen. Insertionstendopathien werden im Bereich der Skapula, z.B. an der Margo medialis (Mm. rhomboideus, M. levator scapulae), Spina scapulae (M. trapezius, M. deltoideus), und dem Processus coracoideus (kurzer Bicepskopf, M. pectoralis minor, M. coracobrachialis) beobachtet. Am Oberarmkopf wird dieses Krankheitsbild u.a. am Tuberculum majus (Mm. supraspinatus, infraspinatus, teres minor) und Tub. minus (M. subscapularis) beschrieben. Als absolute Kontraindikation für ein solches Vorgehen werden eitrige bakterielle Arthritis, Hämarthros, Gelenkfrakturen und Substanz-Allergien gewertet.

Bursitiden können nach der klinischen Untersuchung meist gut sonographisch verifiziert werden. Nach der Punktion kann als effektive therapeutische Maßnahme ein Depot-Kortikoid instilliert werden. Bei der richtigen Indikation kann der Erfolg dieser Maßnahme dem Betroffenen wie ein Wunder vorkommen.

Durch die direkte Injektion einer fixen Kombination aus LA und einem Kortikoid (z.B. Supratendin® 5 oder 10 Kristallsuspension, Celltech GmbH) kann der Zeit- und Sterilitätsverlust beim eigenhändigen Aufziehen eines „Cocktails" minimiert werden. Des Weiteren können Probleme bezüglich des Löslichkeitsverhaltens der einzelnen Substanzen in solchen Gemischen vermieden werden.

Nach sorgfältiger differenzialdiagnostischer Abklärung und Indikationsstellung stellt die gezielte Injektionstherapie bei Schulterproblemen eine effektive therapeutische Maßnahme beim Sportler dar. Im Rahmen der Aufklärung sollte auf die Latenz beim Wirkeintritt von bis zu 48 h hingewiesen werden. Die Wirkdauer von intraartikulär appliziertem Kortison-Präparaten wird für die Schulter bei ca. 7–14 Tagen eingestuft. Eine generelle Empfehlung bezüglich Limitierung der lokalen Applikation auf maximal 3–4 Injektionen pro Jahr ist in der Literatur zu finden. Eine 2–3-malige Injektion in einem 10–14-tägigem Intervall führt meist zum gewünschten Therapieerfolg.

Schulterschmerzen sind ein häufiges Problem in der Sportmedizin, welches neben den dargestellten therapeutischen Maßnahmen, aber am meisten durch sportartspezifische Präventivmaßnahmen in Rahmen des Trainings zu vermeiden ist.

Weiterführende Tipps

→ Schulterinstabilität, Hyperabduktions-Test; → Notfälle im Sport, internistische; → Pneumothorax, Differenzialdiagnostik; → Schulteroperationen, Nachbehandlung; → Nervus-suprascapularis-Parese (Tipps & Tricks für den Orthopäden); → Ansatztendinosen, Injektionstherapie rund ums Knie.

Literatur

Becker R, Röpke M (2002) Klinische Untersuchung. In: Nebelung W, Wiedemann E (Hrsg) Schulterarthroskopie. Springer-Verlag

Hatz HJ (1998) Wirkdauer intraartikulärer Glukokortikoidinjektionen. Bay Int 18:3–6

Ziegler R (1997) Der Schulterschmerz. TW Sport + Medizin 9:43–45

Ziegler R (1999) Lokale Glukokortikoid-Injektionstherapie in der Sportmedizin. Sportorthop Sporttraumatol 15:115–116

Ziegler R (1999) Die Schulterregion-diffizile diagnostisch-therapeutische Herausforderung. Sportorthop Sporttraumatol 15:220–221

Singultus

Ziel

Behandlung eines Patienten mit hartnäckigem Schluckauf.

Problem

Unter Singultus (Schluckauf) versteht man ein glucksendes, inspiratorisches Geräusch, das durch ruckartige Kontraktion des Zwerchfells hervorgerufen und durch Verschluss der Stimmritze plötzlich unterbrochen wird.

Tagelang sich wiederholender Schluckauf kann zur physischen und psychischen Tortur werden. Ursächlich kommen lokale Zwerchfellreizungen (z. B. nach chirurgischen Eingriffen) oder zentralnervöse Erkrankungen (Enzephalitis, Schädelhirntrauma) höchst selten in Betracht. Eine umfassende tabellarische Darstellung der Ätiologie (mehr als 100 denkbare Ursachen) findet sich bei Launois et al. sowie bei Lewis. Zumeist bleibt die Ursache unbekannt. Dies und mehr über Physiologie und Pathophysiologie, Neuroanatomie und Therapie-Empfehlungen (s. u.) findet man in vortrefflicher Übersicht von Federspil und Zenk beschrieben.

Lösung und Alternativen

Ein Patentrezept gibt es nicht. Um aber der Quälerei ein Ende zu bereiten, lohnt es sich, eine ganze Reihe von Therapieempfehlungen zu befolgen, wobei nach unseren Erfahrungen die eine Maßnahme in diesem, eine andere in jenem Fall hilfreich sein kann. Der Erfolg rechtfertigt jeden Versuch.

Manuelle Methoden

- *Handgriff nach Naegeli:* Man trete hinter den Patienten und umgreife die seitlichen Halspartien wie folgt: Daumen hinter das Ohr, Zeigefinger an die Mandibula, mit den Spitzen des 3. und 4. Fingers sucht man sich das Zungenbein. Hat man es ertastet, hake man die beiden Fingerspitzen darunter ein. In dieser Haltung übe man mit den Unterarmen einen konstanten Zug nach kranial aus und zähle dabei bis 60. Folge: Wohl durch den starken Zug auf den N. phrenicus kann der Singultus binnen einer Minute sistieren.

S

- *Handgriff nach Ritschl*: 1–2 min langer Druck mit den Fingerspitzen auf die Nn. phrenici, da, wo sie dem sehnigen unteren Teil des M. scalenus aufliegen.

Physiothermische Methoden
- Grob zerkleinerte Eiswürfel schlucken lassen.
- Aufträufeln von Äther aufs Epigastrium.
- Rasches Zerkauen und Verschlucken eines essiggetränkten eisgekühlten Zuckerstückchens.
- CO_2-Rückatmung aus einer Plastiktüte unter ärztlicher Aufsicht.

Medikamentöse Methoden
- Methylphrenidat (z. B. Ritalin®)
- Baclofen (z. B. Lioresal®), für sich alleine oder kombiniert mit Carbamazepin (z. B. Tegretal®)
- Metoclopramid (z. B. Gastrosil®, Paspertin®)
- Chlorpromazin (z. B. Propaphenin®)

(Die drei letztgenannten Medikamente werden von Federspil und Zenk favorisiert.)

Körperliche Übungen
Bei vielen diesbezüglichen Empfehlungen ist das Zuhalten der Ohren, etwa mit den Fingerspitzen in den Gehörgängen, offenbar der bestimmende Faktor (mögliche Reizung des R. auricularis n. vagi), so z. B.:
- Bei fest verstopften äußeren Gehörgängen einige Schlucke Eiswasser trinken.
- Daumen in die Ohren bohren, mit beiden Zeigefingern die Nase zuhalten und den Speichel schlucken.
- Mit den Fingern in den Ohren Kaubewegungen ausführen.
- Ohren zuhalten und sich löffelweise Wasser zu schlucken geben lassen.
- Je einen Finger in die Ohren stecken, mit den restlichen Fingern ein Glas Wasser zum Mund führen und ohne zu atmen austrinken.
- Wasser in die Ohren laufen lassen, Ohren zuhalten und sich ein Glas Wasser einflößen lassen.

(Andererseits sollen unentdeckte Gehörgangsfremdkörper einen chronischen Singultus unterhalten können.)

Andere Übungen
- Kitzeln der Rachenhinterwand.
- Hartes Reiben des harten und weichen Gaumens.
- Forciertes Ziehen an der Zunge.
- Im Kopfstand den Speichel schlucken.
- Flach auf den Rücken legen, Knie so fest wie möglich umfassen und anziehen.
- Soweit es geht, vornüber beugen und ein Glas Wasser trinken.

Chinesische Akupressur
- Mit der linken Daumenkuppe das obere, mit der rechten das untere Brustbein kräftig massieren.
- Abdrücken beider Aa. radiales.
- Bei Kindern beide Handgelenke massieren.

Quelle

F. Schmäl, M. Nieschalk, E. Nessel, W. Stoll: Tipps & Tricks für den Hals-, Nasen- und Ohrenarzt, Springer-Verlag 2000

Literatur

Federspil PA, Zenk J (1999) Singultus. HNO 10:867–875

Krebs E. Zit nach Naegli Th. (1894) Vom Hörensagen

Launois S, Bizek JL, Whitelaw WA, Cabane J, Derenne JP (1993) Hiccup in adults: an overview. Eur Respir J 6:563–575

Lewis JH (1985) Hiccups: cause and cures. J Clin Gastroenterol 7:539–552

Pelet J (1979) Hartnäckiger Schluckauf. Hosp Trib 6 (3)

Ritschl F (1944) In: Schellong F (Hrsg) Taschenjahrbuch der Therapie. Verlag J.A. Barth, Leipzig

Uhlmann Th (1993) Über den Schluckauf. Transit Verlag, Berlin

S

Sonographie, Gel

Ziel

Linderung von Missempfindungen bei diagnostischen und therapeutischen Maßnahmen durch Anwärmen der Untersuchungs- bzw. Behandlungsmedien.

Problem

Kalte Instrumente können bei unangenehmen oder gar schmerzhaften diagnostischen und therapeutischen Maßnahmen die ohnehin bestehenden Missempfindungen nachhaltig und unnötig steigern und so die Kooperationsbereitschaft insbesondere von Kindern beeinträchtigen.

Lösung und Alternativen

Was wie eine Binsenweisheit klingt, hat deswegen leider noch lange nicht Einzug in allen Kliniken oder Praxen gehalten. Das Anwärmen von Untersuchungsmedien lindert in vielen Fällen Missempfindungen und Schmerzen, was durch eine Reduktion der muskulären Abwehrspannung und durch eine Erhöhung der Kooperationsbereitschaft des Patienten letztlich dem Untersuchungsergebnis zugute kommt. Die Temperatur sollte dabei deutlich über der Raumtemperatur und etwas unter der Körpertemperatur liegen, also z.B. bei 30 °C.

Dies gilt beispielsweise für das Anwärmen von Kontaktgel für die Sonographie, das mit Hilfe eines handelsüblichen Milchfläschchenwärmers effektiv und preisgünstig möglich ist. Insbesondere Säuglinge und Kleinkinder werden so durch eine Ultraschalluntersuchung nicht irritiert.

Quelle

H. Piechota, M. Waldner, S. Roth: Tipps & Tricks für den Urologen, 2. Aufl., Springer-Verlag, 2003

Spina-iliaca-anterior-superior-Ausriss, operative Versorgung

Ziel

Apophysen-Frakturen im Bereich des Beckens stellen eine seltene Verletzung dar. Eine operative Behandlung ist nur in Einzelfällen mit grober Dislokation erforderlich.

Problem

Der Ausriss der Spina iliaca anterior superior (SIAS) wird v.a. bei Leistungssportlern im Adoleszentenalter beobachtet. Meist führt der abrupte, unkontrollierte Zug des M. sartorius zu dieser Verletzung. Ein direktes Trauma ist dagegen selten. Es kommt zum Ausriss der Apophyse in Höhe der Wachstumszone dieses sekundären Ossifikationszentrums im Sinne der anatomisch vorgegebenen Schwachstelle des Skelettapparates. Die betroffenen Sportler werden mit plötzlichen Schmerzen in dieser Region vorstellig. Schmerzprovokation gelingt durch Hyperextension der betroffenen Hüfte oder aktiver Flexion gegen Widerstand.

Die Verletzung kommt meist auf Standardröntgenaufnahmen ausreichend zur Darstellung; gelegentlich können Ala- und Obturator-Aufnahmen oder ein CT erforderlich sein. Eine konservative Therapie bestehend aus Bettruhe für bis zu 3 Wochen bei flektierter Hüfte (40–60°), gefolgt von Schonung inklusive Entlastung an Gehstützen, wird in der Literatur empfohlen. Begleitend kann eine medikamentöse Behandlung mit Antiphlogese und Muskelrelaxation hilfreich sein. Es folgt ein schrittweiser Belastungsaufbau. Sportunfähigkeit besteht für 6–12 Wochen. Trotz der knöchernen Deformität werden Funktionseinschränkungen nur selten beobachtet.

Bei akuten Verletzungen mit Zerreißung des Periostschlauches kann die Spannung der Mm. tensor fascia latae und sartorius zu einer groben Dislokation des knöchernen Ansatzes führen. In diesen Fällen, aber auch bei angestrebter frühzeitiger Wiedereingliederung eines Leistungssportlers, kann eine operative Maßnahme indiziert sein.

Veraltete Verletzungen können aufgrund der irregulären Kallusbildung zu diagnostischen Problemen führen, da das Erscheinungsbild

S

durchaus Knochentumore imitieren kann. Auch persistierende Schmerzen können im Sinne der Sekundärmaßnahme eine Fragmententfernung oder Knochenglättung erfordern.

Lösung und Alternativen

Bei Sportlern mit einer Dislokation der Spina iliaca anterior superior (SIAS) von mehr als 2 cm, aber auch bei Patienten, die eine Verkürzung des Heilungsverlaufes fordern, kann eine operative Refixation des Knochenfragmentes in Erwägung gezogen werden.

Nach Abschluss der üblichen präoperativen Vorbereitung kann in Rückenlage direkt auf die dislozierte Apophyse eingegangen werden. Durch Hüftbeugung wird die Weichteilspannung reduziert und die offene Reposition ermöglicht. Mittels einer Zugschraube, ggf. mit gezahnter Unterlegscheibe, kann die Reposition ausreichend gehalten werden. Postoperativ erfolgt die Mobilisation an Unterarmgehstützen, die bis Ende der dritten Woche abtrainiert werden. Nach einer Aufbauphase kann Ende der vierten Woche mit sportlicher Aktivität meist erneut begonnen werden. Die Materialentfernung kann z.B. in Lokalanästhesie nach 3–4 Monaten erfolgen.

Die operative Versorgung birgt die üblichen Risiken in sich, verkürzt aber den Heilungsverlauf und reduziert das Ausmaß der knöchernen Deformität im Bereich der SIAS. Aktive Beübung der betroffenen Hüfte kann nach Stabilisierung der Wundverhältnisse frühzeitig eingeleitet werden, um den posttraumatischen Kraftverlust zu minimieren.

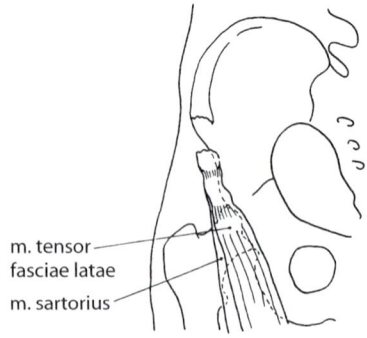

m. tensor
fasciae latae
m. sartorius

Abb. 1. Dislozierte Apophysen-Ausriss der Spina iliaca anterior superior

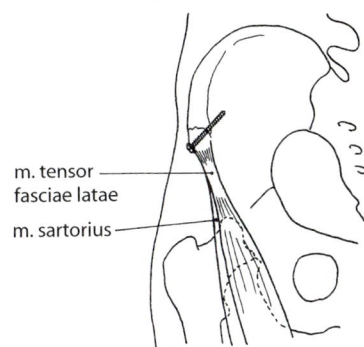

m. tensor
fasciae latae

m. sartorius

Abb. 2. Graphische Darstellung der
erfolgten operativen Refixation und
Stabilisierung mit einer einzelnen
Zugschraube

Eine kritische Darstellung der Vor- und Nachteile der verschiedenen
Behandlungsmöglichkeiten dem Sportler und seinen Angehörigen gegenüber sollte vor der Festlegung des gemeinsamen Therapieplanes
erfolgen.

Weiterführende Tipps

→ Muskelverletzung, Versorgung; → Stretching, Trainingsvorberei-
tung (Tipps & Tricks für den Orthopäden);
→ Iliopsoas-Sehne, schnappende, Diagnose und Therapie.

Literatur

Linni K, Mayr J, Höllwarth ME (2000) Apophysenfrakturen des Beckens und
des Trochanter minor bei 20 Adoleszenten und 2 Kleinkindern. Unfallchi-
rurg 103:961–964
Veselko M, Smrkolj V (1994) Avulsion of the anterior-superior iliac spine in
athletes. J Trauma 36:444–446

S

Sport, Alter

Ziel

Sportliche Betätigung ist auch im Alter zu empfehlen. Bei der Ausübung muss man sich der altersbedingten Veränderungen des Organismus bewusst sein. Eine regelmäßige und maßvolle körperliche Belastung sollte angestrebt werden.

Problem

Die Anpassungsfähigkeit des menschlichen Organismus nimmt im Alter ab, während die verschleißbedingten Veränderungen (Arthrose) zunehmen. Nichtsdestotrotz ist eine sportliche Betätigung für Kreislauf, Atmungsorgane, und die allgemeine Leistungsfähigkeit zu empfehlen.

Der nichttrainierte Mensch verliert zwischen dem 20. und 70. Lebensjahr etwa 30–40% seiner Skelettmuskelmasse. Auch die Leistungsfähigkeit des kardio-pulmonalen Systems entspricht im 60. Lebensjahr nur noch ca. 66–75% des früheren maximalen Sauerstoffaufnahmewertes und nimmt im Alter weiter kontinuierlich ab. Bei Fortsetzung der muskulären Untätigkeit käme es u. a. zur Progredienz der Gelenkknorpeldegeneration, Rückbildung der Knochenmasse, Koordinationsverlust, Zunahme der Risikofaktoren und meist zu einer Gewichtszunahme. Gerade nach längeren Pausen muss die sportliche Betätigung aber behutsam aufgebaut werden. Die verlängerte Regenerationsphasen im Alter dürfen nicht außer Acht gelassen werden.

Lösung und Alternativen

Der Alterungsprozess führt u. a. zu einer reduzierten Körperbeherrschung, Verlangsamung der Muskelaktionen bei Abnahme der Muskelkraft und Beweglichkeitsverlust. Bei der sportlichen Betätigung muss dies sowie die rasche Ermüdbarkeit, erhöhte Verletzbarkeit und die Abnahme der Anpassungsfähigkeit des älteren Sportlers berücksichtigt werden.

Vor Wiederaufnahme des Trainings sollte eine medizinische Abklärung inklusive klinischer Untersuchung erfolgen. Dabei sollten inter-

Tabelle 1. Möglicher Trainingsplan bei Sportwiederaufnahme

Woche	Sonntag	Montag	Dienstag	Mittwoch	Donnerstag	Freitag	Samstag
1	10 min	Frei	10 min	Frei	10 min	Frei	10 min
2	10 min	Frei	12 min	Frei	10 min	Frei	15 min
3	10 min	Frei	15 min	Frei	10 min	Frei	15 min
4	10 min	Frei	10 min	10 min	10 min	Frei	15 min
5	10 min	Frei	12 min	10 min	12 min	Frei	15 min
7	12 min	Frei	15 min	12 min	15 min	Frei	15 min
10	20 min	Frei	20 min	15 min	20 min	Frei	15 min

nistische und orthopädische Gesichtspunkte, insbesondere anamnestische Angaben zu belastungsbedingten Symptomen, im Vordergrund stehen. Bei bestehender Sportfähigkeit kann dann ein individuelles Trainingsprogramm, nach Möglichkeit unter Berücksichtigung einer gelenkschonenden Sportart, erstellt werden (Tab. 1).

Nach einem ausgiebigen Aufwärmprogramm reicht es, ein Sportprogramm von 2–5 h pro Woche anzustreben. Es sollte ein langsamer Belastungsaufbau und ein Training im Ausdauerbereich (z. B. HF = 180 – Lebensalter) angepeilt werden. Belastungen im Bereich von 65% der Maximalkraft sind völlig ausreichend. Das Training sollte im schmerzfreien Bereich erfolgen und die vorliegenden Bewegungsausmaße berücksichtigen. Verletzungsvorbeugung und -vermeidung steht bei der Wahl der Sportart im Mittelpunkt. Als Hilfsmittel können Wasser (Aquajogging), das Fahrrad und Trainingsgeräte erfolgreich genutzt werden. Die Wahl der Sportart ist von der individuellen Eignung und Erfahrung abhängig. Die Tabelle 2 kann lediglich als Richtlinie dienen. Auch bei verschleißbedingten Veränderungen können durch eine muskuläre Kräftigung, Verbesserung der Bewegungsausmaße und Schmerzreduktion positive Effekte am Bewegungsapparat erzielt werden.

Durch sportliche Betätigung kann u. a. eine Reduktion von Blutdruck und Herzfrequenz bei gleichzeitiger Steigerung des Energieumsatzes und der Fibrinolyse erzielt werden. Begleitend kommt es zu einer Abnahme der Atheroskelerose fördernden Blutfette bei gleichzeitiger Steigerung der HDL-Fraktion.

Außentemperaturen müssen bei dieser Altersgruppe aufgrund der reduzierten Anpassungsfähigkeit des Organismus vermehrt berücksichtigt werden. Eine verlängerte Aufwärmphase bei kalter Witterung ist

S

Tabelle 2. Sportarten im Alter

Geeignete Sportarten	Bedingt geeignete Sportarten	Ungeeignete Sportarten
Schwimmen (Kraul, Rücken)	Golf	Tennis, Squash
Radfahren	Reiten	Bergwandern
Wandern/Skiwandern	Jogging	Mannschafts-Ballsportarten
Gymnastik	Alpines Skilaufen	Eislaufen

genauso erforderlich wie ein Aussetzen der sportlichen Aktivität bei hohen Temperaturen.

Die Alterungsvorgänge führen im Bereich des Bewegungsapparates zu einem Verlust der Dämpfungseigenschaften des Gewebes. Somit sollte v. a. bei der Wahl des Schuhwerkes und des Bodenbelages auf eine möglichst hohe Stoßabsorption geachtet werden. Generell sollte Wert auf eine hochwertige Ausrüstung gelegt werden.

Ziel des Altersport ist u. a. die Kräftigung der gelenkschützenden Muskulatur, Verbesserung des Gangbildes und der Koordination sowie der Reaktionsfähigkeit. Aus sporttraumatologischer Sicht kann dies als Sturzprophylaxe, auch im Alltag, gewertet werden. Die erzielte Schmerzreduktion hat eine erhöhte Leistungsfähigkeit und Vitalität im Alter zur Folge. Dies eröffnet wiederum Trainingsmöglichkeiten, die auch dem kardiopulmonalen System zu Gute kommen. Eine regelmäßige und maßvolle Belastung sollte so lang wie möglich erfolgen.

Weiterführende Tipps

→ Herzsportgruppe, ambulante; → Endoprothesen, Sportfähigkeit; → Asthma bronchiale, Sportfähigkeit; → Bluthochdruck, Sportfähigkeit; → Gesundheitsvorsorge, Prävention durch Sport; → Vorsorgeuntersuchung, Freizeitsportler.

Literatur

Hörterer H, Münch EO, Murrisch T (1997) Senioren: Alterungsvorgänge, Verletzungen und Fehlbelastungsfolgen. In: Engelhardt M, Hintermann B, Segesser B (Hrsg) GOTS-Manual Sporttraumatologie. Verlag Hans Huber, S 192–194

Horstmann T (2000) Sportfähigkeit bei Arthrose und nach endoprothetischer Versorgung. Sportorthop Traumatol 16:26–29

Neumann G, Engelhardt M (2000) Bis an die Grenzen – wo sind die Grenzen? Sportorthop Traumatol 16:35–40

Steinbach K (2001) Arthrose und Sport. Deut Zeitschr Sportmed 52:109–112

Zichner L, Engelhardt M (1997) Senioren: Sport und Arthrose. In: Engelhardt M, Hintermann B, Segesser B (Hrsg) GOTS-Manual Sporttraumatologie. Verlag Hans Huber, S 195–197

S

Sport, Anämie

Ziel

Vermittlung des Zusammenhanges zwischen Anämie des Blutes und Sport sowie die Auswirkungen auf die Leistungsfähigkeit. Erkennen von Eisenmangelzuständen.

Problem

Der effektivste Weg der Energiegewinnung in der Muskulatur ist der sauerstoffabhängige aerobe Stoffwechsel. Der Transport des Sauerstoffes zum benötigten Ort erfolgt im Blut gebunden an Hämoglobin (Normalwert für Männer 13,5–17 g/dl, für Frauen 12–16 g/dl). Eine optimale Funktion dieses Systems setzt voraus, dass im Blut genügend Hämoglobin enthalten ist. Ein zu geringer Hämoglobinanteil verringert die Sauerstofftransportkapazität, wohingegen ein zu hoher Anteil die Fließeigenschaften (Viskosität) ungünstig beeinflusst.

Als Anämie bezeichnet man einen zu geringen Gehalt an Hämoglobin im Blut. Verschiedene Faktoren können zu einem schleichendem Verlust an Hämoglobin beitragen und damit den Eisenbedarf durch vermehrte Neubildung steigern. Derartige Verluste beim Sportler entstehen durch kleinste Verletzungen der Muskulatur mit Mikroblutungen, Mikroblutungen in der Darmschleimhaut sowie durch Hämaturie. Ferner werden bei Langstreckenläufern Hämolysen im Bereich der unteren Extremitäten beschrieben. Junge Leistungssportlerinnen sind zusätzlich durch Blutverlust im Rahmen der Menstruationsblutungen anämiegefährdet.

Eisen, Vit. B12 und Folsäure sind bei der Bildung des Hämoglobins im Körper unverzichtbare Bestandteile. Während Vit. B12 und Folsäure bei gesundem Magen-Darm-Trakt ausreichend aus der Nahrung aufgenommen werden, wird der beim Sportler gesteigerte Eisenbedarf mit der Nahrung oftmals nicht gedeckt. Eine häufige Ursache von Anämien beim Sportler ist also *Eisenmangel*.

Lösung und Alternativen

Bei Vorsorgeuntersuchungen sollten die Blutparameter auf Hinweise eines Eisenmangels geprüft werden. Vor Eintreten einer Anämie mit zu geringem Hämoglobingehalt des Blutes sind zu kleine Erythrozyten (MCV = mittleres corpuskuläres Volumen) mit einem zu geringen corpuskulären Hämoglobingehalt (MCHC = mittlere corpusculäre Hämoglobinkonzentration) als Frühindikator zu werten. Das Vollbild eines Eisenmangels äußert sich dann in Form einer mikrozytären hypochromen Anämie, wobei eine erniedrigte Zahl an Retikulozyten (Vorstufe der Erythrozyten) auf eine zu geringe Neubildung hinweist. Ferner spiegelt der verminderte Ferritinspiegel die entladenen Eisenspeicher des Körpers wider (Tab. 1).

Eine manifeste Anämie sollte in jedem Falle diagnostisch konsequent abgeklärt werden, da chronische Blutverluste (Gastrointestinaltrakt, Urogenitaltrakt, Hämolyse) und andere seltenere Ursachen ausgeschlossen werden müssen.

Bei Hinweisen auf einen Eisenmangel ohne ausgeprägte Anämie sollte zunächst durch eine Ernährungsmodifikation die ausreichende Zufuhr gesichert werden (Tab. 2). Nur in diagnostisch eindeutigen Einzelfällen wird eine medikamentöse Substitution erforderlich sein.

Tabelle 1. Laborchemische Hinweise auf Eisenmangel (Referenzbereiche variieren in Abhängigkeit von Alter, Geschlecht und Labormethode und sollten in den entsprechenden Tabellen des jeweils zuständigen Labors nachgeschlagen werden)

Parameter	Pathologie	Anmerkung
Blutbild	Hämoglobin erniedrigt $MCV < 80$ fl $MCH < 28$ pg $MCHC < 31$ g/dl	Zeichen der hypochromen mikrozytären Anämie
FE i.S.	Erniedrigt	Erniedrigtes Serum-Eisen
Ferritin	Erniedrigt	Erniedrigter Eisenspeicher
Retikulozyten	Erniedrigt	Vorstufe des reifen Erythrozyten, erniedrigt als Zeichen der Bildungsstörung Steigen bei Substitution in den Referenzbereich an

S

Tabelle 2. Eisenhaltige Nahrungsmittel. Eisen wird in der zweiwertigen Form besser resorbiert als dreiwertiges Eisen

Eisenhaltige Nahrungsmittel

Fe^{2+}-haltig	Fe^{3+}-haltig
Fleisch	Hülsenfrüchte
Geflügel	Getreide
Fisch	Trockenfrüchte

Zu beachten ist, dass Eisen in der zweiwertigen Form im oberen Dünndarmtrakt wesentlich besser aufgenommen wird als dreiwertiges Eisen. Eine Schwarzfärbung des Stuhls nach medikamentöser Substitution mit Tabletten ist die Regel. Eine parenterale Substitution ist nur selten angezeigt und nicht unproblematisch.

Weiterführende Tipps

→ Frau und Sport.

Literatur

Chatard JC, Mujika I, Guy C, Lacour JR (1999) Anaemia and iron deficiency in athletes. Practical recommendations for treatment. Sports Medicine 27(4):229–240

Schmidt W (2002) Hämatokrit. Deut Zeitschr Sportmed 53:325–326

Sport, Diabetes

Ziel

Darstellung der günstigen Einflüsse und Gefahren beim Sport mit Diabetikern.

Problem

Unter Belastung steigen Sauerstoffaufnahme und Energiebedarf des gesamten Organismus um ein Vielfaches des Ruhewertes an. Dieser gesteigerte Bedarf wird in der quergestreiften Muskulatur gedeckt durch Leerung der eigenen Speicher an Glykogen und Fettsäuren, durch Abbau von Fettsäuren aus Körperfett sowie durch Utilisation von Glukose und Triglyzeriden aus der Leber. Beim Gesunden werden normale Blutzuckerwerte durch einen komplexen hormonellen Regelmechanismus aufrechterhalten, an dem maßgeblich Insulin, Glukagon und Katecholamine beteiligt sind.

Die „Zuckerkrankheit" oder Diabetes mellitus ist eine chronische Erkrankung des Stoffwechsels, die zu einer gestörten Verwertung von Glukose im Organismus führt. Ursächlich hierfür ist ein absoluter oder ein relativer Mangel an Insulin, der je nach Typ der Erkrankung unterschiedliche Ursachen haben kann.

Beim **Typ-1-Diabetes** ($\sim$10% der Fälle) führt die Destruktion der für die Synthese unverzichtbaren B-Zellen des Pankreas zu einer verminderten Insulinproduktion, d. h. zu einem absoluten Insulinmangel. Bei diesem Typ Diabetes lassen sich häufig Autoantikörper gegen Zellen des Pankreas, gegen Insulin oder Metaboliten der Insulinsynthese nachweisen, so dass von einer Autoimmungenese ausgegangen werden muss. Ein Typ-1-Diabetes manifestiert sich bereits im Kindesalter, der Jugend oder im frühen Erwachsenenalter. Zur Therapie ist immer eine Einstellung auf Insulin erforderlich. Die teilweise sehr jungen Patienten sind nahezu immer gut geschult, können ihre Erkrankung sehr gut einschätzen und sind durch die Schulung zumeist in der Lage, die benötigte Insulinmenge anhand der zugeführten Kalorien und anhand der selbst gemessenen Werte des Blutzuckers, Urinzuckers und der Urin-Ketone einzuschätzen. Die Einstellung ist aber labil, Stressfaktoren, Infekte, Traumen oder Operationen

S

können das Gleichgewicht stören und zur Entgleisung führen. Auch sportliche Aktivität kann einen derartigen Stressfaktor darstellen. Der oben erwähnte hormonelle Regelkreis ist beim Typ-1-Diabetes gestört. So kann unter Belastung bei niedrigem Insulinspiegel eine überschießende Freisetzung kontrainsulinärer Hormone zu einer Ketoazidose führen. Bei hohem Insulinangebot im Blut kann die gleiche Belastungssituation aber auch eine Hypoglykämie induzieren.

Beim **Typ 2 Diabetes** ($\sim 90\%$ der Fälle) spielen andere Faktoren eine wesentliche Rolle. Nicht die Bildung des Insulin ist hier verringert, vielmehr die Freisetzung des Insulin aus den Zellen der Bauchspeicheldrüse ist behindert. Hinzu kommt eine durch Resistenz der Rezeptoren herabgesetzte Insulinwirkung an den Körperzellen, was eine gestörte zelluläre Glukoseverwertung zur Folge hat. Diese Form des Diabetes manifestiert sich häufig im Rahmen eines sogenannten metabolischen Syndroms (Tab. 1) bei Patienten über 40 Jahre, wobei ernährungsbedingte Adipositas einen wesentlichen Manifestationsfaktor darstellt. Eine therapeutische Einstellung gelingt meist mit oralen Antidiabetika, eine Insulineinstellung ist nur bei Erschöpfung der Insulinreserven erforderlich. Die Auswirkungen sportlicher Aktivitäten sind ähnlich wie beim Typ-1-Diabetes, jedoch sind Hypoglykämien auch unter Therapie mit oralen Antidiabetika und/oder Insulin wesentlich seltener. Bei diesen Personen unterstützt körperliche Aktivität die Therapie in der Form, dass durch Normalisierung des Körpergewichtes und Reduktion der Gesamtrezeptormasse die Insulinempfindlichkeit gesteigert wird und so zur Normoglykämie beiträgt.

Als **sekundären Diabetes mellitus** bezeichnet man alle Formen, die ihre Ursache in anderen Grunderkrankungen finden. Die Therapie hängt hier vom zugrundeliegenden Leiden ab.

Die Einstellung eines diagnostizierten Diabetes ist absolut unverzichtbar und vorrangig zur Vermeidung oft lebensbedrohlicher Organkomplikationen (Tab. 2). Während der Typ-1-Diabetiker wegen des absoluten Insulindefizits im Körper einer Einstellung auf Insulin bedarf, stehen beim Typ-2-Diabetiker je nach Ausprägung Gewichtsnormalisierung, Diät und orale Medikation im Vordergrund. Bemerkenswert ist ferner, dass der Diabetes mellitus einen kardiovaskulären Risikofaktor erster Ordnung darstellt. Erwähnung finden sollte zudem, dass ein Teil der Diabetiker mit einer gleichzeitigen koronaren Herzerkrankung unter Belastung asymptomatische Myokardischämien erleidet, da infolge einer diabetischen Neuropathie die Schmerzsensibilität gestört sein kann.

Lösung und Alternativen

Vor Aufnahme sportlicher Aktivitäten sollte eine gründliche medizinische Untersuchung erfolgen, die eventuelle Organkomplikationen oder Begleiterkrankungen berücksichtigen muss. Neben der üblichen Labordiagnostik sollte die Stoffwechseleinstellung kritisch geprüft werden. Ein Ruhe-EKG sollte wegen der unten aufgeführten Risiken vorliegen.

Nachfolgend sind Besonderheiten bezogen auf die wesentlichen Organsysteme und die sich daraus ergebenden Konsequenzen aufgeführt.

Kardiovaskuläres System

Ein langjährig bestehender Diabetes mellitus stellt einen Risikofaktor erster Ordnung im Hinblick auf die Entwicklung einer koronaren Herzerkrankung dar. Für folgende Personen ist eine weitergehende kardiologische Diagnostik zu empfehlen:

- Alter >35 Jahre
- Alter >25 Jahre und Typ-2-Diabetes >10 Jahre Dauer
- Typ-1-Diabetes >15 Jahre Dauer
- Zusätzliche kardiovaskuläre Risikofaktoren
- Hinweise auf Mikroangiopathie
- Periphere arterielle Verschlusskrankheit
- Autonome Neuropathie

Tabelle 1. Metabolisches Syndrom – häufig assoziierte Faktoren, die über den Weg der Überalimentation zu einer Manifestation eines Typ-2-Diabetes führen können

1. Stammbetonte Adipositas
2. Fettstoffwechselstörung
3. Essentielle Hypertonie
4. Hyperurikämie
5. Glukosetoleranzstörung/Diabetes mellitus Typ 2

- Pathologische Endstreckenveränderungen im Ruhe-EKG
- Unklare thorakale Beschwerden (beim Diabetiker können Myokardischämien asymptomatisch verlaufen s.o.).

In Abhängigkeit von Anamnese und Symptomatik sollte eine belastungsinduzierte Myokardischämie ausgeschlossen werden. Bei manifester koronarer Herzerkrankung ist zusätzlich eine Beurteilung der linksventrikulären Funktion mittels Echokardiographie indiziert. In diesem Falle sollte die Indikation zu einer weiterführenden invasiven Diagnostik sowie die Einschätzung der Belastungsfähigkeit durch einen Kardiologen geprüft werden.

Periphere Arterielle Verschlusskrankheit
Typische klinische Hinweise:
- Intermittierende belastungsinduzierte Muskelschmerzen
- Abgeschwächte/aufgehobene Extremitätenpulse
- Hypothermie
- Haarverlust
- Atrophie des subkutanen Gewebes im Bereich der Extremitäten

Weiterführende Diagnostik
Dopplersonographie der Extremitäten und Doppler-Verschlussdruckmessung

Einschränkungen/Vorsichtsmaßnahmen
Auf gefährdete Hautpartien insbesondere im Bereich der Füße muss geachtet werden. Optimal angepasstes Schuhwerk ist Voraussetzung für die Teilnahme am Sport!

Retinopathie
Die Untersuchung der Augen im Hinblick auf eine Retinopathie sollte entsprechend den Empfehlungen der Diabetes-Gesellschaften erfolgen.

Einschränkungen/Vorsichtsmaßnahmen
Bei Nachweis einer Retinopathie sollten vermieden werden:
- Übermäßige Blutdruckanstiege
- Valsalva-Manöver
- Verletzungsgefahr der Augen

Nephropathie

Zu erkennen an einer Proteinurie. Prinzipiell sollten lediglich schwere Belastungen vermieden werden, wohingegen leichte und mäßiggradige körperliche Aktivitäten möglich sind.

Einschränkungen/Vorsichtsmaßnahmen

Engmaschige Kontrolle der Blutdruckwerte sind zu empfehlen.

Periphere Neuropathie

Sensibilitätsstörungen im Bereich der unteren Extremitäten können zu einem Verlust der Schutzreflexe führen. In diesem Falle besteht eine große Gefahr von Verletzungen der Haut. Bei Verdacht ist eine neurologische Untersuchung indiziert.

Einschränkungen/Vorsichtsmaßnahmen

- Keine Laufbandübungen
- Keine Stufenübungen
- Kein Jogging
- Kein längeres Walking

Wiederholtes Auftreten kann bei Verlust der schützenden Sensibilität zu Druckschäden der Haut führen. Die Abheilung derartiger Schäden ist beim Diabetiker mit einer gestörten Wundheilung bei oft begleitender Mikroangiopathie ein großes Problem.

Diabetisches Fußsyndrom

Hautdefekte oder Ulzerationen im Bereich der unteren Extremitäten, die entweder als Folge einer peripheren Neuropathie an druckbelasteten Stellen oder als Folge der Angiopathie mit Zeichen der Nekrose oder Gangrän auftreten.

Voraussetzungen für die Teilnahme am Sport – Typ-1-Diabetes

Die Sportler müssen intensiv geschult sein und das Management ihrer Erkrankung hinsichtlich Insulinmedikation und Ernährung beherrschen. Liegen keine Organkomplikationen vor, kann eine Teilnahme am Sport stattfinden.

Hypoglykämien können von Beginn der Belastung an, aber auch noch Stunden nach Beendigung der Aktivitäten auftreten. Der Sportler sollte darauf vorbereitet sein und ggf. Kohlehydrate zu sich nehmen

Tabelle 2. Organkomplikationen des Diabetes mellitus

Makroangiopathie
Koronare Herzerkrankung
Periphere arterielle Verschlusskrankheit
Sklerose der hirnversorgenden Arterien

Mikroangiopathie
Diabetische Nephropathie
Diabetische Retinopathie

Diabetische Neuropathie
Periphere sensomotorische Neuropathie
Autonome diabetische Neuropathie (Sympathisches und parasympathisches System)

Diabetisches Fußsyndrom
Neuropathischer diabetischer Fuß
Ischämischer diabetischer Fuß
Kombinierte Formen

(müssen immer mitgenommen werden!!). Bei Nüchtern-Blutzuckerwerten >250 mg/dl und Ketonnachweis im Urin sollte von einer Belastung abgesehen werden. Bei Blutzuckerwerten <100 mg/dl sollten zusätzlich Kohlehydrate aufgenommen werden.

Voraussetzungen für die Teilnahme am Sport – Typ-2-Diabetes
Der Wert langfristiger Trainingsprogramme im Hinblick auf den Zeitpunkt der Manifestation, der Entwicklung von Organkomplikationen und auf die Stoffwechselkontrolle der Erkrankung zeichnet sich in abgeschlossenen und laufenden Studien immer mehr ab. Im Gegensatz zum Typ-1-Diabetes sind Gefahr und Häufigkeit einer trainingsassoziierten Hypoglykämie deutlich geringer. Auch beim Typ-2-Diabetiker sollte bei instabiler Stoffwechsellage von sportlichen Aktivitäten abgesehen werden.

Geeignete Sportarten
Zu bevorzugen sind Ausdauersportarten, die in regelmäßigen Intervallen und mittleren Intensitäten durchgeführt werden, solange diesbezüglich keine Kontraindikationen bestehen. Nur so kann eine konstante Energiebilanz erreicht werden. Sportarten mit kurzen hohen Spitzenbelastungen sind eher ungeeignet.

Vorsichtsmaßnahmen

Geschulte Diabetiker kennen das Problem von Hypoglykämien. Es sollte beim organisierten Sport mit Diabetikern die Möglichkeit einer Blutzuckerkontrolle gegeben und eine entsprechende Notfallausstattung vorhanden sein. Kohlehydrate sollten in Form von Traubenzucker mitgeführt werden. Auf optimal angepasstes Schuhwerk zur Vermeidung von Druckschäden der Haut ist immer zu achten!

Weiterführende Tipps

→ Notfälle im Sport, internistische; → Notfallkoffer, internistischer; → Gewichtsreduktion, sportliche Aktivität; → Schulsport, Teilnahmebedingungen.

Literatur

American Diabetes Association (2003) Physical Activity/Exercise and Diabetes Mellitus. Diabetes Care 26, Supplement 1:S73–S77

American Diabetes Association (Ed. Ruderman N, Devlin JT) The Health Professional's Guide to Diabetes and Exercise, American Diabetes Association, Inc., 1660 Duke Street, Alexandria, VA 22314

Eriksson JG (1999) Exercise and the Treatment of Type 2 Diabetes Mellitus. Sports Med 27 (6):381–391

S

Sport, Hitze

Ziel

Kenntnis der klinischen Symptome einer Hitzekrankheit bzw. Hitz-schlages und deren Prävention und Therapie.

Problem

Sportliche Wettkämpfe in warmer und/oder feuchter Umgebung stel-len besondere Anforderungen an die körperliche Konstitution und können zu Hitzekrankheit oder gar Hitzschlag führen. Durch ein-fache präventive Maßnahmen ist das Risiko einer Hitzekrankheit stark zu reduzieren und die Leistungsfähigkeit im Wettkampf auf-rechtzuerhalten.

Lösung und Alternativen

Im Sommer kann es vor allem bei Sportarten im Freien, aber auch bei Hallensportarten, zu einer besonderen Belastung durch Hitze kommen, die bei gleichzeitig hoher Luftfeuchtigkeit noch verstärkt wird. Die hohe Außentemperatur führt durch starkes Schwitzen zu ei-ner Dehydratation, die schließlich so ausgeprägt sein kann, dass sich eine Hitzekrankheit oder gar ein Hitzschlag entwickelt.

Bei der Hitzekrankheit klagt der Sportler über eine während des Wettkampfs entstehende körperliche Schwäche, Schwindel bis hin zum Kreislaufkollaps, Muskelkrämpfe und Übelkeit. Die Therapie be-steht darin, dass der Sportler zunächst in eine schattige und kühle Umgebung gebracht wird. Das Flüssigkeitsdefizit muss dann durch ei-ne ausreichende Trinkmenge ausgeglichen werden. Darunter tritt meist schon sehr rasch eine Erholung ein.

Beim Hitzschlag ist die Symptomatik viel drastischer ausgeprägt mit stark erhöhter Körpertemperatur ($>38{,}5\,^\circ$C), heißer und trockener Haut, Neigung zu zerebralen Anfällen und schließlich Ausbildung ei-nes Komas. Der Hitzschlag stellt eine Notfallsituation dar. Eine umge-hende medizinische Versorgung ist dringend erforderlich. Als Erst-maßnahme ist eine Kühlung des Sportlers erforderlich. Dies kann durch externe Anwendung von Eis, Eintauchen in kaltes Wasser oder Befeuchten des Körpers und starkes Wedeln erfolgen.

Zur Prävention eines Hitzeschadens helfen folgende Regeln:

1. Bei heißen Temperaturen ist nach Möglichkeit eine Akklimatisation an den Sport in der Hitze über einige Tage anzustreben. Dabei sollte die Belastungsintensität langsam gesteigert werden. Bei sehr heißen Temperaturen ist die Verlegung des Trainings oder Wettkampfs auf die kühleren Morgen- oder Abendstunden ratsam.

2. Bei Tragen von Schutzkleidung wie Helmen oder Protektoren sowie dickerer oder dunkler Sportkleidung wird das Schwitzen und die damit erreichbare Kühlung des Körpers erschwert. Deshalb sollten häufigere Pausen mit Lösen der Schutzkleidung eingelegt und die Kleidung auf ein minimal erforderliches Maß reduziert werden.

3. Vor Sportbeginn sollte man sich über die Umgebungsbedingungen informieren. Eine Lufttemperatur von mehr als 24 °C im Schatten oder eine Luftfeuchtigkeit von mehr als 90% stellen ein erhöhtes Risiko für die Entwicklung eines Hitzeschadens dar.

4. Um einer Dehydratation durch das Schwitzen entgegenzuwirken, sollte so viel und so häufig wie möglich Flüssigkeit ersetzt werden. Schon in der Stunde vor der sportlichen Betätigung sollte Wasser, Elektrolyt- oder Kohlehydratgetränk zugeführt werden. Dabei sollte die Konzentration eines Kohlehydratgetränks nicht mehr als 8% betragen, um die Magenentleerung nicht zu verzögern. Während des Sports sollte in Abständen von 15–20 min weiter ausreichend getrunken werden. Nach dem Sport muss das Flüssigkeitsdefizit wieder aufgefüllt werden. Das aufzunehmende Volumen ist dabei höher anzusetzen als der durch den Sport bedingte Gewichtsverlust.

5. Eine höhere Anfälligkeit für eine Hitzekrankheit besitzen Sportler ohne ausreichende Akklimatisation, Übergewicht, fieberhaftem Infekt und diejenigen, die sich regelmäßig bis zur Leistungsgrenze belasten. Diuretische Substanzen, auch in Kaffee, Tee oder Alkohol, erhöhen die Wahrscheinlichkeit einer Dehydratation und Hitzeschadens und sollten daher vermieden werden.

Weiterführende Tipps

→ Flüssigkeitssubstitution, Ausdauerbelastung.

Literatur

Knechtle B (2002) Aktuelle Sportphysiologie. S Karger AG

S

Sport, Infekte

Ziel

Minimierung der durch Infekte verursachten Trainingsausfälle.

Problem

Jeder Infekt führt zu einer Schwächung des Körpers und somit zu einer Reduktion der körperlichen Leistungsfähigkeit. Zwischen der Trainingsintensität und der Infekthäufigkeit scheint ein Zusammenhang zu bestehen. Es konnte gezeigt werden, dass moderates Training die Infekthäufigkeit senkt, wohin gegen Ausdauersportler mit hoher Trainingsintensität vermehrt an Infekten erkranken. Die Myokarditis als schwerwiegende Komplikation oftmals banaler viraler Infekte zwingt zu einer längerfristigen körperlichen Schonung. Fortgesetztes Training verschlechtert die Prognose und führt zu einer gesteigerten Mortalität.

Bei Vereins- und Mannschaftssport stellt sich zudem die Frage, wie ansteckend eine Erkrankung ist und wie lange der Erkrankte den Kontakt zu Mannschaftskameraden meiden sollte.

Lösung und Alternativen

Die häufigsten akuten und chronischen Erkrankungen sind in Tabelle 1 mit typischer Anamnese und Symptomatik aufgeführt. Generell sollte bei allen akuten Infekten die Trainingsintensität bis zur vollständigen Rückbildung aller Symptome reduziert werden. Bei Fieber sollte keinerlei Trainingsaktivität stattfinden. Im Zweifel lässt sich anhand einfacher Laboruntersuchungen (BSG, Blutbild, C-reaktives Protein) die entzündliche Aktivität einer Erkrankung einschätzen. Bei chronischen Infekten sollten einige Besonderheiten und Restriktionen beachtet werden.

Akute Infekte

Die oberen Atemwege bieten eine gigantische Kontaktfläche des Körpers mit der Außenwelt. Es ist leicht verständlich, dass daher die häufigsten akut-fieberhaften Infekte die oberen Atemwege betreffen. Nach einem Eintreten der Erreger in den Organismus kommt es im

Tabelle 1. Überblick über akute und chronische Infekte, deren Hauptsymptome und laborchemische Verlaufsparameter

Lokalisation	Symptome	Verlaufsbeurteilung
Obere Atemwege Rhinitis Sinusitis Bronchitis Tracheitis Laryngitis Otitis	Halsschmerz Schluckbeschwerden Ohrenschmerzen Husten ohne/mit Auswurf Fieber Kopfschmerz	BSG, CRP, BB Fieber
Untere Atemwege Pneumonie	Husten ohne/mit Auswurf Fieber Luftnot Abgeschlagenheit	BSG, CRP, BB Rö-Thorax Fieber
Harnwege Zystitis Urethritis Pyelonephritis	Miktionsbeschwerden Fieber Hämaturie Klopfschmerz Nierenlager	BSG, CRP, BB Urinstatus/Sediment
Gastrointestinaltrakt Gastroenteritis	Durchfälle Erbrechen	BSG, CRP, BB, Elektrolyte, Leberwerte
Hepatitis A	Katarrhalische Symptome Ikterus	BSG, CRP, BB, Elektrolyte, Leberwerte Abblassen des Ikterus
Epstein-Barr-Virus-Infektion	Bild der infektiösen Mononukleose Fieber Lymphome Angina tonsillaris Halsschmerz Kopfschmerz Myalgien Leistungsknick	Typisches Differenzial-BB EBV-Serologie, Leberwerte
Perikarditis/Myokarditis	Retrosternale Schmerzen – u. U. lageabhängig Fieber Leistungsknick Luftnot Ödeme	BSG, CRP, CK, Troponin T, EKG, Echokardiographie

Tabelle 1 (Fortsetzung)

Lokalisation	Symptome	Verlaufsbeurteilung
Hepatitis B, C (und Koinfektionen)	Akuter Verlauf: Abgeschlagenheit Leistungsknick Ikterus Oligo-/asymptomatische Verläufe	BSG, CRP, BB, Elektrolyte, Leberwerte, Hepatits B/C PCR

Bereich des Rachenringes zu einer Immunreaktion, an der das lymphatische Gewebe beteiligt ist. Ein typischer Hinweis für diese Reaktion ist das Anschwellen von Lymphknoten in der Halsregion. Später weist dann das Auftreten von Fieber auf eine Allgemeinreaktion des Körpers hin.

Obere Atemwegsinfekte sind in der Regel zunächst viral verursacht, erst später pfropfen sich bakterielle Superinfektionen auf.

Durch starke körperliche Belastungen wird das Übertreten der Erreger von den Schleimhautoberflächen in die Blutbahn begünstigt. Die im Blut zirkulierenden Erreger können sich so an empfindliche Strukturen ansiedeln und verursachen dann weitere Organreaktionen.

Generell ist daher bei Auftreten organtypischer Infektsymptome oder infektinduzierter Lymphknotenschwellungen eine Reduktion der Trainingsintensität vorzunehmen. Bei Fieber sowie bei Halsschmerzen mit Schwellung von Lymphknoten sollte eine Trainingspause eingelegt werden. Erst 48 h nach den letzten gemessenen fieberhaften Temperaturen ist eine Wiederaufnahme des Trainings – zunächst mit reduzierter Intensität – vertretbar.

Chronische Infekte

Sowohl bei viralen als auch bei bakteriellen Infekten ist ein Persistieren von Erregern im Körper möglich. Diese Erreger können in bestimmten Situationen reaktiviert werden und zu einem Wiederaufflammen der Akutsymptomatik führen. Insbesondere bei chronischen viralen Infekten wie Virushepatitis, HIV, EBV sollte beachtet werden, dass keine Anzeichen einer derartigen Aktivierung vorhanden sind. Neben den typischen Symptomen einer Erkrankung sind bestimmte laborchemische Aktivitätsparameter richtungsweisend.

Eine **HIV-Infektion** ist bei normalem lymphozytärem Status kein Hindernis hinsichtlich sportlicher Aktivitäten. Eine Übertragung des Virus ist bei normalen Körperkontakten nicht möglich. Denkbar wäre eine Infektion bei Kontakt zu blutenden Verletzungen und austretenden Körpersekreten. Bei entsprechendem Verhalten der Sportler in solchen Fällen sollte eine Übertragung des Virus kaum eintreten. Verletzungsträchtige Mannschaftssportarten sollten dennoch kritisch überdacht werden. Das Stadium der herabgesetzten Immunität geht mit einer zunehmenden Häufigkeit banaler und auch opportunistischer Infekte einher. Hier sollte der betroffene Sportler entsprechende Vorsorge treffen, um derartige Erkrankungen zu vermeiden.

Infekt und Infektiosität

Bei Infekten der oberen Atemwege ist über die Dauer der Akutsymptome eine Ansteckungsgefahr gegeben. Der direkte Kontakt zu Vereins- bzw. Mannschaftsmitgliedern ist ebenso wie die gemeinschaftliche Nutzung von Trinkflaschen zu vermeiden.

Bei sonstigen Infekten sollte darauf geachtet werden, dass eine Verbreitung des Erregers nicht begünstigt wird. Ist die Infektiosität einer Erkrankung nicht sicher einzuschätzen, sollte das Training ausgesetzt und der Kontakt der Mannschaftsmitglieder untereinander bzw. der Kontakt zu anderen Mannschaften gemieden werden.

Infekt und Training

Das Training ist auszusetzen solange Fieber besteht. Ebenfalls sollte bei Halsschmerzen und akuten Lymphknotenschwellungen insbesondere der Halsregion ein Trainingsstopp verhängt werden. Bei lediglich leichten grippalen Symptomen ohne Halsschmerzen und Lymphkotenschwellungen kann ein reduziertes Training im aeroben Bereich erfolgen (bevorzugt moderates Ausdauertraining).

Vermeidung akuter Infekte durch Impfung

Eine aktive Immunisierung vermag manchen Infekt zu verhindern. Insbesondere vor Antritt von Reisen sollte man sich über die lokalen Besonderheiten des Ziellandes orientieren. Im Einzelnen sei hierzu auf das Kapitel Impfung verwiesen.

S

Maßnahmen bei ersten Infektzeichen

Erste Anzeichen eines drohenden grippalen Infektes der oberen Atemwege reagieren oftmals auf eine symptomatische Therapie mit ASS oder nichtsteroidalen Antiphlogistika (wie Diclofenac oder Ibuprofen). Hilfreich ist bei Beteiligung der Nasennebenhöhlen der frühzeitige Einsatz abschwellender Nasentropfen, die das ungehinderte Ablaufen vermehrt gebildeten Sekretes begünstigen. Eine antibiotische Therapie ist nur in Einzelfällen sinnvoll, da es sich meist um virale Affektionen handelt.

Weiterführende Tipps

→ Impfung, Empfehlungen; →Epstein-Barr-Virus im Leistungssport.

Literatur

Klassen PM, Heinz BC, Siebert CH (2000) Erfahrungen mit dem Epstein-Barr-Virus im Leistungssport – Kann ein kleines Virus die Basketball-Bundesliga lahmlegen? Deut Zeitschr Sportmed 51:26–29

König D, Gratewohl D, Deibert D, Weinstock C, Northoff, H, Berg A (2000) Sport und Infekte der oberen Atemwege – Epidemiologie, Immunologie und Einflussfaktoren. Deut Zeitschr Sportmed 51:244–250

Sportlerherz, Abklärung

Ziel

Differenzialdiagnostische Abgrenzung des Sportlerherzen als physiologische Folge sportlichen Trainings von anderen pathologischen Ursachen der Herzvergrößerung.

Problem

Bei der Untersuchung von Sportlern findet man häufig direkte oder indirekte Zeichen für ein vergrößertes Herz. Dabei ist es für die Beurteilung der Sportfähigkeit des Patienten wichtig zu unterscheiden, ob die gefundene Herzvergrößerung durch den Sport bedingt ist und somit kein sportspezifisch erhöhtes Risiko besteht, oder ob eine pathologische strukturelle Herzerkrankung vorliegt, die ein Sportverbot zur Folge hätte.

Lösung und Alternativen

Unter einem Sportlerherz versteht man ein harmonisch vergrößertes Herz, das alle Herzhöhlen betrifft. Ausdauerleistungssport führt zu einer Volumenbelastung und sekundär zu einer Dilatation und exzentrischen Hypertrophie des Herzens.

Ein Sportlerherz entwickelt sich als Folge von Leistungssport in einer Sportart mit einem hohen Ausdaueranteil. Deshalb findet sich ein Sportherz insbesondere bei Langstreckenläufern, Radfahrern und Ruderern. Als Sportpensum ist dabei ein Ausdauertraining von mindestens fünf Stunden pro Woche erforderlich. Je intensiver und länger das Ausdauertraining durchgeführt wird, desto stärker ist das Ausmaß der Sportherzvergrößerung. Dies gilt für alle Altersstufen, auch im Kindesalter kann sich sogar schon ein Sportlerherz ausbilden. Ein reines Krafttraining allein führt allerdings nicht zu einem Sportlerherzen.

Durch die Herzvergrößerung erhöht sich das Schlagvolumen, die erforderliche Herzfrequenz sinkt dadurch, wodurch bei gleicher Belastungsstufe eine ökonomischere Arbeitsweise des Herzens resultiert. Je größer das Sportlerherz, desto höher ist das Schlagvolumen und somit das maximal erreichbare Herzzeitvolumen unter Belastung. Durch die

S

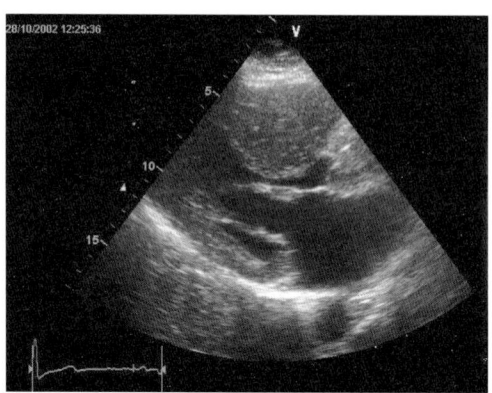

Abb. 1. Bei einem 23-jährigen Triathleten fiel bei einer Routine-Röntgen-Untersuchung eine Herzvergrößerung auf. Echokardiographisch konnte die Diagnose einer hypertrophen Kardiomyopathie mit verdicktem interventrikulärem Septum (IVS) gestellt werden

potenzielle Steigerung des maximal möglichen Herzminutenvolumens um fast das doppelte im Vergleich zu Untrainierten ist die bessere Leistungsfähigkeit von Ausdauerathleten erklärbar. Dabei ist jedoch die maximal mögliche Herzfrequenz beim Sportlerherz vergleichbar mit der von Untrainierten.

Beim Sportlerherz zeigt das EKG eine weite Spanne von möglichen auffälligen Veränderungen, die den Verdacht auf eine organische Herzerkrankung lenken können, v. a. bei erhöter QRS-Amplitude, die eine linksventrikuläre Hypertrophie nahe legt, und Erregungsrückbildungsstörungen, die auf ischämische oder entzündliche Herzerkrankungen hinweisen können. Die EKG-Veränderungen können aber auch bei Sportlern ohne Sportlerherz als Folge eines erhöhten Vagotonus nachweisbar sein. Diese vagotoniebedingten EKG-Veränderungen sind unter Belastung oftmals reversibel.

Das Herzvolumen kann mittels radiologischer Diagnostik oder Echokardiographie bestimmt werden. Dabei bietet sich vor allem die Echokardiographie an, da sie keine Belastung durch Röntgenstrahlen verursacht, genauere Ergebnisse liefert als die Herzvolumenbestimmung anhand des Röntgen-Thoraxbildes und zudem noch eine weitere morphologische Beurteilung der kardialen Dimensionen, Pumpfunktion und des Klappenstatus ermöglicht. Ein wesentlicher Vorteil der Echokardiographie ist, dass zwischen einer Dilatation und einer Hypertrophie als Ursache der Herzvergrößerung unterschieden werden kann, was anhand des Röntgenbildes nicht möglich ist. Echokardiographisch bestimmt sich das Herzvolumen als HV (ml) = 6,25×endiastolisches Volumen linker Ventrikel + 20. Als Faustregel für das Herzvolumen sollte ein oberer Grenzwert von 20 ml/kg Körpergewicht nicht überschritten werden.

Im Röntgen-Thorax kann ein Sportlerherz wie ein kardiales Vitium imponieren, z.B. ein kombiniertes Mitralvitium. Fällt keine globale harmonische Herzvergrößerung, sondern eine überwiegende Vergrößerung der rechten oder vor allem der linksseitigen Herzhöhlen im Thoraxbild auf, so hat diese in der Regel eine pathologische Ursache, z.B. ein Aortenvitium oder eine Linksherzhypertrophie als Folge einer arteriellen Hypertonie. Im Einzelfall aber ist anhand des Röntgenbildes die Differenzialdiagnose des Sportlerherzens oft nicht eindeutig zu klären.

Deshalb sollte in Zweifelfällen immer eine Echokardiographie durchgeführt werden. Diese erlaubt eine genaue Bestimmung der Durchmesser der Herzhöhlen und -wände (Tab. 1). Beim Sportherz liegt der Grenzwert für eine physiologische Hypertrophie des Herzens bei einer linksventrikulären Muskelmasse von 170g/m^2. Liegt der enddiastolische Durchmesser des linken Ventrikels über 60 mm, so ist das für ein alleiniges Sportlerherz auffällig und bedarf der genaueren Abklärung und/oder Verlaufskontrolle. Es ist wichtig immer die Körperdi-

Tabelle 1. Echokardiographische Grenzwerte des Sportlerherzens

	Männer	Frauen
Herzvolumen (ml/kg)	20	19
Herzgewicht (g/kg)	7,5	7
Linksventrikuläre Muskelmasse (g/m^2)	170	130
Endiastolischer Durchmesser linker Ventrikel (mm)	63	60
Wanddicke linker Ventrikel (mm)	13	12
Durchmesser linker Vorhof (mm)	45	45
Fractional Shortening (%)	>27	>27

mensionen bei der Interpretation der echokardiographischen Messwerte in Betracht zu ziehen, da die kardialen Dimensionen mit der Körperoberfläche korrelieren. Eine Verdickung des interventrikulären Septums auf mehr als 12 mm ist für ein Sportlerherz ungewöhnlich. In einem solchen Fall ist eine hypertrophe Kardiomyopathie auszuschließen. Fällt bei Sportlern mit überwiegend isometrischem Krafttraining eine konzentrische Hypertrophie auf, so ist nach dem Vorliegen einer arteriellen Hypertonie oder einem Anabolikaabusus zu fahnden. Kraftsport per se führt nicht zu einer Herzvergrößerung. Beim Sportlerherz ist die systolische und diastolische Funktion des Herzens immer normal. Findet sich eine reduzierte systolische Pumpfunktion ist an eine dilatative Kardiomyopathie oder eine Myokarditis zu denken. Ist die diastolische Funktion gestört, so liegt eine pathologische Hypertrophie des Herzens vor.

Wird der Leistungssport beendet und die Trainingsintensität des Ausdauersportlers reduziert, so bildet sich auch die Herzvergrößerung zurück. Nicht immer wird eine komplette Normalisierung der Herzgröße erreicht, es kann auch ohne Krankheitswert eine moderate Herzvergrößerung bestehen bleiben. Prognostisch stellen ein Sportlerherz oder dessen Residuen keinen Anlass für ein erhöhtes kardiales Risiko dar.

Weiterführende Tipps

→ EKG-Veränderungen, sportmedizinische Bewertung; → Kaderuntersuchung, internistische; → Echokardiographie, sportmedizinische Relevanz.

Literatur

Pelliccia A, Maron BJ, Spataro A, Proschan MA, Spirito P (1991) The upper limit of physiologic cardiac hypertrophy in highly trained athletes. N Engl J Med 324:295–301

Urhausen A, Monz T, Kindermann W (1997) Echocardiographic criteria of physiological left ventricular hypertrophy in combined strength- and endurance-trained athletes. Int J Card Imaging 13:43–52

Sportlertod, plötzlicher

Ziel

Kenntnis der häufigsten Ursachen plötzlicher Todesfälle im Sport und Möglichkeiten, wie diese durch geeignete Screening-Untersuchungen vermieden werden können.

Problem

Eine starke körperliche Belastung kann bei zugrundeliegender Herzerkrankung Auslöser eines plötzlichen Herztodes oder eines Herzinfarktes sein. Dies gilt vor allem für Personen, die sich nicht regelmäßig stärker belasten oder sogar vorher körperlich kaum aktiv waren.

Lösung und Alternativen

Ein plötzlicher Sportlertod ist, mit Ausnahme der traumatisch bedingten Todesfälle, meist Folge einer vorbestehenden Organerkrankung. Dabei handelt es sich in ca. 90% der Fälle um kardiovaskuläre Krankheiten. In selteneren Fällen finden sich nicht-kardiale Erkrankungen als Ursachen.

Die dem plötzlichen Herztod beim Sportler zugrundeliegenden Erkrankungen hängen vom Alter des Sportlers ab. Bei Personen unter 35 Jahren finden sich als häufigste Ursachen eines plötzlichen Herztodes eine hypertrophe Kardiomyopathie, angeborene anatomische Anomalien der Koronararterien, Myokarditis und eine arrhythmogene rechtsventrikuläre Kardiomyopathie. Andere Ursachen sind deutlich seltener (Abb. 1). Die häufigste Todesursache bei Sportlern über 35 Jahre ist eine koronare Herzerkrankung.

Die Triggerfunktion der körperlichen Belastung für den plötzlichen Herztod ist daran zu erkennen, dass ca. 90% dieser Todesfälle bei Sportlern während oder kurz nach dem Sport auftreten. Es ist dringend anzuraten vor Aufnahme intensiver sportlicher Betätigung oder bei Wiederaufnahme des Sports nach längerer Pause ein Screening zur Erkennung der gefährlichen kardiovaskulären Erkrankungen durchzuführen. Bei potenzieller Gefährdung durch den Sport ist eine Wettkampfsperre oder gar ein komplettes Sportverbot auszusprechen.

S

Plötzlicher Herztod bei 1–24-Jährigen (n = 207)

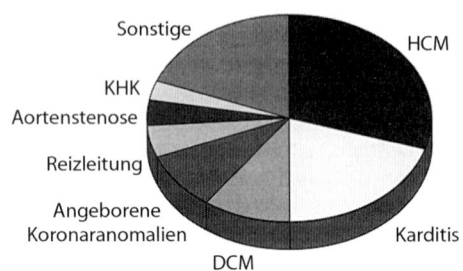

Plötzlicher Herztod bei 1–40-Jährigen (n = 703)

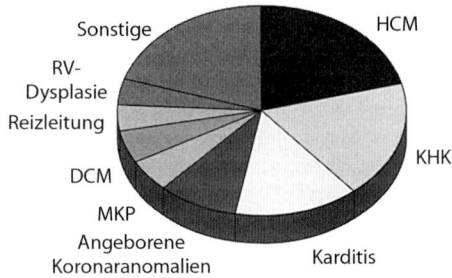

Abb. 1. Ursachen des plötzlichen Herztodes bei jüngeren und älteren Sportlern

Insbesondere bei älteren Sportlern besteht eine deutliche Übersterblichkeit bei Vorliegen von Risikofaktoren. Unter den plötzlichen Todesfällen beim Sport finden sich 50% Raucher und 30% Hypertoniker. Diese Risikogruppen sollten gezielt über das erhöhte Risiko aufgeklärt, der Risikofaktor nach Möglichkeit ausgeschaltet und auch beim Screening hier verstärkt auf kardiovaskuläre Probleme geachtet werden.

Weiterführende Tipps

→ Kaderuntersuchung, internistische; → Vorsorgeuntersuchung, Freizeitsportler.

Literatur

Graf C, Rost R (2001) (Hrsg) Herz und Sport: eine Standortbestimmung. 3. Auflage, Balingen, Spitta Verlag

Maron BJ, Shirani J, Poliac LC, Mathenge R, Roberts WC, Mueller FO (1996) Sudden death in young competitive athletes: clinical, demographic and pathological profiles. JAMA 276: 199–204

S

Sprunggelenksarthroskopie, Fallstricke

Ziel

Die Versorgung von Sprunggelenkspathologien durch arthroskopi-sche Intervention verbreitet sich zunehmend. Vermehrte Probleme und hohen technischen Anspruch gilt es zu berücksichtigen.

Problem

Die anatomischen Bedingungen und Größenverhältnisse machen diesen Eingriff technisch anspruchsvoller und komplikationsträchti-ger als an den großen Gelenken. Die Ausrichtung der tibiotalaren Ge-lenkflächen und die Platzverhältnisse stellen auch den erfahrenen Arthroskopeur vor größere Schwierigkeit als er von dem Knie- und Schultergelenk gewohnt ist. Die Erweiterung des Gelenkspaltes durch verschiedene Distraktionsmaßnahmen kann die Verhältnisse nur et-was verbessern. Eine vollständige Darstellung des oberen Sprung-gelenkes gelingt bei diesem minimal-invasiven Verfahren von ventral nicht.

Die geringe Weichteildeckung und die variable Lage der Hautnerven im Bereich des oberen Sprunggelenks hat eine erhöhte Komplikati-onsrate nach der Arthroskopie zur Folge.

Lösung und Alternativen

Der Erfolg der OSG-Arthroskopie als diagnostische und therapeuti-sche Maßnahme ist von der Lokalisation der Pathologie im Gelenk selbst und somit von der Indikationsstellung maßgeblich abhängig. Eine entsprechende weiterführende Diagnostik ist präoperativ somit unerlässlich. Gemäß der vorgesehenen therapeutischen Maßnahme muss dann ein entsprechendes Portal für das Arthroskop und die In-strumente gewählt werden. Hierbei birgt jeder Zugang seine eigenen, anatomisch bedingten Gefahren in sich (Tab. 1). Für den Alltags-gebrauch haben sich der anteromediale und -laterale Zugang bewährt. Nach Distension der Gelenkkapsel mit 10–20 ml NaCl wird der ante-rolaterale Zugang angelegt. Die Haut wird 1 cm vor dem Außenknö-chel lateral der Extensor digitorum longus Sehne oberflächlich inzi-diert. Um Verletzungen der Gefäß-Nerven-Strukturen zu vermeiden,

Tabelle 1. Verschiedene Arthroskopie-Portale und die jeweilige umliegende Gefäß-Nerven-Struktur

Arthroskopischer Zugang	Gefährdete Struktur
Anterozentral	N. peroneus prof./A. dorsalis pedis
Anteromedial	N. saphenus/V. saphena magna
Anterolateral	N. peroneus superficialis
Posterolateral	N. suralis/V. saphena parva
Posteromedial	N. tibialis/A. tibialis posterior

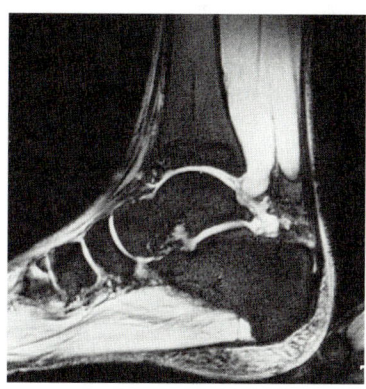

Abb. 1. Typisches NMR bei anteriorem Impingement

wird nun stumpf auf die Kapsel in Spreiztechnik präpariert. Dann wird das Arthroskop mit Hilfe eines stumpfen Trokars eingebracht. Der anteromediale Zugang kann dann in Abhängigkeit der Pathologie unter Sicht platziert werden. Die Illumination des vorgeschobenen Arthroskopes bringt die subkutanen Gefäß-Nerven-Strukturen zur Darstellung. Bei Traktionsosteophyten der Tibia, wie z.B. beim Fußballer-Knöchel, sollte der Zugang auf Höhe der Vorderkante platziert werden, um einen geraden „Schuss" mit der Kugelfräse zu gewährleisten, während zur Pridie-Bohrung des Talus der Einfallwinkel des Drahtes einkalkuliert wird.

Da das anteriore Gelenkkompartiment gut zugänglich ist, bieten sich dort v.a. die folgenden OP-Indikationen an:

- Anteriores Impingement (Pliken, Narbenstränge, Synovitis etc.)
- Freie Gelenkkörper

S

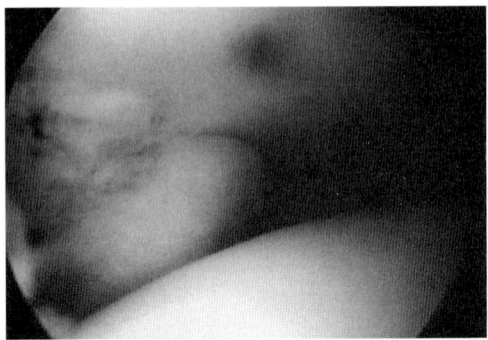

Abb. 2. Intraoperativer Befund

- Fußballer-Knöchel (anteriorer tibialer Osteophyt)
- Knorpelschäden
- Osteochondrosis dissecans tali
- Syndesmosen-Rupturen
- Traktionsosteophyten

Auf den Einsatz einer Flüssigkeitspumpe sollte trotz Anlage einer Blutleere am Sprunggelenk nicht verzichtet werden. Für die Öffnung des Gelenksspaltes stehen trotz der straffen Bandführung verschiedene Möglichkeiten zur Verfügung. Eine temporäre Anlage eines Fixateur externes hat sich aufgrund der Komplikationen und dem Verlust der intraoperativen Gelenkbeweglichkeit, v. a. im Sinne von Supination und Pronation nicht durchgesetzt. Als Zughilfe kommen schuhartige Vorrichtungen oder Schlingen in Betracht. Wenn der betroffene Fuß die Kante des Operationstisches überragt, vereinfacht sich das Handling.

Gerade der Einsatz der Arthroskopie bei Sportlern mit therapieresistenten Beschwerden nach Supinationstrauma ist vielversprechend. Hier werden im anterioren Kompartiment gehäuft Narbenstränge oder meniskusartige, hypertrophierte Synovialzotten gefunden (Abb. 1, 2). Auch die tibiofibulare Syndesmose kann mitbeurteilt werden und bei partiellen Rupturen das narbige „Syndesmosenimpingement" beseitigt werden. Ein Einsatz im Rahmen der entsprechenden Frakturversorgung und Arthrodesen ist in der Literatur beschrieben.

Tabelle 2. Komplikationen bei Sprunggelenksarthroskopien

Komplikationen
Nervenverletzungen
Weichteilverletzungen
Knorpelverletzungen
Infektionen
Synoviale Fisteln
Dystrophie-Syndrome
Nachblutung/Hämarthros
(Komplikationen durch invasive Gelenkdistraktion)

Trotz der höheren Komplikationsrate (Tab. 2) kann die Arthroskopie unter Berücksichtung der Gefahrenquellen bei entsprechender Indikation eine wertvolle Ergänzung des operativen Repertoires für Sportmediziner darstellen.

Weiterführende Tipps

→ OSG-Arthroskopie, Distraktionshilfe (Tipps & Tricks für den Orthopäden); → OSG-Arthroskopie, Gelenkdistraktion (Tipps & Tricks für den Traumatologen); → Syndesmosenverletzung, diagnostischer und therapeutischer Stufenplan.

Literatur

Schneppenheim M, Phillipps B, Schunck J, Jerosch J (2001) Komplikationen bei arthroskopischen Operationen am oberen Sprunggelenk. Arthroskopie 14:221–225

Thein R, Eichenblat M (1992) Arthroscopic treatment of sports-related synovitis of the ankle. Am J Sports Med 20:496–498

S

Syndesmosenverletzung, diagnostischer und therapeutischer Stufenplan

Ziel

Vorschläge zur Diagnostik und Therapie zwecks sicherer sportmedizinischer Versorgung von Syndesmosen-Verletzungen ohne ossäre Komponente.

Problem

Sprunggelenksverletzungen treten beim Sport häufig auf. Die Angaben bezüglich einer Syndesmosen-Läsion variieren zwischen 1 und 20% in der Literatur. Diese Sportverletzten von den üblichen Außenbandverletzten zu differenzieren, kann eine schwierige Aufgabe für den betreuenden Sportmediziner darstellen. Zu häufig wird diese Verletzung übersehen und somit nicht die richtige therapeutische Konsequenz gezogen. Verlängerte Ausfallzeiten und Dauerschäden können die Folge sein. Bei Beteiligung der Syndesmose muss von einem komplexen Gelenkschaden ausgegangen werden.

Die Syndesmosis tibiofibularis verbindet durch die Ligg. tibiofibularia anterius und posterius, sowie die Fortsetzung der Membrana interossea (auch als Lig. interossea bezeichnet) die Tibia und Fibula und bildet somit die Voraussetzung für eine federnde Malleolengabel. Für die Syndesmosen-Ruptur kommt ursächlich ein Supinationstrauma mit einer Rotationskomponente in Frage. Der Talus sprengt die Malleolengabel am ehesten in forcierter Dorsalflexion des Sprunggelenkes bei einer Innenrotation des Unterschenkels bei fixiertem Fuß.

Lösung und Alternativen

Die klinische Untersuchung weist einen lokalen Druckschmerz sowie Schwellung und Einblutung über der Syndesmose auf. Der Lokalbefund ist meist weniger beeindruckend als nach Außenband-Rupturen. Dorsalflexion des OSG, wie auch der kraftvolle Abdruck beim Gang wird als schmerzhaft empfunden. Kompression im Bereich der Unterschenkelmitte sowie jede Manipulation an der Fibula führt zu Schmerzen im Bereich der Syndesmose. Der Außenrotations-Stress-

Test (auch Frick-Test genannt), bei dem in 90° Kniebeugung und fixiertem Unterschenkel eine Außenrotation des Fußes in der Malleolengabel durchgeführt wird, kann die Syndesmosen-Verletzung bestätigen. Bei dem Cotton-Test wird die laterale Verschieblichkeit des Rückfußes in der Knöchelgabel beurteilt. Eine vermehrte Beweglichkeit der Fibula gegenüber der Tibia (im Seitenvergleich) kann auch beobachtet werden. An ein begleitendes Kompartment-Syndrom sollte v. a. bei den höhergradigen Verletzungen gedacht werden.

Die radiologische Basisuntersuchung besteht aus Sprunggelenk in zwei Ebenen und die Malleolengabel-Zielaufnahme (Mortise view). Hier muss auf ein Klaffen der Syndesmose im Sinne einer Verbreitung des tibiofibularen Spaltes (Raum zwischen medialer Kortikalis des Wadenbeines und lateralen Kante der hinteren Tibia) oder Reduktion der Überlappung der distalen Fibula mit der anterioren Tibia (Abb. 1) geachtet werden. Als pathologisch wird eine Spaltverbreiterung von über 6 mm auf einer Höhe von 1 cm über dem Gelenkspalt oder eine Überlappung kleiner als 2 mm gewertet. Eine Asymmetrie des Gelenkspaltes (Beurteilung in beiden Ebenen) weist ebenfalls auf eine Syndesmosen-Verletzung hin (Abb. 2). Zwecks Vergleich können die Röntgenbilder der gesunden Gegenseite herangezogen werden. Konventionell gehaltene Aufnahmen mit forcierter Außenrotation und la-

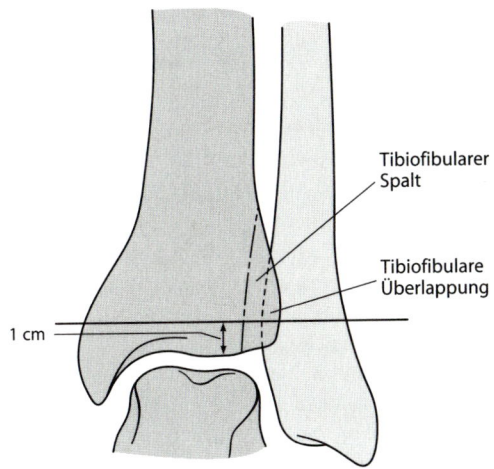

Tibiofibularer Spalt

Tibiofibulare Überlappung

1 cm

Abb. 1. Beurteilung der Syndesmosen im a.p.-Strahlengang

S

Tabelle 1. Einteilung der akuten, traumatischen Syndesmosen-Verletzungen.
(TR: Teilruptur; KR: Komplettruptur; +: positiv/pathologisch; –: negativ)

Eintei-lung	Verletztungsmuster	Befund	Therapie	Sport-unfähigkeit
Grad 1	TR: Lig. tibiofib. ant.	Stress-Test + Kompressions-Test – Cotton-Test – Instabilität – Gehfähig	Kons. Entlastung 1–3 Wo.	6–8 Wo.
Grad 2	KR: Lig. tibiofib. ant. TR: Memb. interossea	Stress-Test + Kompressions-Test + Cotton-Test – Instabilität –/+ Hinkendes Gangbild	Kons./ Operativ Entlastung 3–6 Wo.	9–12 Wo.
Grad 3	KR: Lig. tibiofib. ant. KR: Memb. interossea	Stress-Test + Kompressions-Test + Cotton-Test + Instabilität + Schonung/Entlastung	Operativ Entlastung bis ME nach 6–12 Wo.	Ca. 16 Wo.

teral Verschiebung des Fußes können zur Verdeutlichung der Diastase
im distalen Tibiofibulargelenk beitragen. Die Arthrographie ist zwischenzeitlich von MRT und CT verdrängt worden. Die Knochenszinti-
graphie ist bei chronischen Schäden pathologisch.

Der Therapieplan bei akuten Syndesmosen-Rupturen ist abhängig von
dem Grad der Instabilität (Tab. 1). Die Grad-1-Verletzungen stellen eine Teilruptur der Bandstrukturen dar, und werden konservativ versorgt. Die Behandlung besteht aus einer Ruhigstellung (Gips oder
Schiene), Entlastung für 1–3 Wochen, Thromboseprophylaxe und Antiphlogese. Es folgt eine aggressive Rehabilitation zwecks Wiederherstellung des Bewegungsausmaßes und der propriozeptiven Fähigkeiten. Die Behandlung kann abgeschlossen werden, sobald der Ein-
Bein-Sprung nach vorne und zur Seite mit dem betroffenen Bein ohne
Einschränkung erfolgen kann. Anfänglich können ein Tapeverband
und eine Fersenerhöhung zusätzliche Sicherheit bieten. Insgesamt
benötigt die Behandlung mindestens doppelt so lang wie die Dauer
bei den üblichen Außenbandverletzungen.

Die stabile Grad 2 Syndesmosen-Ruptur kann nach demselben Schema therapiert werden, wobei die Ruhigstellungs- und Entlastungspha-

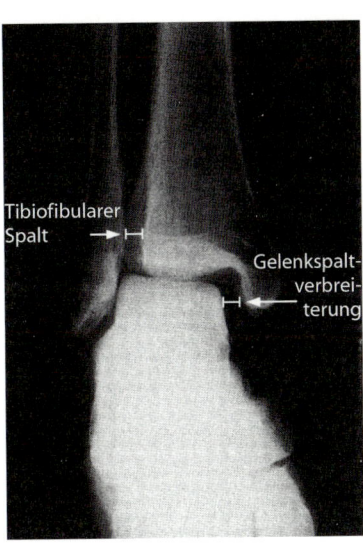

Abb. 2. Radiologische Darstellung des asymmetrischen Gelenkspaltes

se auf 3–6 Wochen verlängert wird. Bei Instabilität erfolgt eine operative Versorgung. Bei Unklarheit bezüglich der Stabilität können gehaltene Aufnahmen, aber auch die Sprunggelenk-Arthroskopie hilfreich sein. Bei der arthroskopischen Beurteilung weist eine Bewegung von mehr als 2 mm im Bereich der Syndesmose auf eine Verletzung mit Instabilität hin (Norm ca. 1 mm). Dies sollte mittels Stellschraube therapiert werden.

Die seltenen drittgradigen Verletzungen werden zwangsläufig operativ versorgt. Nach gelungener geschlossener Reposition kann die Syndesmosen-Stellschraube (z.B. 4,5 mm Kortikalis-Schraube mit durchgehendem Gewinde; **Cave:** keine Zugschraube!) perkutan parallel zum Gelenkspalt eingebracht werden. Beim Scheitern dieser Reposition ist die offene Reposition, inklusive Entfernung des Interponates und Bandnaht vor der Osteosynthese erforderlich. Vollbelastung wird meist erst nach Entfernung der Stellschraube nach 6–12 Wochen zugelassen. Begleitende Krankengymnastik wird ab der dritten postoperativen Woche verordnet. Verkalkungen der Membrana interossea sind beschrieben, so dass eine entsprechende medikamentöse Prophylaxe (z.B. Indomethacin 2×50 mg für 7–10 Tage) in Erwägung gezogen werden kann.

Insgesamt ist der Behandlungsverlauf bei Syndesmosen-Verletzungen deutlich länger und aufwändiger als bei den üblichen Außenbandverletzungen. Eine entsprechende Aufklärung des Sportlers und seiner Betreuer sollte diesbezüglich möglichst frühzeitig erfolgen.

Weiterführende Tipps

→ Kompartmentdruckmessung, mobile; → Syndesmosenruptur, Versorgung (Tipps & Tricks für den Traumatologen); → Sprunggelenksarthroskopie, Fallstricke.

Literatur

Grass R, Zwipp H (2003) Syndesmosenplastik bei chronischer Insuffizienz des distalen tibiofibularen Syndesmosenkomplexes. Operat Orthop Traumatol 15:208–225

Kadletz R, Benedetto KP (1990) Die isolierte Verletzung der distalen tibiofibularen Syndesmose. Prakt Sport-Traumatol 2:27–31

Peng J-R (2000) Solving the dilemma of the high ankle sprain in the athlete. Sports Med Arthrosc Rev 8:316–325

Wuest TK (1997) Injuries to the distal lower extremity syndesmosis. J Am Acad Orthop Surg 3:172–181

Tarsal-Tunnel-Syndrom, Abklärung

T

Ziel

Darstellung der diagnostischen Abklärung des Tarsal-Tunnel-Syndroms. Erst bei sicherer Diagnose können entsprechende therapeutische Maßnahmen eingeleitet werden.

Problem

Schmerzen im Bereich des Fußes können bei Leistungssportlern eine Vielzahl von Ursachen haben. Verschiedene Nerven-Kompressions-Syndrome können im Bereich des Sprunggelenkes und des Fußes für Schmerzen und Funktionsstörungen verantwortlich sein. Die z. T. sehr unterschiedlichen klinischen Erscheinungsformen haben zur Folge, dass die Diagnose eines Tarsal-Tunnel-Syndroms (TTS) häufig erst verspätet gestellt wird. Die klinische Verdachtsdiagnose eines TTS ist dann zusätzlich meist noch schwer zu objektivieren. Die klinische Untersuchung ist ohne die Durchführung spezieller Techniken häufig unergiebig. Radiologische und neurologische Diagnostik ist meist nicht wegweisend. Vor allem durch die körperliche Untersuchung muss die Diagnose des TTS erhärtet werden. Gerade wenn operative Maßnahmen anstehen, muss eine zweifelsfreie Diagnose getroffen worden sein.

Lösung und Alternativen

Der Nervus tibialis verläuft distal unter dem Retinaculum flexorum hinter dem Innenknöchel entlang. Der „Tunnel" wird durch die mediale Kortikalis des Fersenbeines, die posteromediale Fläche des Sprungbeines, die posteromediale Tibiafläche und dem Retinaculum gebildet. Hierdurch zieht der N. tibialis mit den Mm. flexor digitorum longus, tibialis posterior und flexor hallucis longus sowie dem Tibialis posterior Gefäßbündel in Richtung Fußsohle. Mit den Rr. calcanei medialis wird die Haut der Ferse und der fersennahen Fußsohle versorgt, während die Nn. plantaris medialis und lateralis bis in den Vorfuß ziehen. Bezüglich der sensiblen Versorgung und den Nervenverläufen liegt in dieser Region eine große Variabilität vor, was als Erklärung für die unterschiedlichen Beschwerden dienen kann.

Bei Sportlern mit lokalisierten Schmerzen oder Gefühlsstörungen im Bereich der Fußsohle muss v.a. an das TTS gedacht werden. Die Veränderungen treten bei Sportlern meist als Verletzungsfolge auf, die zu einer Gewebszunahme und somit einer Enge im Tunnel führt. Bei Läufern muss eine Hyperpronation ausgeschlossen werden, da diese vermehrten Zug des N. tibialis verursachen kann. Bei vielen TTS-Patienten bleibt die Ursache aber ungeklärt.

Der Sportler mit TTS klagt über Gefühlsstörungen, gelegentlich bis hin zu Taubheitsgefühlen, aber auch brennende oder einschießende Schmerzen. Symptome nehmen unter Belastung meist zu und sind häufig medialbetont. Auch Ruhe- und Nachtschmerzen werden beschrieben. Bei der klinischen Untersuchung wird z.T. eine Schwellung im Bereich des Innenknöchels beobachtet. Der N. tibialis kann im Verlauf druckempfindlich, ggf. bei positivem Tinel-Zeichen, sein. Auch eine vermehrte Pronation oder Eversion des Fußes kann die Beschwerden provozieren. Bestimmung der Nerven-Leitgeschwindigkeit und ein EMG sowie ein NMR können präoperativ hilfreich sein. Mittels konventionellen Röntgenbilds können ossäre Veränderung, wie z.B. akzessorische Knochen, dargestellt werden.

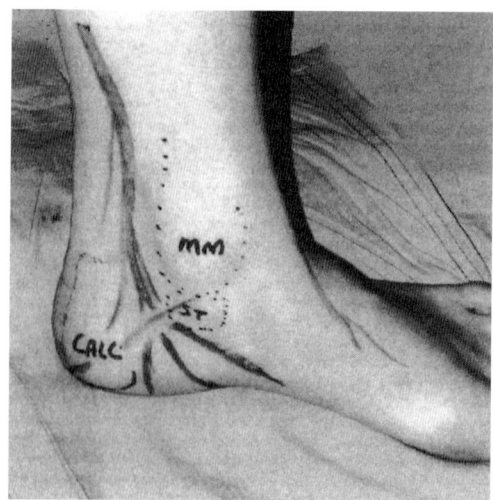

Abb. 1. Schematischer Verlauf des N. tibialis im Bereich des Innenknöchels

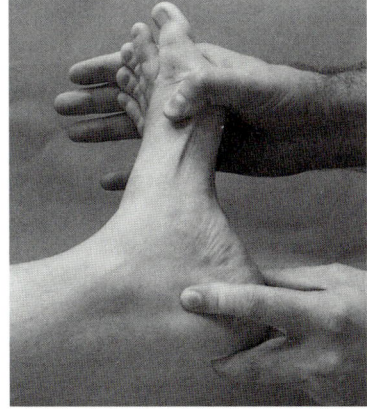

Abb. 2. Fuß-Position für den TTS-Provokationstest mit maximaler Pronation und Dorsalextension im Sprunggelenk, sowie Dorsalextension in den Metatarsophalangeal Gelenken. Zeigefinger deutet auf Nervenverlauf

Als spezifischen Test beschreiben Kinoshita et al. die passive maximale Dorsalextension des Sprunggelenkes bei Eversion/Pronation des Rückfußes und maximaler dorsaler Flexion aller Zehen (Abb. 2). Nach circa 10 s konnte so die Symptomatik des TTS provoziert werden. Eine vermehrte Druckempfindlichkeit des Nervs bis hin zum positiven Tinel-Zeichen wurde beobachtet. Die angegebene Position des Fußes führte somit zu einer Verstärkung der vorbestehenden Symptome, während bei gesunden Probanden keine Beschweren ausgelöst wurden.

Die primäre konservative Behandlung besteht aus einer Belastungspause, Vermeidung der Überpronation, z.B. durch Einlagenversorgung, Gabe nicht-steroidaler Antiphlogistika und ggf. lokaler Infiltration. Die krankengymnastische und physikalische Therapie soll auf ein Abklingen des entzündlichen Prozesses im Tarsal-Tunnel und die Kräftigung der medialen Flexoren ausgerichtet sein. In Einzelfällen kann die topische Applikation von Lokalanästhetika (z.B. EMLA®-Pflaster) oder eine vorübergehende Ruhigstellung erforderlich sein. Die lokale Kortikoid-Injektion in den Tarsal-Tunnel mag vereinzelt sinnvoll sein, ist aber komplikationsträchtig.

Bei therapierefraktärem Verlauf kann eine operative Entlastung und Neurolyse vonnöten sein. Über einen großzügigen longitudinalen Schnitt wird das Retinaculum gespalten und das Gefäß-Nerven-Bündel freigelegt. Ohne Verschluss des Retinaculums wird die Haut abschließend vernäht. Zwei Wochen Entlastung der betroffenen Extremität wird empfohlen.

Diese Ausführungen sollen v.a. das Bewusstsein der Sportmediziner für das Tarsal-Tunnel-Syndrom schärfen. Mittels Anamnese, klinischer Untersuchung und Durchführung der dargestellten Tests sollte eine sichere Diagnose ermöglicht werden.

Weiterführende Tipps

→ Einlagen, Fußball; → Fersenschmerz, plantarer, Therapieoption ESWT.

Literatur

Kinoshita M, Okuda R, Morikawa J, Jotoku T, Abe M (2001) The dorsiflexion-eversion test for the diagnosis of tarsal tunnel syndrome. J Bone Joint Surg 83-A:1835–1839

Raikin SM, Schon LC (2000) Nerve entrapment in the foot and ankle of an athlete. Sport Med Arthrosc Rev 8:387–394

Tauchmedizin, Tauglichkeitsuntersuchung

T

Ziel

Darstellung der mit dem Tauchen verbundenen Gefahren und Hinweise zur Tauchtauglichkeit.

Problem

Unter normalen Bedingungen ist der menschliche Körper auf Meereshöhe einem Luftdruck von etwa 1 bar ausgesetzt, der auf die Körperoberfläche ebenso wie auf die Atemwege einwirkt. Das Kreislaufsystem weist im Stehen einen orthostatischen Druckgradienten von angenähert 100 mmHg zwischen der oberen und der unteren Körperhälfte auf. Unter diesen Umgebungsbedingungen befindet sich ein größerer Anteil des intravasalen Flüssigkeitsvolumens in den Kapazitätsgefäßen der unteren Extremitäten.

Beim Abtauchen unter Wasser wirken mit steigender Tiefe zusätzlich zum Luftdruck weitere Druckeinflüsse auf den Körper ein. Der kranio-kaudale Druckgradient im Bereich des Gefäßsystems geht verloren und es kommt zu einer Umverteilung des intravasalen Flüssigkeitsvolumens, wobei Füssigkeitsanteile von den Kapazitätsgefäßen in Richtung intrathorakaler Gefäße verschoben werden. Die Vorlast des rechten und linken Herzens wird erhöht, das kardiale Füllungsvolumen steigt an. Im Vorhof freigesetztes ANP (atriales natriuretisches Peptid) und die gesteigerte Perfusion der Nieren führen zur sogenannten Taucherdiurese.

Körperhöhlen verhalten sich wie abgeschlossene Räume, sobald ein effektiver Druckausgleich nicht mehr erfolgen kann. So kommt es z. B. im Mittelohr und in den Nasennebenhöhlen zu einem relativen Unterdruck. Die Tuben bzw. die Ausführungsgänge der Nasennebenhöhlen werden so förmlich zugesaugt und ein effektiver Druckausgleich damit erheblich erschwert.

Beim Sport-Gerätetauchen wird überwiegend komprimierte Luft verwendet. Teilweise kommt auch ein Gasgemisch zur Anwendung, welches einen erhöhten Sauerstoffanteil bei reduzierten Stickstoffgehalt aufweist (sog. „Nitrox"). Diese Atemgase werden beim Tauchvorgang über Druckminderer und Lungenautomat auf einem der Tauchtiefe angepassten Druckniveau am Mundstück bereitgestellt.

Mit zunehmender Tauchtiefe steigen neben dem äußeren Druck-niveau auch Druck und Dichte des Atemgases in den Atemwegen. Mit dem Druck nimmt der Anteil der physikalisch gelösten Gase in allen Körperflüssigkeiten zu, was insbesondere im Falle des in den Atemgasen enthaltenen Stickstoffes bei zu raschem Auftauchen zu einer Bildung von Gasblasen sowohl im Gewebe als auch im Ge-fäßsystem (Gasembolien!) führen kann.

Die Zwerchfelle stehen unter Einfluss des externen Druckes auf das Abdomen hoch und führen zu einer eingeschränkten Vitalkapazi-tät. Der Querschnitt der Atemwege nimmt durch die Kompression ab. Die vermehrte Dichte der Atemgase führt in den verengten Atemwegen zu strömungsmechanischen Veränderungen. Die Atem-arbeit steigt mit zunehmender Tauchtiefe an.

Zusätzlich weist Stickstoff eine gewisse narkotische Potenz auf. Bei Tauchtiefen über 30 m kann der erhöhte inspiratorische Stickstoffpar-tialdruck zu einer Inertgasnarkose (auch als Tiefenrausch bezeichnet) führen, die durch ein Fehlverhalten mit Verlust der Kritikfähigkeit und panikartiger Reaktion gekennzeichnet ist. Eine oft unterschätzte Gefährdung mit ähnlicher Symptomatik stellt eine durch Sparatmung induzierte Hyperkapnie dar, die sich infolge einer verringerten Abat-mung vom Kohlendioxid einstellt. In geringerer Ausprägung kommt es hierbei nach dem Auftauchen lediglich zu einem vasomotorischen Kopfschmerz, der zwar in aller Regel spontan verschwindet, bis dahin jedoch nur schwer pharmakologisch zu beeinflussen ist.

Lösung und Alternativen

Alle Phasen eines Tauchganges bergen typische Gefahren.

Die Vermittlung von Grundkenntnissen der Tauchphysiologie ist im Rahmen der Ausbildung unabdingbar und wird durch die entspre-chenden Schulen und Vereine sichergestellt. Die beschriebenen Ein-flüsse auf die Organsysteme setzen eine gute körperliche Leistungs-fähigkeit voraus.

Eine gesetzliche Regelung hinsichtlich einer ärztlichen Bescheinigung der Tauchtauglichkeit gibt es bislang nicht (12/2002). Dennoch sollte auf eine ärztliche Untersuchung zumindest dann nicht verzichtet wer-den, wenn Tauchgänge mit Gerät geplant werden. Entsprechende Emp-fehlungen finden sich auf der Internetseite der Gesellschaft für Tauch- und Überdruckmedizin (GTÜM e.V.) unter http://www.gtuem.org.

Nachfolgend sollen die wesentlichen Einschränkungen kurz organbezogen angesprochen werden. In Zweifelsfällen ist fachärztlicher Rat einzuholen bzw. die Vorstellung bei einem mit den Problemen des Tauchens vertrauten Arzt anzustreben.

Augen

Eine gute Sehfähigkeit im Nahbereich unter Wasser als auch eine ausreichende Fernsicht über Wasser ist zur Orientierung und zur sicheren Beurteilung der Instrumente unter Wasser erforderlich. Floride bakterielle und virale Infektionen stellen eine Kontraindikation dar. Die Sehschärfe des besseren Auges sollte einen Visus >0,5 aufweisen. Eine Korrektur der Sehschärfe kann durch Verwendung einer Taucherbrille mit angepassten Gläsern erfolgen. Bei Verwendung von Kontaktlinsen können sich durch Dekompression Gasbläschen zwischen der Kontaktlinse und der Hornhaut bilden und nach dem Auftauchen vorübergehend einen Sehschleier verursachen, der harmloser Natur ist und rasch verschwindet. Bei stärkerer Kurzsichtigkeit sollte eine regelmäßige augenärztliche Kontrolle stattfinden (2×/Jahr), da die Gefahr einer Netzhautablösung erhöht ist. Ein Glaukom stellt eine Indikation zur fachärztlichen Vorstellung dar.

Mittelohr/Nasennebenhöhlen

Tauchuntauglichkeit bzw. fachärztliche Abklärung bei:
- Floriden bakteriellen und viralen Infektionen
- Offenen Trommelfellperforationen
- Chronischer Otitis media
- Cholesteatom
- Laryngozelen
- Rekurrensparese
- Chronischer Tuben-Mittelohrkatarrh

Atemwege/Lunge

Tauchuntauglichkeit bzw. fachärztliche Abklärung bei:
- Akuten bronchialen und pulmonalen Erkrankungen jeder Art
- Respiratorischer Partial- oder Globalinsuffizienz in der Blutgasanalyse
- Chronischer Bronchitis mit ständigem Husten und Auswurf sowie chronisch-obstruktiver Lungenerkrankung (COPD)

- Traumatischem Pneumothorax, auch Lungenüberdruckbarotrauma (mindestens für 3 Monate nach dem Trauma)
- Spontanpneumothorax in der Anamnese (Ursache hierfür sind oft Bullae im Lungenspitzenbereich als Risiko für Rezidivpneumothoraces); ggf. Spiral-CT-Thorax und operative Sanierung
- Status nach Thorakotomie
  Bei unauffälligem Spiral-CT der Lunge auf beiden Seiten frühestens 3 Monate postoperativ. In Abhängigkeit von der Lungenfunktion u. U. eingeschränkte Tauchtauglichkeit gegeben
- Status nach Lobektomie, Status nach Pneumonektomie
- Bronchialer Hyperreagibilität und Asthma bronchiale mit regelmäßigem Medikamentenbedarf (inhalative Bronchospasmolytika und/oder inhalative Kortikoide bzw. orale Medikation)
- Lungenemphysem
- Lungenbullae/Zysten/Pneumatozele
- Lungen- und Pleuraerkrankungen mit restriktiver Ventilationsstörung (z. B. Lungenfibrose, Pneumokoniosen)

Herz-/Kreislauf
Tauchuntauglichkeit bzw. fachärztliche Abklärung bei:
- Symptomatischer koronarer Herzkrankheit mit stabiler und instabiler Angina pectoris
- Nach Myokardinfarkt für 12 Monate, danach Entscheidung in Abhängigkeit von Symptomatik und Ischämiegefährdung
- Nach Bypass-OP für 12 Monate, danach Entscheidung in Abhängigkeit von Symptomatik und Ischämiegefährdung
- Therapiebedürftigen Herzrhythmusstörungen
- Status nach SM-Implantation bei eingeschränkter Leistungsfähigkeit (relativ)
- Hämodynamisch relevanten Vitien mit und ohne Shunt
- Bekanntem persistierendem Foramen Ovale, da Gefahr des Übertrittes von Gasblasen vom venösen ins arterielle System, ggf. ist ein kathetertechnischer Verschluss zu erwägen
- Status nach Herzklappenersatz oder Klappenplastik mit eingeschränkter Leistungsbreite, hämodynamischer Beeinträchtigung oder bedeutsamen Rhythmusstörungen
- Aortenaneurysma (thorakal oder abdominal)
- Dilatativer Kardiomyopathie

- Hypertropher Kardiomyopathie mit Obstruktion des Ausflusstrakts und/oder Rhythmusstörungen, insbesondere bei positiver Familienanamnese mit plötzlichem Herztod
- Latentem oder manifestem Cor pulmonale, pulmonaler Hypertonie
- Manifester Herzinsuffizienz
- Nach akut-entzündlichen Erkrankungen des Myokards oder des Perikards für 6 Monate
- Arterieller Hypertonie, wenn unzureichend medikamentös eingestellt oder Organkomplikationen manifest

Gastrointestinaltrakt

Tauchuntauglichkeit bzw. fachärztliche Abklärung bei:
- Hernien
- Schweren Refluxerkrankungen
- Achalasie/Ösophagusdivertikel
- Chronisch-entzündlichen Gastrointestinalerkrankungen
- Diabetes mellitus

Abzuraten ist vom Tauchsport während einer Schwangerschaft, da zum Schutz des Feten jedwede Hypoxiegefährdung vermieden werden sollte.

Diagnostische Maßnahmen im Rahmen einer Tauchtauglichkeitsuntersuchung

- Anamnese und allgemeine körperliche Untersuchung
- Otoskopie zum Ausschluss pathologischer Veränderungen im Bereich des Trommelfelles
- EKG
- Bei Risikofaktoren oder Alter >40 Jahren Belastungs-EKG
- Lungenfunktionsprüfung (zumindest spirometrisch) zum Ausschluss einer restriktiven oder obstruktiven Ventilationsstörung

Weiterführende Tipps

→ Asthma bronchiale, Sportfähigkeit; → Lungenerkrankungen, Sportfähigkeit; → Notfälle im Sport, internistische; → Tauchunfall, Notfallmaßnahmen.

Literatur

Gesellschaft für Tauch- und Überdruckmedizin (1998) Richtlinien für die medizinische Vorsorgeuntersuchung von Sporttauchern.
http://www.gtuem.org/guidelines.htm

Muth CM, van Laak U (2002) Symptomatik des schweren Tauchunfalles. Deut Zeitschr Sportmed 53:177–184

Muth CM, Wendling J, Tetzlaff K (2002) Tauchtauglichkeitsuntersuchung bei Sporttauchern mit besonderer Berücksichtigung medizinischer Grenzfälle. Deut Zeitschr Sportmed 53:170–176

Wenzel J, Muth CM (2002) Physikalische und physiologische Grundlagen des Tauchens. Deut Zeitschr Sportmed 53:162–169

Tauchunfall, Notfallmaßnahmen

T

Ziel

Darstellung der mit dem Tauchen verbundenen Gefahren und Hinweise zur Notfallmaßnahmen nach einem Tauchunfall.

Problem

In allen Phasen eines Tauchganges können typische Probleme mit charakteristischen Gefahren auftreten.

1. Abtauchen (Kompressionsphase): Durch den zunehmenden Umgebungsdruck kommt es zur Kompression der Luft in Körperhöhlen. Charakteristische Probleme ergeben sich insbesondere im Bereich des Ohres und der Nasennebenhöhlen und betreffen überwiegend das hals-nasen-ohrenärztliche Fachgebiet. Komplikationen und Unfälle in dieser Phase sind in der Regel nicht lebensbedrohlich.

2. Phase gleichbleibenden Druckes (Isopressionsphase): In diesem Abschnitt können Probleme in Form der Inertgasnarkose oder der durch erhöhte CO_2-Anteile in der Atemluft bedingte Probleme auftreten. Derartige Schwierigkeiten führen oftmals zu Panikzuständen und Desorientierung unter Wasser. Unfälle mit Ertrinken oder Beinaheertrinken sowie Panikaufstiege mit Dekompressionsschäden sind mögliche Folgen.

3. Auftauchen (Dekompressionsphase): In Körperflüssigkeiten gelöste Gasanteile werden freigesetzt und führen im Gewebe und im Gefäßsystem zur Bildung von Gasblasen (überwiegend Stickstoff). Neben lokalisierten Luftembolien in der Haut, Muskulatur und Gelenken sind Luftembolien in der Lungenstrombahn die Folge. Bei Übertritt auf die arterielle Seite durch eine bestehende Shuntverbindung (beispielsweise über ein persistierendes Foramen ovale) können auch Luftembolien der Koronargefäße oder des Gehirns auftreten. Eine weitere Gefährdung ergibt sich durch ein Barotrauma der Lunge, wenn regional gefangene Luft nicht entweichen kann und zur Ruptur des Lungenparenchyms führt. Hierbei können neben einem Pneumothorax und einem Mediastinal- und Hautemphysem typischerweise Embolien auf der arteriellen Seite entstehen.

Dekompressionskrankheit
Es werden zwei Typen unterschieden

Typ I
- Erste Symptome nach einer zeitlichen Latenz von etwa 6 h (bis zu 36 h)
- Gelenkschmerzen
- Hautjucken und marmorierte Haut
- Gelenkschmerzen
- Lymphknotenschwellungen

Begünstigend sind Flugreisen nach dem Tauchgang, da hierdurch passager eine weitere Absenkung des Umgebungsdruckes verursacht wird.

Typ II
- Erste Symptome bereits während des Auftauchens oder kurz darauf
- Symptome wie Typ I
- Neurologische Symptomatik bis zum generalisierten hirnorganischen Anfall, typisch sind initial Kribbelparästhesien, die rasch progredient sind, motorische Störungen
- Thorakale Schmerzen (Gasembolie in den Koronararterien)
- Respiratorische Insuffizienz (Gasembolie in der Lungenstrombahn)
- Pneumothorax/Mediastinalemphysem oder Hautemphysem als Hinweis auf stattgehabtes Barotrauma der Lunge
- Organschäden wie Niereninsuffizienz, Myolysen

Lösung und Alternativen
Sofortmaßnahmen bei Tauchunfällen
- Anamnese hinsichtlich der Daten des Tauchganges (Dauer, Tiefe, Dekompressionszeiten) dokumentieren
- Sofortige Sauerstoffgabe, inspiratorische Sauerstoffkonzentration von 100% bzw. FiO_2 1,0 anstreben (Reservoirbeutel bei Spontanatmung!). Der hierdurch gebildete Diffusionsgradient für O_2 in Richtung der Gasblasen und für N_2 aus den Gasblasen heraus bewirkt eine Verkleinerung des Volumens der Blasen

T

- Pneumothorax als Folge eines Barotraumas der Lunge ausschließen, da ggf. Entlastung erforderlich
- Ruhige Flachlagerung um Mobilisation weiterer Blasen zu vermeiden,
  Kopftieflage nicht besser, da Gefahr des Hirnödems größer
- Flüssigkeitszufuhr zum Ausgleich der gesteigerten Diurese („Taucherdiurese"),
  initial etwa 1500–2000 ml kristalloide Infusionslösung
- Bei Helikoptertransport Flughöhe <300 m, um weitere Senkung des Umgebungsdruckes zu vermeiden

Die Hyperbare Sauerstofftherapie (HBO-Therapie) ist die einzige kausale Therapieoption, da nur eine Rekompression eine vollständige Rückbildung der Gasblasen bewirken kann. Diese Maßnahme ist auch nach einer zeitlichen Latenz noch sinnvoll. Es sollte in jedem Fall Kontakt aufgenommen werden mit dem Schifffahrtmedizinischen Institut der Marine in Kiel, **Tel.: +49 431 54090** oder über folgenden Notruf mit 24-h-Bereitschaft, **Tel.: +49 180 5234234**

Weiterführende Tipps

→ Asthma bronchiale, Sportfähigkeit; → Lungenerkrankungen, Sportfähigkeit; → Notfälle im Sport, internistische; → Tauchmedizin, Tauglichkeitsuntersuchung.

Literatur

Gesellschaft für Tauch- und Überdruckmedizin (GTÜM) (1998) Richtlinien für die medizinische Vorsorgeuntersuchung von Sporttauchern. http://www.gtuem.org/guidelines.htm
Muth CM, van Laak U (2002) Symptomatik des schweren Tauchunfalles. Deut Zeitschr Sportmed 53:177–184
Wenzel J, Muth CM (2002) Physikalische und physiologische Grundlagen des Tauchens. Deut Zeitschr Sportmedizin 53:162–169
Plafki C (1999) Der Dekompressionsunfall in der Tauchmedizin. Deut Ärztebl 96:A3248-A3251

Tennisellbogen, Therapie

Ziel

Bis zu 50% aller Tennisspieler erleiden einen Tennisellbogen im Laufe der Jahre. Ein Rehabilitationsprogramm und die bekannten konservativen und operativen Maßnahmen sollen erläutert werden.

Problem

Seit 1883, als erstmalig der Ausdruck Tennisellbogen geprägt wurde, stellt die Epicondylitis humeri radialis die häufigste Insertionstendopathie des menschlichen Körpers dar. Die Ätiologie des Tennisellbogen stellen wiederholte Mikrotraumen und Überlastungen der Handextensoren dar. Der Extensor carpi radialis brevis ist der Muskel, der beim Tennisspielen (Rückhand) die stärksten exzentrischen Belastungen auszuhalten hat. Beim Auftreten einer Epicondylitis humeri radialis im Beruf ist eher der Extensor digitorum communis betroffen.

Die Behandlung des Tennisellbogens stellt den Sportmediziner häufig vor Probleme, da viele therapeutische Versuche erfolglos bleiben.

Lösung und Alternativen

Zur Diagnosestellung des Tennisellbogens führt zunächst die Anamnese. Hauptmerkmal stellt der Schmerz und die Empfindlichkeit des Epicondylus humeri radialis dar. Die Beweglichkeit des Ellenbogengelenkes ist normalerweise nicht eingeschränkt.

Provokationstests und funktionelle Tests haben einen hohen diagnostischen Stellenwert.

1. „Coffee-cup-test"
2. Widerstandstest
   Dorsalflexion des Handgelenkes oder des Mittelfingers gegen Widerstand bei gestrecktem Ellenbogen und proniertem Unterarm
3. Ellenbogenextensiontest
   passive Streckung des Ellenbogens bei kompletter Pronation und Handgelenkbeugung

Differenzialdiagnostisch sind eine zervikale Radikulopathie, Nervenkompressionssyndrome, rheumatoide Arthritis, Chondromalazie des Radiusköpfchens, M. Panner (aseptische Knochennekrose) u. a. auszuschließen.
Die Röntgenaufnahme des Ellenbogengelenkes gehört zum Standard.
Die MRT-Aufnahme sollte Problemfällen vorbehalten bleiben.

Die Behandlung des Tennisellbogens sollte eine logische Abfolge von aufeinander aufbauenden Schritten darstellen.

Das akute Auftreten sollte zunächst mit der bekannten PECH-Regel (Pause-Eis-Compression-Hochlagerung) behandelt werden. Gleichzeitig sollte eine Behandlung mit NSAR begonnen werden. Zusätzlich kann eine Kortikosteroidinjektion durchgeführt werden. Des Weiteren können physikalische Maßnahmen wie Ultraschall und Elektrotherapie, Querfriktionsmassage den Einstieg in das Rehabilitationsprogramm erleichtern.
Im Bedarfsfalle besteht auch noch die Möglichkeit einer Bandagen-/Orthesenbehandlung.

Das Rehabilitationsprogramm beinhaltet folgende Ziele:
1. Beweglichkeitsverbesserung
2. Kraftverbesserung
3. Ausdauerverbesserung

Rehabilitationsinhalte:
1. Dehnung der Handgelenksbeuger und Handgelenksstrecker
2. Training der Unterarmextensoren und -flexoren sowie der Pronatoren und Supinatoren mit konzentrischen Belastungen, später exzentrische Belastungen
3. Intensives Training des Faustschlusses und der Fingerextension mit dem Gummiband
4. Propriozeptive Schulung der gesamten Extremität sollte mit in den Trainingsprozess integriert werden, z. B. mit dem Propriomed (Haider® Bioswing)

Gleichzeitig mit dem Auftreten der Beschwerden muss eine Analyse der Fehlbelastungen durchgeführt werden:
1. Korrektur der falschen Rückhandtechnik
2. Schlägergröße und -gewicht
3. Griffstärke
4. Bespannungshärte
5. Schwere, nasse und drucklose Bälle erhöhen die Gefahr des Tennisellbogens
6. Bodenbeläge (Sandplatz besser als Teppichboden)

Bei persistierenden Beschwerden trotz aller Akribie bei der Behandlung kommt als weiterer Baustein bei der konservativen Behandlung die Akupunktur oder die extrakorporale Stoßwellenbehandlung (ESWT) in Betracht.

Nur ein ganz geringer Prozentsatz der Sportler mit Tennisellbogen muss als ultima ratio der Operation zu geführt werden. Am häufigsten wird hierbei das degenerative Gewebe am Ansatz des Extensor carpi radialis brevis entfernt. Zusätzlich kann eine Denervation nach Wilhelm durchgeführt werden.

Weiterführende Tipps

→ Akupunktur und Rehabilitation.

Literatur

Hach T, Renström P (2001) Tennisellbogen-Insertionstendopathie des Ellenbogens. Deut Zeitschr Sportmed 52:154–161

Smidt N, Windt DAWM, Assendelft WJJ, Deville WLJM, Korthals de Bos IBC, Bouter LM (2002) Corticoid injections, physiotherapy, or a wait and see policy for lateral epicondylitis. A randomised controlled trial. Lancet 359: 657–662

Thoraxprellung, Akupunktur

T

Ziel

Durch die Anwendung der Akupunktur im Rahmen der Thoraxprellung kann die Schmerzhaftigkeit bis zu 50% gemindert werden.

Problem

Die Behandlung von der Thoraxprellung stellt in der Sportmedizin
eine undankbare Thematik dar. Trotz der geringen Verletzung ist
meist an ein systematisches Training geschweige Wettkampfbelas-
tung aufgrund der Schmerzen kaum zu denken. Die Behandlung
mit Schmerzmedikamenten bringt oft nur eine ungenügende
Schmerzlinderung, bzw. die Medikamentendosis ist so hoch, dass
an eine sportliche Belastung nicht zu denken ist.

Lösung und Alternativen

Vor Durchführung der Akupunktur sollte der Sportmediziner die
übliche Röntgendiagnostik (Hemithorax in 2 Ebenen) anfordern, um
eine Rippenfraktur auszuschließen.
Die schmerzhemmende Wirkung von Akupunktur ist seit Jahrtausenden bekannt. Im Gegensatz zur sonst häufig benutzten Meridian-
akupunktur mit Nah-, Fern,- Meisterpunkt und Energiebalance wird
bei Thoraxschmerz die sogenannte One-Point-Therapie eingesetzt.
Es wird der SJ 8 zur Behandlung der Thoraxprellung auf der ipsilateralen Seite der Verletzung eingesetzt. Er liegt 4 Cun (= Fingermaßein-
heit) oberhalb der dorsalen Handgelenksquerfalte zwischen Radius
und Ulna (Abb. 1). Dieser Punkt wird ca. 2 min stimuliert, indem die
Nadel auf und ab bewegt wird. Hierzu werden $40 \times 0,25$ mm Nadeln
(asia med GmbH) verwendet.
Erfahrungsgemäß sollte diese Behandlung am Tage der Sportver-
anstaltung durchgeführt werden. Eine Wiederholung ist meist nach 2
Tagen sinnvoll und kann so oft wiederholt werden, bis eine Restitutio
ad integrum erreicht wird.

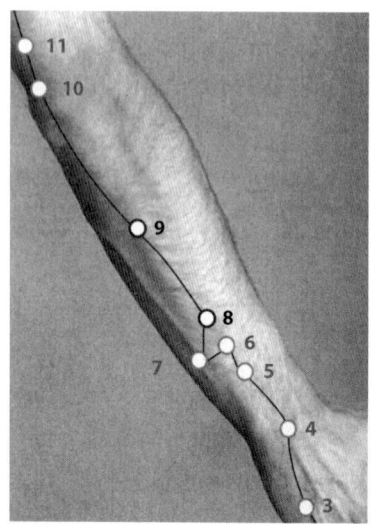

Abb. 1. Lokalisation des SJ 8

Weiterführende Tipps

→ Akupunktur und Rehabilitation; → Notfälle im Sport, internistische.

Literatur

Ludwig M (2001) Verbesserung der Trainierbarkeit der Quadrizepsmuskulatur nach vorderer Kreuzbandplastik durch Akupunktur. Deut Zeitschr Sportmed 52:100–103

Molsberger A, Böwing G, Haake M, Meier U, Winkler J, Molsberger F (2002) Akupunktur bei Erkrankungen des Bewegungsapparates. Orthopäde 31:536–543

Übertraining, Diagnose

Ziel

Erkennung des Übertrainingssyndroms als schwierige Ausschluss-diagnose bei unerklärlichem andauernden Leistungsabfall mit schnellerer Ermüdbarkeit und verzögerter Regeneration.

U

Problem

Trotz eines Trainingsprogramms mit hoher Intensität, insbesondere im Ausdauerbereich, kann es zu einem Abfall der sportartspezifischen Leistungsfähigkeit kommen. Neben organischen und psychischen Ursachen ist in der Differenzialdiagnose dieses Leistungsabfalls auch an das Übertrainingssyndrom zu denken, das klinisch nach Ausschluss anderer Ursachen zu diagnostizieren ist.

Lösung und Alternativen

Übertraining ist definiert als ein Abfall der sportartspezifischen Leistungsfähigkeit trotz weitergeführtem Training, dem keine organische Ursache zugrunde liegt und der auch nach mindestens 2 Wochen Regenerationsdauer noch nachweisbar ist.

Als Ursache des Übertrainingssyndroms gelten wiederholt zu hohe Trainingsintensitäten, v. a. im Ausdauerbereich, zu rasche oder starke Steigerungen der Trainingsintensität, zu häufige Wettkämpfe und zu kurze Regenerationsphasen. Diese chronische Stresssituation führt zu neuroendokrinen Störungen.

Die Symptomatik ist uncharakteristisch mit vegetativen Störungen, die eher sympathikoton (erhöhte Herzfrequenz, Schlafstörungen, emotionale Labilität, organbezogene Beschwerden), eher parasympathikoton (depressive Verstimmung, Phlegma) oder eine Mischung bzw. Übergang von beiden Formen sein kann. Typische Beschwerden des Sportlers sind das Gefühl einer „schweren Muskulatur" bei schon geringen Trainingsbelastungen, z. T. aber auch schon im Alltag, chronische Müdigkeit und Schlafstörungen. Laboruntersuchungen und ergometrische Belastungen zeigen meist keine typischen praxisrelevanten Veränderungen. Deshalb muss man die Diagnose eines Übertrainings in der Praxis klinisch stellen. Die typische Konstellation besteht

Tabelle 1. Ursachen für sportlichen Leistungsabfall

Psychosoziale Stresssituation
Aktueller Infekt
Zu rascher Trainingswiederbeginn nach Infekt
Kardiovaskuläre Mitbeteiligung bei Infekt, z. B. Perikarditis, Myokarditis
Anämie
Endokrinologische Störungen (v. a. Schilddrüse, Nebenniere)
Mangelnde Regeneration nach hohen Belastungen, z. b. Trainingslager
Ernährungsfehler
Unzureichende Höhenanpassung bei Höhentraining

in der Symptomen-Trias Leistungsabfall, verminderte Belastbarkeit und schnelle Ermüdung bei Fehlen sonstiger Ursachen für einen Leistungsabfall (Tab. 1).

Als Therapie hilft allein eine deutliche Reduktion der Trainingsintensität bis hin zur erforderlichen Trainingspause. Als Trainingsformen in diesem Zeitraum empfehlen sich kürzere extensive Einheiten, aerobes Training und das Vermeiden monotoner Übungen. Eine effektive medikamentöse Therapie des Übertraining-Syndroms existiert nicht. Eine Steigerung der Trainingsintensität ist erst nach Stabilisierung der Belastbarkeit wieder sinnvoll.

Weiterführende Tipps

→ Herzfrequenz, Trainingssteuerung; → Immunsystem, sportmedizinische Aspekte.

Literatur

Urhausen A, Kindermann W (2002) Übertraining. Deut Zeitschr Sportmed 53:121–122

Vorsorgeuntersuchung, Freizeitsportler

Ziel

Aufstellung eines Untersuchungsplanes für den Bereich des Freizeitsportes.

Problem

Plötzliche Todesfälle bei Freizeitsportlern sind glücklicherweise selten. In den meisten Fällen sind hierfür kardiovaskuläre Ereignisse die Ursache. Stehen bei jüngeren Sportlern angeborene Anomalien im Vordergrund, so sind es beim Seniorsportler in erster Linie kardiovaskuläre Erkrankungen oder erworbene Herzklappenfehler.

Kardiale Risiko-Erkrankungen des jüngeren Sportlers

Hypertrophe Kardiomyopathie (HCM)

Es handelt sich um eine Muskelhypertrophie des Myokards, die durch eine häufig asymmetrische Zunahme der Wanddicke gekennzeichnet ist. Die Muskelpartien können in unterschiedlicher Stärke hypertrophieren, insbesondere bei Zunahme im Bereich des Kammerseptums kann es zu einer Einengung der Ausflussbahn mit einem intrakavitären Gradienten kommen. Ein familiär gehäuftes Auftreten ist bekannt, es wurden verschiedene Genloci identifiziert, auf denen Defekte mit einer erhöhten Wahrscheinlichkeit einer hypertrophen Kardiomyopathie einhergehen.

Die Hypertrophie bildet sich in der Regel im Laufe des Jugendalters aus. Bei positiver Familienanamnese sollte daher bis zum Alter von etwa 18 Jahren regelmäßig mittels Echokardiographie nach einer Myokardhypertrophie gefahndet werden. Das Risiko hinsichtlich des plötzlichen Herztodes unter körperlicher Belastung ist schwierig einzuschätzen. Bei echokardiographischem Nachweis eines Gradienten im Ausflusstrakt ist von ungünstigen Auswirkungen auf die Hämodynamik auszugehen und somit ein erhöhtes Risiko anzunehmen. Unter Belastungsbedingungen kann der Gradient im Ausflusstrakt noch zunehmen.

Eine invasive kardiologische Abklärung ist in diesem Falle indiziert. In den letzten Jahren haben sich zunehmend kathetertechnische Inter-

ventionsmöglichkeiten bei hypertroph-obstruktiver Kardiomyopathie
etabliert.

Angeborene Anomalien der Herzkranzgefäße

Hierbei handelt es sich häufig um Varianten mit atypischem Abgang
der linken oder rechten Kranzarterie, zum Teil mit Verlauf zwischen
den großen Thoraxgefäßen Aorta und Truncus pulmonalis. Die Herz-
kranzgefäße verlaufen normalerweise epikardnah. Der partielle Verlauf von großen Koronargefäßen (meistens im Bereich des Ramus in-
terventricularis anterior auf der Vorderwand) innerhalb des Herzmus-
kels kann zu einer Kompression des Gefäßes unter Belastung und zu
resultierenden Durchblutungsstörungen führen.
Ein Teil dieser Patienten weist thorakale Symptome bei Belastung auf.
EKG und Belastungs-EKG sind jedoch nur in einem ganz geringen Prozentsatz pathologisch. Die Diagnose eines atypischen Koronararterien-
abganges bzw. -verlaufes kann derzeit echokardiographisch noch nicht
sicher gestellt werden. Lediglich koronarangiographisch lässt sich die
Diagnose sichern. Die Möglichkeit des nicht-invasiven Screenings ist
somit sehr beschränkt. Daten zum tatsächlichen Risiko eines plötzlichen Herztodes sind rar. Regelmäßiges intensives Training und Teilnahme am Wettkampfsport verbieten sich bei einer derartigen Diagnose.

Arrhythmogene rechtsventrikuläre Kardiomyopathie

Hier liegt eine seltene rechtsventrikuläre Erkrankung vor, die aufgrund morphologischer pathologischer Veränderungen das Auftreten
maligner ventrikulären Tachyarrhythmien begünstigt. Bei einem großen Teil dieser Patienten findet sich ein pathologisches Ruhe-EKG mit
negativen T-Wellen in V1 bis V3 und einer verlängerten QRS-Dauer
über 110 ms. Zudem ist das Bild des inkompletten Rechtsschenkelblo-
ckes häufig. Diese Veränderungen sind jedoch nicht spezifisch. Etwa
30% der Patienten haben eine positive Familienanamnese, wobei sowohl ein dominanter als ein rezessiver Erbgang möglich ist.

Wolff-Parkinson-White-Syndrom (WPW-Syndrom)

Ursache ist eine akzessorische Leitungsbahn, die eine frühzeitige
Überleitung zwischen Vorhof und Kammer ermöglicht. Charakteristisch ist das Auftreten anfallsartiger Tachykardien. Bei einer Minder-
heit dieser Patienten (etwa 1 pro Mill.) kann ein Vorhofflimmern mit
einer schnellen Überleitung über die akzessorische Bahn zu einer

schnellen ventrikulären Antwort führen, die in ein Kammerflimmern übergehen kann.

Häufig sind im Ruhe-EKG typische Veränderungen nachweisbar: Es zeigt sich eine verkürzte PQ-Zeit unter 120 ms. Typisch ist der frühzeitige Anstieg der R-Zacke vor dem QRS-Komplex, als Delta-Welle bezeichnet.

Die Diagnose kann kathetertechnisch durch elektrophysiologische Untersuchung in den meisten Fällen gestellt werden. Eine Katheterablation der akzessorischen Bahn ist oft möglich. Bei entsprechender Anamnese sollte daher eine weitergehende Untersuchung veranlasst werden.

Long-QT-Syndrom

Hierbei handelt es sich um eine vererbbare Erkrankung, wobei ein dominanter Erbgang als auch ein rezessiver Erbgang in Verbindung mit einer Innenohrtaubheit bekannt sind. Insgesamt eine sehr seltene Erkrankung.

Im EKG charakteristisch ist die Verlängerung der QT-Zeit, die mit einem gehäuften Auftreten maligner ventrikulärer Arrhythmien vergesellschaftet ist. Verdächtig sind Synkopen in der Vorgeschichte. Ferner ergeben sich häufig Hinweise in einer positiven Familienanamnese mit plötzlichen Herztodesfällen. Beachtet werden sollte, dass diverse Medikamente zu einer Verlängerung der QT-Zeit führen und somit das Risiko ventrikulärer Rhythmusstörungen steigern.

Brugada-Syndrom

Ebenfalls überwiegend dominant vererbte Erkrankung mit unterschiedlicher Ausprägung. Bei morphologisch unauffälligem Herzen kann es zu spontanem Kammerflimmern kommen. Typisch, jedoch nicht konstant nachweisbar, sind EKG-Veränderungen mit einer rechts-präkordialen ST-Streckenhebung und Rechtsschenkelblock. Inwieweit körperliche Belastung das Risiko eines plötzlichen Herztodes zusätzlich steigert, ist aufgrund der Seltenheit nicht zu eruieren. Intensives Training und Wettkampfsport verbietet sich in Anbetracht des ohnehin bestehenden Risikos.

Kardiale Risiko-Erkrankungen des älteren Sportlers

Koronare Herzerkrankung

Das Auftreten einer stenosierenden Herzerkrankung wird durch die klassischen Risikofaktoren begünstigt. Ergibt sich anhand der Anamnese mit atypischen oder typischen belastungsinduzierten thorakalen Beschwerden oder aber durch ein pathologisches Belastungs-EKG der Verdacht, ist eine invasive Abklärung mittels Herzkatheteruntersuchung angezeigt. Bei nachgewiesener stenosierender koronarer Herzerkrankung sollte eine entsprechende medizinische Überwachung gewährleistet werden (z. B. Koronarsportgruppe). Bei folgenden Kriterien sollten keine Sportarten mit hoher Trainingsintensität ausgeführt werden und von einer Wettkampfteilnahme abgeraten werden:

1. Reduzierte linksventrikuläre Funktion (Ejektionsfraktion < 50%)
2. Belastungsinduzierte Ischämiezeichen oder thorakale Beschwerden bei Belastung
3. Komplexe supraventrikuläre oder ventrikuläre Herzrhythmusstörungen in Ruhe oder unter Belastung (EKG, Belastungs-EKG, Langzeit-EKG)
4. Belastungsinduzierter Blutdruckabfall.

Arterielle Hypertonie

Die Diagnose einer arteriellen Hypertonie sollte zunächst zu einer diagnostischen Ursachensuche Anlass geben. Eine derartige Ursache ist nur in knapp 20% der Fälle eruierbar. Der weitaus größere Anteil leidet an einer sogenannten essentiellen Hypertonie.

Bei milder Hypertonie (WHO-Stadium I, systolischer Druck 140–159 mmHg oder diastolischer Druck 90–99 mmHg) ohne Organkomplikationen sollte bei Trainingsaufnahme eine engmaschige Kontrolle erfolgen, oftmals kommt es bei moderatem Training zu einer Besserung der hypertensiven Werte. Vor Trainingsaufnahme muss ein exzessiver Druckanstieg unter Belastung mittels Belastungs-EKG ausgeschlossen werden. Im Falle ansteigender Werte ist eine medikamentöse Einstellung unumgänglich.

Fortgeschrittenere Stadien (WHO-Stadium II mit einem systolischen Druck von 160–179 mmHg oder einem diastolischen Druck von 100–109 mmHg und Stadium III mit einem systolischen Druck über 180 mmHg und einem diastolischen Druck über 110 mmHg) sollten bis zur optimalen medikamentösen Einstellung keine Trainingsaktivität ausüben. Nach medikamentöser Einstellung ist eine entsprechende engmaschige Kontrolle der Druckwerte und ärztliche Überwachung dringend anzuraten.

Altersunabhängige Erkrankungen des Herzens

Chagas-Krankheit

In unseren Regionen sehr seltene parasitäre Erkrankung durch Trypanosomen, die in Südamerika und tropischen Ländern endemisch verbreitet ist. Es kommt neben diversen anderen Organmanifestationen eine chronische Myokarditis und Störung des Reizleitungssystems vor, resultierend in einer Herzinsuffizienz, Thrombembolien oder plötzlichem Herztod.

Liegt bei einer nachgewiesenen Chagas-Krankheit eine kardiale Beteiligung vor, sind intensives Training und Wettkampfsport nicht anzuraten.

Myokarditis

Altersunabhängig kann im Rahmen von zumeist grippalen Infekten der oberen Atemwege eine kardiale Beteiligung auftreten. Histologisch kommt es zu regional gehäuften oder diffusen Entzündungsinfiltraten im Myokard mit Muskelfasernekrosen. In der Folge entwickelt sich eine Fibrose sowie eine Schädigung der kleinen Gefäße durch Thrombusformationen und Spasmen.

Die Verdachtsdiagnose muss gestellt werden, wenn im Anschluss an eine grippale Symptomatik eine Leistungseinschränkung mit Belastungsdyspnoe persistiert. Bei einer Beteiligung des Perikards kommt es häufig auch zu lageabhängigen retrosternalen Schmerzen. Laborchemisch fortbestehende Entzündungszeichen unter Umständen mit erhöhter CK und Troponin T sowie der Nachweis einer eingeschränkten linksventrikulären Funktion macht die Diagnose wahrscheinlich. Eine definitive Sicherung ist über eine histologische Untersuchung möglich, die jedoch nur in Einzelfällen angezeigt ist.

Im EKG finden sich oftmals unspezifische Erregungsrückbildungsstörungen in Form erhöhter ST-Abgänge oder uncharakteristische Endstreckenveränderungen. Es können unterschiedliche Schenkelblockbilder sowie komplexe supraventrikuläre oder ventrikuläre Arrhythmien auftreten.

Es ist bekannt, dass die fortgesetzte körperliche Belastung bei Patienten mit Myokarditis zu einer Verschlechterung der Prognose mit erhöhtem Risiko des plötzlichen Herztodes führt. Eine absolute körperliche Schonung ist solange zwingend anzuraten, bis sich laborchemisch alle Parameter normalisiert haben und völlige Beschwerdefreiheit herrscht.

Lösung und Alternativen

Risiken für einen plötzlichen Herztod lassen sich oftmals an einer typischen Anamnese, eindeutigen Symptomen oder an pathologischen Befunden einfacher Untersuchungen erkennen. Gefährdete Sportler können somit durch eine Vorsorgeuntersuchung identifiziert und vor Gefahren gewarnt werden. Eine derartige präventive Maßnahme erscheint immer dann sinnvoll, wenn ein intensiviertes Training betrieben wird. Im Profisport sowie für Sportler, die an Wettkämpfen teilnehmen, sollten regelmäßige sportärztliche Untersuchungen Pflicht sein. Inwieweit dies für den Freizeitsport praktikabel ist sei dahingestellt.

Im Folgenden sollen kurz die einzelnen Untersuchungen erläutert werden.

Anamnese und körperliche Untersuchung

Entsprechend den internationalen Empfehlungen für ältere Athleten sollten folgende 12 Kriterien gezielt abgeklärt werden (Tab. 1).

Tabelle 1. 12-Punkte-Liste zur Erkennung unbekannter Risikofaktoren

Familienanamnese:	Plötzlicher Tod eines Familienangehörigen
	Herzerkrankungen bei Familienangehörigen
	Herzgeräusche
Eigenanamnese:	Systemische arterielle Hypertonie
	Ermüdbarkeit
	Synkopen
	Belastungsdyspnoe
	Brustschmerz bei Belastung
Klinische Untersuchung:	Herzgeräusche (in verschiedenen Lagen)
	Femoralispuls
	Hinweise auf MARFAN-Syndrom
	Blutdruckmessung

Labordiagnostik

Die Labordiagnostik sollte kardiovaskuläre Risiken, manifeste Erkrankungen und Funktionsstörungen anderer Organe erkennen lassen. Ferner sollte nach chronischen Entzündungszeichen gefahndet werden. Folgende Laboruntersuchungen sind im Rahmen der Vorsorge sinnvoll:

- BSG
- CRP (nicht obligat)
- Blutbild
- Eisen
- Natrium
- Kalium
- Kreatinin
- Harnsäure
- Kreatininphosphokinase (CK)
- AST (SGPT)
- Gesamt-Cholesterol
- LDL-Cholesterol
- HDL-Cholesterol
- Urinstatus

Ruhe-EKG

Die Aussagekraft im Hinblick auf eine koronare Herzerkrankung ist auf Erregungsrückbildungsstörungen in Ruhe beschränkt. Geachtet werden sollte insbesondere bei jüngeren Sportlern ohne Symptome auf eine atypische Lage der Herzachse, auf Hypertrophiezeichen, Verlängerung der QT-Zeit, Herzrhythmusstörungen und auf typische Veränderungen im Sinne eines WPW-Syndroms mit verkürzter PQ-Zeit und Deltawelle.

Belastungs-EKG

Eine Myokardischämie unter Ausbelastung ist im Falle einer Mehrgefäßerkrankung mit hoher Wahrscheinlichkeit zu erkennen. Bei einer Eingefäßerkrankung ist die Sensitivität deutlich schlechter. Zu achten ist auf belastungsinduzierte supraventrikuläre und ventrikuläre Rhythmusstörungen sowie auf das Blutdruck- und Herzfrequenzprofil. Junge asymptomatische Sportler unter 45 Jahren ohne Risikofaktoren (Tab. 2) müssen sich nicht obligat einer Belastungsuntersuchung un-

Tabelle 2. Risikofaktoren für einen plötzlichen Herztod

Gesamt-Cholesterol	> 200 mg/dl	
LDL-Cholesterol	> 130 mg/dl	
HDL-Cholesterol	♂ < 35 mg/dl	♀ < 45 mg/dl
Systol. Blutdruck	> 140 mmHg	
Diastol. Blutdruck	> 90 mmHg	
Raucher		
Manifester Diabetes mellitus		
Anamnestisch Myokardinfarkt		
Plötzlicher Herztod bei Verwandten ersten Grades		

terziehen. Die Indikation ist gegeben für asymptomatische Männer > 40 Jahre und asymptomatische Frauen > 50 Jahre mit einem oder mehr Risikofaktoren. Seniorensportler > 65 Jahre sollten in jedem Falle ein Belastungs-EKG absolvieren. Gleiches gilt für Personen jeden Alters mit kardialen Symptomen. Ein pathologischer Befund oder das Auftreten von Thoraxschmerzen unter Belastung sollte Anlass zu einer weiteren Abklärung sein (Tab. 3).

Tabelle 3. Vorsorgeuntersuchungen im Freizeitsport (RF=Risikofaktor)

	Männer < 40 Jahre Frauen < 50 Jahre	Männer ≥ 40 Jahre Frauen ≥ 50 Jahre	> 65 Jahre
Anamnese und körperliche Untersuchung	Obligat	Obligat	Obligat
Labordiagnostik	Obligat	Obligat	Obligat
EKG	Fakultativ	Obligat	Obligat
Belastungs-EKG	Fakultativ	Obligat, wenn RF vorhanden	Obligat
Ergospirometrie	Nicht erforderlich	Nicht erforderlich	Nicht erforderlich
Echokardiographie	bei RF oder pathologischen Basisuntersuchungen	Bei RF oder pathologischen Basisuntersuchungen	Bei RF oder pathologischen Basisuntersuchungen

Ergospirometrie

Die Bestimmung der ventilatorischen Parameter unter Belastung ist im Rahmen einer Vorsorgeuntersuchung nicht weiter von Bedeutung, da hierdurch keine zusätzlichen Risiken zu identifizieren sind.

Echokardiographie

Eine Echokardiographie ist dann erforderlich, wenn sich anamnestisch, klinisch oder in den durchgeführten Basisuntersuchungen Hinweise auf eine organische Herzerkrankung ergeben. Gut einzuschätzen sind die Dimensionen der Herzhöhlen sowie die Dicke und Pumpfunktion des Myokards. Chronische Zeichen der Links- oder Rechtsherzbelastung sind zu identifizieren. Regionale Wandbewegungsstörungen infolge einer KHK lassen sich lokalisieren, Fehlfunktionen der Klappen einschließlich der Bestimmung von Gradienten über Klappenstenosen oder Einengungen des Ausflusstraktes sind mit modernen farbkodierten Dopplerechokardiographen sichtbar und quantifizierbar.

Weiterführende Tipps

→ Leistungsdiagnostik, Funktionslabor; → Echokardiographie, sportmedizinische Relevanz; → Sportlertod, plötzlicher; → Kaderuntersuchung, internistische.

Literatur

Klues HG, Schiffers, Maron BJ (1995) Phenotypic spectrum and patterns of left ventricular hypertrophy cardiomyopathy: morphologic observations and significance as assessed by two-dimensional echocardiography in 600 patients. J Am Coll Cardiol 26:1699–1708

Maron BJ (1997) Hypertrophic cardiomyopathia. Lancet 350:127–133

Pellicia A (2001) Myokardiale Erkrankungen als Risiko eines plötzlichen Herztodes beim Sportler- Die Notwendigkeit kardialer Vorsorgeuntersuchungen. Deut Zeitschr Sportmed 52:97–204

Urhausen A, Kindermann W (2001) Echokardiographie in der Sportmedizin. Deut Zeitschr Sportmed 52:231–232

Zehender M, Meinertz T, Keul J, Just H (1990) ECG variants and cardiac arrhythmias in athletes: Clinical relevance and prognostic importance. Am Heart J 119:1378–1391

Produkt- und Herstellerverzeichnis

Hersteller	T&T	Produkt
Aesculap AG Am Aesculap Platz D-78532 Tuttlingen	Achillessehnen- naht, perkutane	Ahle
Aircast GmbH Georg-Wiesböck-Ring 12 D-83115 Neubeuern	Kryotherapie, Kompressions- system; Knieinstabilität, Messmethoden	Cryo-Cuff Rolimeter
Analox Instruments Ltd. 8 Goldhawk Industrial Estate Brackenbury Road Hammersmith London W6 0BA UK	Laktat, Messung	Little Champion Lactate Analyser
Asia med GmbH Brunnenstr. 11 D-61194 Niddatal	Akupunktur und Rehabilitation; Thoraxprellung, Akupunktur	Akupunkturnadeln
Astra GmbH, D-22876 Wedel	Tarsal-Tunnel- Syndrom, Abklärung	EMLA
Bayer Vital GmbH D-51368 Leverkusen	Bluthochdruck, Sportfähigkeit; Notfälle im Sport, internistische	Medikamente
Celltech GmbH & Co. KG Im Wirrigen 25 D-45731 Waltrop	Schulterschmerz, Injektionstherapie; Injektionstherapie, Becken-/Hüftregion	Supratendin® 5 oder 10 Kristallsuspension
Diaglobal GmbH Innovationspark Wuhlheide Köpenicker Str. 325 D-12555 Berlin	Laktat, Messung	DP-100 DP-300

Hersteller	T&T	Produkt
Dr. B. Lange GmbH & Co. KG Königsweg 10 D-14163 Berlin	Laktat, Messung	LP-20
Erich Jäger GmbH Leibnizstraße 7 D-97204 Höchberg	Leistungsdiagnostik, Funktionslabor	Ergospirometer
Ethicon GmbH Robert Koch Str. 1 D-22851 Norderstedt	Achillessehnen- naht, perkutane; Schultereckgelenk, implantatfreie Rekonstruktion	Faden
Farco Pharma GmbH Mathias-Brüggen Str. 82 D-50829 Köln	Sonographie, Gel; Notfallkoffer internistischer	Gel
Haider Bioswing Dechanterseeserstr. 4 D-95704 Pullenreuth	Tennisellbogen, Therapie	Propriomed
High Medical Technologies AG Kreuzlingerstr. 5 CH-8574 Lengwil	Fersenschmerz, plantarer, Therapie- option ESWT	OssaTron 120
Hygienic Corporation 1245 Home Ave. 44310 Akron, Ohio, USA	Koordinations- training, Proprio- zeption	Balance-Pad Stabilizer
Kreienbaum Wissenschaftliche Messsysteme Leichlinger Str. 14 D-40764 Langenfeld	Laktat, Messung	Accutrend Lactate
Medmetric Corp. San Diego, Californien, USA	Knieinstabilität, Messmethoden	KT 1000
Medtronic Xomed 6743 Southpoint Drive Nord www.xomed.com	Epistaxis	Epistat-II-Nasal- Catheter®

Hersteller	T&T	Produkt
Olympic Medical 5900 First Ave. s Seattle, WA 98108, USA	Schulter- Operationen, Lagerungshilfe	Vac-Pac
Richard Wolf GmbH Postfach D-75438 Knittlingen	Knieschmerz, vorderer, Diagnostik und Therapie; Fersenschmerz, plantarer, Therapie- option ESWT	Instrument Piezoson 300
Sport-tec Turn- und Sportgeräte Fritz-Claus-Str. 31 D-66981 Münchweiler	Koordinations- training, Proprio- zeption	Koordinationswippe Arti-AX Proprioceptiveboard
TapMed Medizintechnik Handel GmbH Gutshof 15–17 D-34270 Schauenburg-Hoof	Schulter- Operationen, Lagerungshilfe	Vac-Hold
telos Med. Tech. Geräte GmbH Bismackstr. 18 D-35037 Marburg	Kreuzband- Verletzungen, hin- tere, diagnostische Abklärung	Telos-Gerät
TettaMed GmbH Kopernikusstr. 13a D-50126 Bergheim	Elektrotherapie, Einsatzmöglich- keiten	Cefar-Primo TENS-Gerät
Thera-Band GmbH Mainzerlandstr. 19 D-65589 Hadamar	Koordinations- training, Propriozeption	Thera-Band Tubing
W. Söhngen GmbH Platter Str. 84 D-65232 Taunusstein	Notfallkoffer, internistischer	Notfallkoffer EUROMED
Zimmer Elektromedizin Junkerstr. 9 D-89231 Neu-Ulm	Cryokinetics, Gelenksschwellung	Cryojet

Bildnachweis

Tipps & Tricks	Abbnr.	Quelle
Achillessehnennaht, perkutane	1	Siebert, CH (2000) Tipps & Tricks für den Traumatologen. Springer-Verlag, Berlin Heidelberg New York
Achillodynie, therapieresistente, Knochenglättung	1, 4	Siebert (2003) eigene Abbildung (mit freundlicher Genehmigung von Dr. H.-G. Pieper, Alfried-Krupp-Krankenhaus, Essen)
Ansatztendinosen, Injektionstherapie rund ums Knie	1, 2, 3	Tilscher H, Eder M (1996) Infiltrationstherapie – Therapeutische Lokalanästhesie. 3. Auflage, Hippokrates in Medizinverlage Stuttgart
Antiphlogistika, nichtsteroidale	1	Breuer (2003) eigene Abbildung
Außenbandapparat, Rekonstruktion mit Peroneus-brevis-Sehne	1	Siebert, CH (2000) Tipps & Tricks für den Traumatologen. Springer-Verlag, Berlin Heidelberg New York
Bluthochdruck, Sportfähigkeit	1	Breuer (2003) eigene Abbildung
Bursa präpatellaris, minimal invasive Exstirpation	1	Pässler HH (1996) Bursaendoskopie. Arthroskopie 9:22–25
„Cryokinetics", Gelenksschwellung	1	Förster (2003) eigene Abbildung
Echokardiographie, sportmedizinische Relevanz	1	Krüger (2003) eigene Abbildung
Einlagen, Fußball	1, 2	Stumpf J, Diel U (2000) High-Tech für Fußballeinlagen. Zeitschrift für Prävention und Rehabilitation: 99–100
EKG-Veränderungen, sportmedizinische Bewertung	1	Graf C, Rost R (Hrsg) (2001) Herz und Sport: Eine Standortbestimmung. 3. Auflage, Spitta Verlag, Balingen
Elektrotherapie, Einsatzmöglichkeiten	1	Sieven (2003) eigene Abbildung
Eminentia intercondylaris Ausriss, minimal invasive OP-Technik	1	Hara K, Kubo T, Shimizu C, Suginoshita T, Hirasawa Y (2001) Arthroscopic reduction and fixation of avulsion fracture of the tibial attachment. Arthroscopy 17:1003–1006
Epistaxis	1, 2, 3, 4	Schmäl F (2001) Tipps & Tricks für den Hals-, Nasen- und Ohrenarzt. Springer-Verlag, Berlin Heidelberg New York

Glasampullen, gefahrloses Aufbrechen	1	Loick, HM (2000) Tipps & Tricks für den Anästhesisten. Springer-Verlag, Berlin Heidelberg New York
Hand, sportmedizinische Aspekte	2	Hunter-Griffin, Leather Y (eds) (1991) Hand and wrist. In: Athletic Training and Sports Medicine, 2nd ed. American Academy of Orthopaedic Surgeons
	1, 3a	Hoffmann R (1999) Checkliste Handchirurgie. 2. Auflage. Georg Thieme Verlag, Stuttgart
	3 b	Siebert (2003) eigene Abbildung
Herzrhythmusstörungen, bradykarde	1, 2	Graf C, Rost R (Hrsg) (2001) Herz und Sport: Eine Standortbestimmung. 3. Auflage, Spitta Verlag, Balingen
Herzrhythmusstörungen, tachykarde	1	Graf C, Rost R (Hrsg) (2001) Herz und Sport: Eine Standortbestimmung. 3. Auflage, Spitta Verlag, Balingen
Herzschädigung, traumatische	1	Niedeggen A, Wirtz P (2002) Kammerflimmern bei einem 27-jährigen Patienten mit Contusio cordis. Med Klin 97:410–413
Hodenhochlagerung	1	Piechota H (2003) Tipps & Tricks für den Urologen. Springer-Verlag, Berlin Heidelberg New York
Iliopsoas-Sehne, schnappende, Diagnose und Therapie	1, 2	Dobbs MB, Gordon JE, Luhmann SJ, Szymanski DA, Schoenecker PL (2002) Surgical correction of the snapping iliopsoas tendon in adolescents. © J Bone Joint Surg 84-A:420–424
Injektionsbehandlung, Lendenwirbelsäule	1, 2, 3	Birnbaum K (2000) Tipps & Tricks für den Orthopäden. Springer-Verlag, Berlin Heidelberg New York
Injektionstherapie, Becken-/Hüftregion	1, 2	Tilscher H, Eder M (1996) Infiltrationstherapie – Therapeutische Lokalanästhesie. 3. Auflage, Hippokrates in Medizinverlage Stuttgart
Kaderuntersuchung, orthopädische	1, 2	Bundesausschuss Leistungssport (2002) Sportmedizinischer Untersuchungsbogen, Standarddefinition Teil Orthopädie. Deutscher Sportbund Frankfurt

Klavikulainstabilität horizontale, operative Strategien	1, 2, 3	Heller K-D (2000) Tipps & Tricks für den Orthopäden. Springer-Verlag, Berlin Heidelberg New York
Knieinstabilität, Messmethoden	1, 2	© Aircast Europe GmbH, Neubeuern
	3, 4	Lerat JL, Moyen BL, Cladiere, Besse JL, Abidi H (2000) Knee instability after injury to the anterior cruciate ligament. JBJS 82-B:42–47
Knieschmerz, vorderer, Diagnostik und Therapie	1, 2	Miltner (2003) eigene Abbildungen
Kompartment-Syndrom, chronisch-funktionell	1	Jerosch J (2001) Das funktionelle Kompartment-Syndrom im Sport. Deut Zeitschr Sportmed 52:142–143
Koordinationstraining, Propriozeption	1, 2	Sieven (2003) eigene Abbildungen
Kreuzband Verletzung hintere, klinischer Test	1, 2	Siebert CH (2000) Tipps & Tricks für den Orthopäden. Springer-Verlag, Berlin Heidelberg New York
Kreuzband-Verletzungen, hintere, diagnostische Abklärung	1	Daniel DM, Stone ML, Barnett P, Sachs R (1988) Use of the quadriceps active test to diagnose posterior cruciate ligament disruption. © J Bone Joint Surg 70-A:386–391
	2, 3	Shino K, Mitsuoka T, Horibe S, Hamada M, Nakata K, Nakamura N (2000) The gravity sag view. Arthroscopy 16:670–672
	4, 5	Puddu G, Giannì E, Chambat P, DePaulis F (2000) The axial view in evaluating tibial translation in cases of insufficiency of the PCL. Arthroscopy 16:217–220
Kryotherapie, Kompressionssystem	1	© Aircast Europe GmbH, Neubeuern
Leistungsdiagnostik, Funktionslabor	1	Breuer (2003) eigene Abbildung
	2	© Erich Jaeger GmbH, Hoechberg

Lungenerkrankungen, Sportfähigkeit	1	Worth H, Meyer A, Folgering A, Kirsten D, Lechler J, Magnussen H, Pleyer K, Schmidt S, Schmitz S, Schmitz M, Taube K, Wettengel R (2002) Empfehlungen der Deutschen Atemwegsliga zum Sport und körperlichen Training bei Patienten mit obstruktiven Atemwegserkrankungen. Atemwegs- und Lungenkrankheiten 26:239–248
Nasenpflaster, Atmung	1	Weineck J (2002) Sportbiologie, 8. Auflage. Spitta Verlag, Balingen
Notfälle im Sport, internistische	1	Breuer (2003) eigene Abbildung
Notfallkoffer, internistischer	1	© W. Soehngen GmbH, Taunusstein
Patella bipartita schmerzhafte, operative Therapie	1, 2	Siebert CH (2000) Tipps & Tricks für den Orthopäden. Springer-Verlag, Berlin Heidelberg New York
Patellare Gelenkfläche, verbesserter Zugang	1, 2	Gomes JLE, Marczyk LRS, Ruther RP (2001) Arthroscopic exposure of the patellar articular surface. Arthroscopy 17:98–100
Patellarsehnenruptur, Semitendinosus-Augmentation	1	Siebert, CH (2000) Tipps & Tricks für den Traumatologen. Springer-Verlag, Berlin Heidelberg New York
Periostitis tibiae (Shintsplints), Therapie	1, 2	Miltner (2003) eigene Abbildungen
Peronealsehnenluxation, Weichteil-technische Versorgung	1, 2, 3, 4	Siebert CH (2000) Tipps & Tricks für den Traumatologen. Springer-Verlag, Berlin Heidelberg New York
Sakroiliakalgelenk, Manuelle Therapie	1, 2, 3, 4, 5	Bischoff HP (2002) Chirodiagnostische und chirotherapeutische Technik, 4. Auflage. Spitta Verlag, Balingen
Schultereckgelenk, implantatfreie Rekonstruktion	1, 2	Siebert CH (2000) Tipps & Tricks für den Traumatologen. Springer-Verlag, Berlin Heidelberg New York
Schulterinstabilität, Hyperabduktions-Test	1	Gagey OJ, Gagey N (2001) The hyperabduction test. JBJS 83-B:69–74
Schulterluxation akute, Röntgendiagnostik	1, 2, 3, 4	Heller K-D (2000) Tipps & Tricks für den Orthopäden. Springer-Verlag, Berlin Heidelberg New York

Schulter-Operationen, Lagerungshilfe	1	© TapMed Medizintechnik Handels GmbH, Schauenburg-Hoof
	2, 3	Randall KR, Harding WG (2002) A safe, easy and inexpensive technique for patient positioning in shoulder surgery. Arthroscopy 18:812–814
Schulter-Operationen, Nachbehandlung	1, 2, 3	Birnbaum K (2000) Tipps & Tricks für den Orthopäden. Springer-Verlag, Berlin Heidelberg New York
Spina iliaca anterior superior Ausriss, operative Versorgung	1, 2	Veselko M, Smrkolj V (1994) Avulsion of the anterior-superior iliac spine in athletes. J Trauma 36:444–446
Sportlerherz, Abklärung	1	Krüger (2003) eigene Abbildung
Sportlertod, plötzlicher	1	Graf C, Rost R (Hrsg) (2001) Herz und Sport: Eine Standortbestimmung. 3. Auflage, Spitta Verlag, Balingen
Sprunggelenksarthroskopie, Fallstricke	1, 2	Siebert (2003) eigene Abbildungen
Syndesmosenverletzung, diagnostischer und therapeutischer Stufenplan	1	Wuest TK (1997) Injuries to the distal lower extremity syndesmosis. J Am Acad Orthop Surg 3:172–181
	2	Peng J-R (2000) Solving the dilemma of the high ankle sprain in the athlete. Sports Med Arthrosc Rev 8:316–325
Tarsal-Tunnel-Syndrom, Abklärung	1	Raikin SM, Schon LC (2000) Nerve entrapment in the foot and ankle of an athlete. Sport Med Arthrosc Rev 8:387–394
	2	Siebert (2003) eigene Abbildung
Thoraxprellung, Akupunktur	1	Hecker U, Steveling A, Peuker E, Kastner J (2002) Lehrbuch und Repetitorium Akupunktur. 2. Auflage, Hippokrates in Medizinverlage Stuttgart

Stichwortverzeichnis

Druck- und Bindearbeiten: Stürtz AG, Würzburg